어린이·청소년비만과의 전쟁

맙소사! 우리 아이가 성인병을 키우고 있다니!

가족건강을 위한 **밥상리메이크**

맙소사!
우리 아이가 성인병을 키우고 있다니!

의학박사 김항선 지음

1판 1쇄 인쇄 2006년 12월 10일
1판 1쇄 발행 2006년 12월 15일

발행처 문무사
발행인 김범수

등록번호 제 201-00154호
등록일자 1978년 10월 23일

서울특별시 중구 을지로 3가 95-12 천이빌딩 302호
전화 (02) 2272-6146 / 팩시밀리 (02) 2272-6145
E-male: munmu@hananet.net

값 12,000원

ISBN 89-86009-21-8 03510

맙소사!
우리 아이가 성인병을 키우고 있다니!

머리말

성인병은 어느 사회에서나 경제도약을 이룩하고 10여년 만에 꼭 전염병같이 퍼지기 시작하여 그 후 10여 년 후에는 그 사회의 심각한 건강복지문제로 반드시 부상한다. 미국이 그랬고 일본과 다른 유럽의 개발된 사회들이 모두 그랬다. 우리나라에서도 1990년경부터 전문가들이 예상했던 대로 재빠르게 만연하여서 현재는 나라의 커다란 문제로 자리를 굳혔다.

성인병에는 두 개의 다른 이름이 있다. 하나는 생활습관병(Life Style Diseases)이고 또 하나는 만성질환(Chronic Illnesses)이다. 이 세 이름은 나름대로 이 병의 일면을 잘 묘사해 주고 있다. 주로 중장년층에 생기는 병이기 때문에 성인병이고, 경제적 발전이 갖다 준 여유 때문에 생기는 많이 먹는 습관과 운동을 안 하는 습관 때문에 생기는 병이라 하여 생활습관병, 그리고 한번 자리를 잡으면 좀처럼 없어지지 않는 끈질긴 질환이라 하여 만성질환이라고 하는 것이다.

그런데 이게 웬일인가? 성인병이라는 이름의 적절성이 요즘 제법 거센 위협을 받고 있는 것이다. 성인병이 환자의 나이를 완전히 무시하고 여건만 유리하면 어디서나, 그리고 누구한테나 마구 일어나고 있는 것이다. 과거 10여 년간에, 그리고 특히 지난 2, 3년 사이에 청소년과 젊은 사람들의 성인병이 전에는 상상도 못 할 만큼 퍼지고 있는 것이다. 병의 견지에서 본 그 유리한 여건이라는 것은 다름 아닌 과체중과 운동부족이다. 그리고 그러한 여건을 갖춘 청소년과 젊은 세대는 세계 각지에서 폭발적으로 늘어나고 있기 때문에 청소년건강전문가들은 전에는 들어본 적도 없는 강도 높은 경종을 울리고 있다. 그것도 그럴 것이 중년층의 성인병과는 다르게 이 청소년의 성인병은 완전한 경제개발을 이루지도 못 한 사회에서도 만연되고 있기 때문이다. 우리나라도 물론 그 예외가 아니다. 청소년과 젊은 세대의 무려 20%가 과체중상태에 있다. 우리나라의 경우도 어른들의 성인병이 20여 년 전에 비교적 천천히 퍼지던 것과는 다르게 빠른 속도로 만연될 것이라는 것이 보건권위자의 의견이다. 일리노이대학교의 올랸스키 교수는 2,000년 동안 계속되어온 지속적인 인류의 평균연령연장의 추세가 지금의 젊은 세대가 성인이 될 때쯤 종식될 가능성이 높다고 전망했다. 우리가 지금 이것을 급하고 큰 문제로 받아들여 신속하게 대처하지 않으면 그의 절망적인 전망이 현실화 될 가능성이 매우 높다고 보아야 한다.

우리나라의 소아, 청소년과 그 보호자, 그리고 젊은 세대가 이 위협에 효율적으로 대처하여 성인병이 젊고 어린나이에 찾아들어오는 재앙을 예방하고 건강한 밥상리메이크를 통하여 삶의 질을 향상시키고 수명을 늘리는 데 도움이 되었으면 하는 간절한 마음으로 이 책을 엮었다.

끝으로 값진 모든 도움을 주신 문무사의 김범수 사장님과 능숙한 모니터 역할을 위시하여 온갖 귀찮은 요청을 정성껏 들어준 저자의 아내 고미군 여사 두 분께 깊은 감사의 뜻을 표하고 싶다.

2006년 겨울

미국에서 저자

제2부 가족의 웰빙을 보장하는 밥상 리메이크

제 1 부

성인병을 너무 일찍 불러들이는 청소년비만

맙소사! 우리 아이가 성인병을 키우고 있다니!

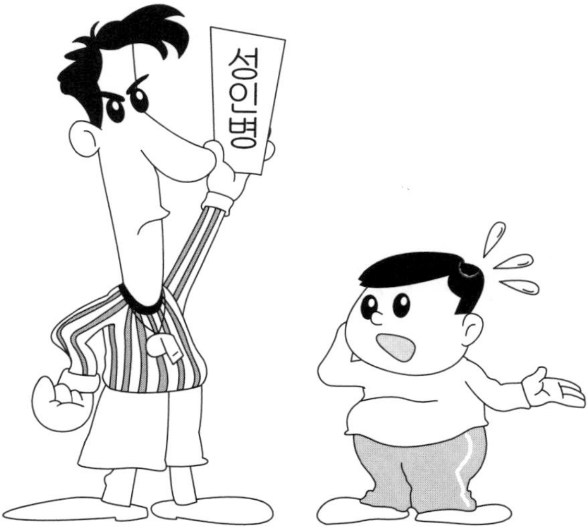

TOPIC 1-1

말도 안 돼, 그 나이에 죽다니 - 돌연사와 심장

돌연사

기대하지 않았던 갑작스런 죽음을 우리는 돌연사라고 부른다. 아무도 기대하지 않았던 만큼 이런 죽음은 주위사람들한테 많은 충격을 안겨준다. 인기 있는 유명인사가 이런 죽음을 당하게 되면 느닷없는 놀라움과 상실감으로 사회 전체가 한동안 허탈해 한다. 한편 젊은 사람이 갑자기 이런 죽음을 당하면 주위의 슬픔과 충격은 더욱 클 수밖에 없다. 앞날이 창창한 사람의 요절이 안타깝고 아깝기 한이 없기 때문이다.

이런 돌연사에는 여러 원인이 있지만 대부분의 중장년층의 돌연사는 심장기능이 갑자기 정지해 버리는 데 그 원인이 있다. 그렇기 때문에 심장병을 가진 사람들이 증가함에 따라 심장 때문에 일어나는 돌연사의 빈도는 늘어나기 마련이다. 아직 우리나라에서 1년 동안에 심장병 때문에 돌연사로 사망하는 사람이 정확하게 몇 명인지 알려져 있지는 않지만, 우리가 잘 아는 미국에서는 1년에 심장병 때문에 돌연사를 당하는 사람의 수가 인구의 0.1%인 약 30만 명으로 알려져 있다. 경제개발이 미국과 비슷한 서구 여러 나라의 경우도 그 빈도가 미국과 비슷하게 나와 있다.

경제개발에서나 또 그 부산물격인 성인병에서나 미국에 그렇게 뒤

떨어지지 않은 상태에 있는 우리나라도 미국과 비슷한 빈도의 돌연사의 희생자가 나타날 수 있는 날이 10년 안에 온다면 이것은 결코 예사로운 일이 아니다. 우리나라에서 앞으로 10년 이내에 국민의 0.1%인 48,000여 명이 1년에 심장병 때문에 돌연사로 세상을 떠날 것이라는 사실은 정말 믿기 어려운 일이다. 이것은 충남 예산시의 전체 남성인구에, 그리고 경북 청도군의 전 인구와 맞먹는 수이기도 하다. 이런 예측이 지금은 상상도 할 수 없는 수라고 생각할지 몰라도 우리나라의 성인병 발생이 요즘같이 계속 늘어나서 머지않아 미국 수준에 도달했을 경우, 우리나라의 희생자 수가 미국의 희생자 수에 비례할 것이라는 사실은 피하기 힘들 것이다.

심장의 구조와 기능

그러면 여기서 우리 심장이 왜 그렇게도 갑자기 정지하게 되는가에 대하여 알아보기로 하자.

우리 심장은 특수한 근육으로 만들어진 펌프기관이다. 물론 몸이 필요로 하는 모든 영양소와 산소를 몸의 전 구역에 배달하는 혈액을 하루 종일 펌프질해서 내보내는 임무를 맡고 있는 중요한 기관이다. 사실 그 펌프 기능은 우리가 태어나기 몇 달 전부터 시작되어 우리가 숨을 거둘 때까지 평균 0.8초에 한 번씩 어김없이 계속되는 것이다. 우리의 심장 펌프가 하루에 펌프질하여 내보내는 혈액의 양이 자동차에 꽉 채운 휘발유양(약 50~60리터)의 거의 200배가 되는 10,000리터라면 놀라는 사람도 있을 것이다.

이렇게 중요한 임무를 가진 심장은 네 칸으로 나뉘어졌다. 작고 비교적 연약한 두 개의 방(房)과 크고 강력한 칸인 두 개의 실(室)이 있다. 그리하여 왼쪽에 있는 칸은 좌심방과 좌심실, 오른쪽에 있는 칸은 우심방과 우심실이다. 몸 밖으로 펌프질하는 칸이 바로 좌심실이라는 힘이 넘쳐흐르는 실력자이다. 우리는 심장의 방과 실을 흔히 혼동한다. 옛날의 사랑방같이 조용하고 비교적 연약한 칸이 심방이고 구시대의 막강했던 모기관이나 대그룹의 XX실같이 힘이 센 칸이 심실이라고 생각하면 기억하기 쉽다. 좌심실은 많은 힘을 쓰는 만큼 다량의 영양소를 절실히 필요로 한다. 아무리 힘이 센 장사라도 먹지 않으면 기운을 지탱하지 못하는 것처럼 좌심실도 영양소를 공급 받지 못하면 그 힘의 한계를 느끼게 되는 것이다. 그 한계에 도달했을 때 심장은 심한 통증을 느끼게 되는데 그것을 의료인은 협심증이라고 부른다. 가슴 전체를 심하게 압축하는 대단한 통증이다. 어느 환자는 일찍이 그 통증을 '마치 코끼리가 내 가슴 위에 올라탄 것 같이 심하게 쥐어짜는 것 같은 아픔'이라고 표현하였다. '곧 돌연사가 들이닥칠지도 모른다.'는 긴박한 경고임에 틀림없다. 그 경고를 무시하고 하던 일을 계속하든지, 더 나아가 하던 일을 더 심하게 하면 돌연사를 일으킬 가능성이 높아지는 것이다. 또 어떤 경우에는 긴급한 사태를 경고하는 그 중요한 협심증을 환자가 느끼지 못하는 경우도 있기 때문에 이런 경우에는 돌연사를 예방할 수 있는 마지막 기회를 안타깝게도 놓쳐 버리게 된다.

심장의 근육에 필요한 산소 등 영양소의 공급을 맡은 혈관을 우리는 관상동맥 또는 심장동맥이라고 부른다. 대부분의 경우 우관상동맥(오른심장동맥)과 좌관상동맥(왼심장동맥)의 두 동맥이 있다. 이 동맥들은 신선한 피가 심장을 떠난 직후 대동맥이 시작되는 곳에 있는 대동맥굴이라고 불리는 조그만 구멍을 통하여 피를 공급 받는다. 그러니까 심장은 몸의 어느 부분보다도 더 신선한 피를, 그것도 제일 먼저 상납 받는 격이다. 적어도 심장은 심장 자체를 알아주어 제왕대우를 받는다고 할 수 있겠다. 그야말로 서로 돌보기 식의 심심유착(心心癒着)의 관행인지 모른다.

리듬 잃은 심장

관상동맥이 에너지를 충분히 공급할 수 없게 되어 생기는 심장근육의 영양결핍은 율동적으로 쥐어짜듯이 강력하게 계속 수축하고 있는 심장근육의 기능 자체에 차질을 가져온다. 나아가서는 그 근육 자체를 상해하기에 이른다. 이렇게 어려운 상태에서도 계속 작동해야 되는 좌심실은 기어코 전 심장에 스트레스를 가져오게 된다. 이러한 상황 속의 좌심실은 극도로 예민해져서 근육 수축을 원만히 수행하지 못하게 된다. 설상가상으로 이 결핍 상태는 몇 십년간 심장의 율동적인 수축을 이끌어온 규칙적인 심장의 리듬을 만들어 주던 우심방 벽에 위치한 특수 리듬 조직체(세포 뭉치)의 기능을 잃게 할 수도 있다. 이러한 변화는 심장기능의 기본이라고 할 수 있는 심장의 리듬을 잃게 한다.

무대에서 연주하는 도중에 리듬을 맡은 드럼이스트가 갑자기 박자를 잃고 중단해 버리면 오케스트라 전체가 위기에 처하게 되듯이 갑자기 정상 리듬을 잃은 심장도 위험한 단계로 진입할 수 있다. 정상적인 리듬을 잃었으면 정신을 가다듬고 지휘자의 지시 아래 침착하게 리듬을 되찾아야 하는데도 불구하고, 리듬하곤 거리가 먼 브라스 섹션이 리듬을 살려보겠다고 좌충우돌하기 시작하면 전 오케스트라를 망쳐버릴 수 있다. 그와 마찬가지로 생전 리듬을 맡아 본 적이 한 번도 없는 좌심실 자체가 급한 대로 리듬을 만들어 보겠다고 달려드는 경우 심장은 아주 위험한 지경으로 들어가게 된다. 좌심실이 혼란하기 짝이 없는 리듬을 만들어낼 수 있기 때문이다. 이렇게 되면 사정이 매우 심각해진다. 고여 있는 혈액을 힘차게 쥐어짜듯 근육을 수축하여 몸 각처로 신선 한 피를 내보내 주어야 하는 막강한 심실근육이 템포를 잃고 아무 목적 없이 꿈틀거리기 시작하는 것이다. 이런 상태를 의료인은 심실세동(心室細動), 또는 심실잔떨림이라고 부른다. 이 상태에서 적절한 치료를 몇 분 이내에 받지 못하면 심장의 수축이 정지되고 이것은 불행하게도 곧 사망으로 끝나게 되는 것이다. 몇 년 이내로 우리나라도 경제개발을 이미 이룩한 나라들과 마찬가지로 이러한 돌연사를 통하여 매년 수 만 명의 희생자를 내게 될 것이라는 예측은 생각만 해도 아찔하다.

돌연사를 당했다가 긴급출동한 구조대에 의해 심장 소생치료(蘇生治療)를 받고 구사일생으로 살아난 환자들의 말에 의하면 '죽기' 전 마지막으로 어렴풋이 기억나는 것은 갑자기 어지럽고 정신이 몽롱하고 모든 것이 흐리멍덩해지더라는 것이다. 두뇌에 혈액공급이 두절되기 바로 직전의 위태로운 마지막 순간을 묘사하고 있다. 이 많은 희생자 중에 심장 소생치료로 구제되는 경우는 몹시 드물다. 스태프가 우수한 종합병원에서 충분한 경험을 가진 구조진이 모든 적절한 장비를 갖추고 몇 분 이내에 치료를 시작하는 경우도 성공률은 약 20%를 넘지 못한다. 병원 밖에서는 이보다 훨씬 낮다. 뉴욕 같은 큰 도시의 전체 통계를 보더라도 병원 밖에서 일어나는 '돌연사환자'의 고작 1.2%만이 구조되었다는 통계가 있다.

돌연사희생자의 검시에서는 적어도 75~80%가 관상동맥(심장의 근육에 혈액을 공급하는 동맥)이 거의 완전히 막힌 상태라는 것을 보여 준다. 다시 말해서 돌연사를 당하는 사람의 75~80%가 심한 허혈성(虛血性) 심장병을 앓고 있는 사람이란 말이다. 피의 공급이 부족하여 생기는 병을 의료인은 허혈성질환이라고 부른다.

희생자들의 병력을 조사해 본 여러 연구를 종합해 보면,

- 희생자의 45%만이 사고 전 4주 이내에 병원을 찾은 것으로 나타났다.
- 그러나 그 중 75%는 심장이 아닌 다른 부분의 치료 때문에 병원을 찾은 것으로 밝혀졌다.
- 앞의 통계를 다르게 표현하면 고작 11.25%의 돌연사 희생자만이 사고 전 4주 내에 심장 때문에 병원을 찾았다.
- 전에 급성심근경색(갑자기 관상동맥이 막혀서 일어나는 위급한 심장병) 등 심장병 때문에 고생한 환자가 가장 많은 것으로 나타났다.
- 희생자들의 병원기록 중 가장 두드러지게 비정상적인 것은 심장 중 가장 중요한 기능인 펌프질을 맡고 있는 좌심실의 기능(좌심실 박출률)이 저하되었다는 징후였다.

추가정보 EXTRA INFORMATION

의료인들이 박출률(Ejection Fraction)이라는 어려운 말로 표현하는 이 좌심실기능검사는 좌심실에 고여 있는 혈액의 몇 %를 좌심실이 한 번의 수축으로 내보낼 수 있느냐를 계산하는 검사이다. 건강한 심장은 이완기(심장이 다음 수축을 준비하며 심방에서 피를 받아들이고 있는 시간) 동안에 고여 있는 혈액의 55~70%를 내보내지만 펌프 능력이 약해진 심장은 그것을 훨씬 밑돌 수 있다. 돌연사 희생자의 박출률은 대개 35~40%까지로 나타났다.

- 많은 희생자는 평소에 가슴이 두근거리고 어지럼증을 경험한 병력이 있다고 나타났다.

돌연사는 어떻게 피하나?

• 전에 급성심근경색 등 허혈성 심장병을 앓은 병력을 가진 환자는 담당의사와 의논하여 베타차단제의 복용을 고려해 본다.

• 위와 같은 병력을 가진 환자는 아스피린이나 비슷한 약의 복용을 담당의사와 의논해 본다.

• 위와 같은 병력을 가진 환자는 의사의 허락 없이 과격한 운동을 삼간다.

• 평소에 가슴이 두근거리는 증세를 경험한 환자는 담당의사와 의논하여 심장박동(리듬)의 모니터검사를 받고 적절한 치료를 받는다. 그 치료는 약이나 리듬을 제공해 주는 페이스메이커를 포함할 수 있다.

• 오메가-3유의 정기적인 섭취. 토픽 2-15에서 더 자세히 설명되지만 이 식용유는 특히 심장의 리듬을 보호하여 건강한 심장을 유지하는 데 큰 몫을 한다. 오메가-3유의 섭취는 특히 청소년 때부터 시작할 경우 이들이 성장한 후 심장건강에 상당한 혜택을 제공할 것이다.

• 혈관을 막고 혈류를 방해하는 물질이 혈관의 내벽에 붙지 못하게 하기 위하여 되도록 일찍이 모든 노력을 기울여야 한다. 이것에 관하여는 아래 여러 토픽에서 자세히 설명된다.

돌연사 희생자가 점점 젊어진다

또 한 가지 우리가 두려워해야 할 일이 있다. 그것은 이런 돌연사가 전에는 40대 중간층부터 50대 말기까지의 남성한테 주로 일어났지만 앞으로는 그 연령이 점차 젊어질 가능성이 높다는 사실이다. 이것은 지금 폭발적으로 일어나고 있는 청소년층의 비만과, 그에 흔히 따르는 제2형 당뇨병과 고혈압의 유발을 걱정하는 여러 나라 학자들의 공통된 전망이다. 우리가 지금 당장 청소년의 과체중과 비만에 대처하지 않는 한 10년 내지 20년 이내에 30대 후반에서부터 40대 중반 사이의 많은 남성이 이런 어처구니없는 죽음으로 아까운 생을 마감하게 될 것이라는 사실을 우리는 진지하게 받아들여야 한다.

그렇게도 심심유착의 관계를 고수해 오던 관상동맥이 왜 갑자기 그 젊은 사람의 심장근육(심근이라고도 함)에 영양공급을 중단하게 되었나? 간단히 설명한다면 그 젊은 사람에게 성인병이 너무나도 일찍 찾아왔기 때문이다.

TOPIC 1-2

너무 일찍 찾아오는 불청객
- 성인병이 일찍 생긴다

성인병이란 무엇인가?

성인병은 유전적인 요소와 위험인자를 함께 갖춘 중년 이후의 사람에게 일어나는 만성질환이다. 같은 뜻을 지닌 다른 용어 둘이 있다.

하나는 생활습관병(라이프스타일병)이고, 또 하나는 만성질환이다.

같은 뜻을 가진 이 세 병명은 이 병의 일면을 제법 잘 설명하고 있는 것이다. 대체로 성인이 되어서 생기니까 성인병이고, 한번 자리잡으면 계속 붙어있어서 만성질환이고, 마지막으로 자기 자신의 생활습관이 만든 건강치 못한 생활패턴(라이프스타일)이 병을 불러들인 주범이라 생활습관(라이프스타일)병인 것이다.

성인병에는 어떤 병이 있나?

성인병에는 우리가 다 잘 아는 병이 많다. 우리가 잘 아는 이유는 요즘 우리 중에 이 병으로 고생하다가 세상을 떠난 사람이 주변이나 집안에 하나도 없었다고 말할 수 있는 사람이 매우 드물기 때문이다. 당뇨병, 고혈압과 뇌졸중, 그리고 심장병 또는 만성호흡기질환 등이 전부 여기에 속한다.

성인병은 왜 생기나?

간단히 이야기해서 두 가지가 원인이다. 하나는 우리가 옛날보다 훨씬 오래 살기 때문이고, 둘째는 우리가 애써서 벌어 놓은 그 길어진 수명의 관리를 잘 못해서이다.

오래 살아서 성인병이 생긴다면 좀 의아하게 생각할지도 모르겠지만, 만일 인구의 대부분이 4, 50대에 생명을 마감한다면 성인병을 앓을 사람은 극히 드물 것이다. 생명이 그렇게도 일찍 끝나는 시대가 옛날이야기같이 생각될지 모르지만, 지금도 이 지구상에 평균수명이 55 이하인 나라가 40여 국이나 있다. 스와질랜드의 32세를 비롯해 수명이 30대를 넘지 못 하는 나라도 10여 개 국이나 있다. 물론 그런 나라에는 '성인' 인구가 하도 적어서 성인병이라는 것이 사회적인 문제가 될 수가 없는 것이다.

그러나 우리는 이 문제를 이야기하는 데 구태여 생소한 스와질랜드까지 갈 필요도 없다. 6, 70년대쯤까지만 기억할 수 있는 나이의 사람 중 약 40년 전인 그때에 우리나라에서 성인병으로 고생하는 사람을 기억하는 사람은 별로 없다. 물론 그 당시 5, 60대, 그리고 70대 되는 사람의 인구가 지금에 비할 수 없이 적었다는 것이 이유도 되겠지만, 그것보다도 더 중요한 이유는 대부분이 간신히 먹고 살던 그때 나쁜 생활습관을 가진다는 것 자체가 불가능했을 것이다. 그 당시에는 과체중과 비만에 시달리던 사람도 드물었다. 약간 살이 찐 사람도 물론 가끔 있었지만 그런 사람은 흔히 남들이 부러워하는 대상이 되었으니 관록이 있고 돈이 있어 보였기 때문이었다.

경제발전과 건강

건강에 가져오는 혜택

사회가 경제적으로 부유해지면 국민건강에 여러 가지로 긍정적인 일이 먼저 일어난다.

우선 그 사회의 기반시설의 개량으로 위생환경이 좋아진다. 그리고 이것은 질환의 감소와 연결된다. 특히 전염병 같은 질환의 발생은 현저하게 감소된다.

① 교육수준이 높아져 국민의 위생관념이 향상된다.

② 의료시설의 개선, 제약기술의 발전은 의료전문인들의 능력향상과 더불어 병 진료의 효율을 높인다.

③ 영양섭취의 향상으로 국민의 건강상태가 좋아진다.

④ 이러한 모든 변화는 국민의 평균수명을 늘려준다.

⑤ 사회 인구의 고령화를 촉진한다.

이와 같은 사회적 변화는 경제의 번영이 가져다 준 혜택이라 할 수 있지만, 반면에 여러 가지 원하지 않는 사회적 변화를 동반하게 된다.

건강을 해치는 변화

어려울 때는 생활패턴이 건전했던 우리나라 사람들이 경제가 발전되면서 나쁜 생활습관을 갖기 시작한 것이다. 이런 변화는 우리나라에서 처음 경험하는 것은 물론 아니다. 미국을 비롯한 모든 개발 국가도 자기들의 경제가 처음 획기적인 도약을 성취하고 난 후 몇 십 년 동안 모두 이런 원하지 않는 변화를 겪었던 것이다.

① 경제가 확연하게 발전한 사회는 먹을 것이 풍부하기 때문에 경제발전 이전에 비하여 음식을 더 먹게 된다. 먹고 싶은 음식을 배가 차도록 먹는 것은 인간본능 중 하나이기 때문이다.

② 음식의 질이 고급화한다. 그러나 불행히도 고급스러운 음식은 흔히 건강을 해치는 종류가 많다.

③ 비싸고 맛있으면서 건강에 해로운 음식을 더 먹는 반면 전에 많이 먹던 야채를 덜 먹게 된다.

④ 체중이 늘어난다. 우리가 소모할 수 있는 열량 이상을 먹으면서 일어나는 피할 수 없는 현상이다.

⑤ 운동을 덜 하게 된다. 모든 것이 점점 자동화되어 가면서 몸을 움직이는 일이 적어진다. 이것은 과학과 공학의 발전이 가져다 준 자동화된 기구들이 보편화되면서 일어나는 변화이며, 물론 직장에만 국한된 일이 아니다. 간단한 예로 옛날에는 텔레비전을 켰다 껐다 하거나, 또는 채널을 바꾸려면 일일이 텔레비전까지 걸어가서 끄고 키고 또 돌려야 했다. 그러나 요즘에는 소파에 앉아서 리모트컨트롤로 모든 것을 조정한다. 가끔 리모트컨트롤이 말을 안 들으면 짜증이 난다. 삼, 사 미터를 걸어갔다 와야 하기 때문이다. 웬만한 곳에는 엘리베이터나 에스컬레이터가 설치되어 있어서 층계를 이용하는 일이 드물다. 교통수단이 발전하여 전에 비하여 걷지를 않는다. 전철역에서 에스컬레이터가 없는 부분을 오르락내리락하는 것과 바꿔 타기 위하여 좀 걷는 것이 고작이다. 학교나 직장을 가려고 동대문에서 종로까지 걷는 것은 옛날이야기가 되었다. 그런 발전이 우리 건강에 무슨 악영향을 준단 말인가 하고 의아하게 생각할 사람이 많다. 그런 의심을 풀기 위하여 최근 텍사스의 한 연구팀은 다음과 같은 연구결과를 발표했다.

- 리모트컨트롤로 텔레비전을 한번 키는 데 1k칼로리를 소모한다.
- 몇 미터 걸어가서 한 번 키는 데 3k칼로리를 소모한다.
- 인터넷으로 한 시간 동안 쇼핑하는 데 30k칼로리를 소모한다.
- 쇼핑몰에 가서 걸어서 한 시간 쇼핑하는 데는 145k칼로리 내지

250k칼로리를 소모한다.

- 엘리베이터로 세 층 올라가는 데 0.3k칼로리를 소모한다.
- 층계로 세 층을 올라가면 15k칼로리를 소모한다.

이 연구팀은 스무 가지의 이러한 행동을 간편한 현대식과 재래식으로 한다고 가정하여 한 달 동안의 양 쪽 에너지 소모량을 비교하여 다음과 같은 결과를 얻었다.

- 현대식: 한 달 동안에 1,700k칼로리
- 재래식: 한 달 동안에 10,500k칼로리

한 달 동안의 차이는 8,800k칼로리로 현대식을 취한 사람이 축적한 열량 때문에 얻게 되는 체중은 한 달에 1.1킬로그램이나 된다. 그런 행동을 일 년 내내 계속하면 13.6킬로그램이라는 어마어마한 체중이 늘 수 있다는 계산이다.

이 연구야 말로 경제개발로 인한 편리한 시설과 도구가 우리 몸의 열량 소모에 미치는 영향을 잘 표현한 것이다. 따라서 이 결과는 현시대에 사는 우리가 왜 매일 의식적으로 어느 정도의 신체운동을 꼭 해야 되는가를 잘 보여 준다

⑥ 자동차가 증가한다.
⑦ 실내외의 공기가 오염된다.
⑧ 상품이 다양화 된다.
⑨ 구매할 것이 많이 생긴다.
⑩ 사고 싶은 것을 다 사자니 돈이 모자란다.
⑪ 일을 더한다.

⑫ 시간의 여유가 없어진다.
⑬ 몸이 고단해진다.
⑭ 마음이 탁해진다.
⑮ 스트레스가 생긴다.
⑯ 술을 많이 마신다.
⑰ 흡연이 나쁜 줄 알면서도 금연을 못 한다.
⑱ 자신의 건강이 썩 좋지 않다고 생각하는 사람이 많다.

앞에 열거한 열여덟 사항 중에 다음 세 가지 변화가 성인병을 불러들이는 가장 중요한 원인이다.

- **음식을 많이 먹는다.** 열량 과잉으로 과체중상태를 일으키고 포화지방을 많이 섭취하여 혈관 속에 플라크(혈관 내벽에 부착되는 지방질, 피딱지, 칼슘 등의 범벅) 형성을 야기한다. 그리고 이 플라크는 혈관 속을 통하여 이동하는 피의 흐름(혈류)을 어렵게 만든다.
- **운동을 안 한다.** 운동을 안 하는 사람은 운동이 건강에 미치는 여러 가지 혜택을 받지 못 하는 것은 물론이거니와 운동을 안 함으로 생기는 성인병의 위험인자를 얻게 된다.
- **스트레스가 쌓이게 되어 이것이 여러 가지 악영향을 몸에 끼치게 된다.** 스트레스가 성인병을 비롯하여 많은 질환을 불러들이고 노화를 촉진한다는 것은 분명한 사실이다.

최근 영국의 의학 간행물 '랜싯'에 발표된 암의 원인에 대한 연구는 수만 명의 암 환자를 조사한 결과 아홉 가지의 원인이 그들의 암을 일으킨 중요한 원인으로 밝혔다. 놀랄 일은 아니지만 앞에 열거된 18가지 현상 중 일곱 가지가 그 속에 들어있다. 그 일곱 항목은 과체중, 운동부족, 음주, 흡연, 야채섭취 부족, 대기오염과 실내공기오염이다.

일찍 나타나는 성인병

앞에서 열거한 세 가지의 성인병 이름 중에 생활습관병과 만성질환이라는 말은 아직 맞는 이름이다. 그러나 성인병이라는 말의 적절성이 요즘 많은 시련을 겪고 있다. 대부분의 환자가 중년의 중반쯤에서 성인병을 얻지만 앞으로 성인이 되기 전에 이 병을 갖게 되는 사람이 점점 더 늘어날 것이다. 그 이유는 최근 몇 년 사이에 여러 나라에서 폭발적으로 만연하고 있는 청소년 비만상태 때문에 성인병이 점점 젊었을 때 자리잡고 있기 때문이다. 적어도 20%의 우리나라의 청소년도 이미 과체중과 비만상태를 갖고 있다는 사실은 여러 국내 연구와 자료가 의심의 여지가 없이 보여주고 있다.

나이가 어리거나 젊었을 때부터 나쁜 생활습관에 빠져버리면 성인병을 몇 십 년이나 앞당겨 맞아들이게 된다. 나아가서 청소년이 성인병을 얻게 되면 여러 가지 합병증을 어른의 경우보다 훨씬 쉽게 일으킨다는 사실도 매우 심각한 문제다.

TOPIC 1-3

너무 일찍 들이닥치는 불청객 I
- 청소년의 당뇨병

청소년 당뇨병의 두 종류

우리 청소년에게 놀라울 정도로 일찍 들이닥칠 수 있다고 학자들이 경고하고 있는 성인병 중 가장 그럴 가능성이 높은 것이 청소년의 당뇨병이다.

청소년에게 일어날 수 있는 당뇨병에는 두 가지가 있다.

하나는 원래부터 어린 환자들에게만 일어나는 제1형 당뇨병이다. 이 병은 자가면역병의 일종이다. 자가면역병이란 면역체계의 잘못으로 인하여 자신의 조직을 밖에서 들어온 침입물질로 오인하고 그 조직을 파괴함으로 생기는 병이다. 이것은 아군을 적으로 잘못 알고 공격하는 불상사에 비유할 수 있다. 제1형 당뇨병의 경우 췌장 속의 베타세포가 자신의 면역체계에 의하여 공격당해 파괴됨으로 인슐린의 분비기능이 몹시 떨어지거나 불가능하게 되기 때문에 일어나는 당뇨병이다. 췌장에 있는 베타세포라고 불리는 특수세포가 인슐린을 생성한다는 사실은 토픽 2-5에서도 설명 된다. 이 병은 유년기에도 일어날 수 있지만 대개 10세부터 15세 사이에 일어난다. 사실 몇 년 전까지만 해도 20세 이전에 일어나는 당뇨병은 전부 제1형이라고 생각했었다. 인슐린이 결핍하기 때문에 생기는 병인만큼 제1형 당뇨병 환자는 생명을 지탱하기 위하여 반드시 인슐린을 주사로 맞아야 하는 것이 특징이다.

두 번째가 제2형 당뇨병이다. 원래는 성인한테만 생기는 병이었는데 이 병은 미국과 한국에서 상당히 빠른 속도로 과체중인 청소년들을 기습하고 있다. 더 어린나이에도 이 병이 생길 가능성은 있지만 불행 중 다행으로 청소년이 10대의 중반이 되어 성적 발육이 한창인 기간에 폭발적으로 일어나고 있다. 옛날에는 흔히 없었던 일이기 때문에 요즘 의료인들을 상당히 긴장시키고 있는 것이다.

제2형 당뇨병의 원인

이 병은 선천적인 체질을 가진 사람에게 일어나는 병인데 체중이 정상 이상일 때, 그리고 운동을 안 할 때 아무 경고 없이 찾아온다. 따지고 보면 훨씬 더 어렸을 때부터 몸의 복부에 지방이 축적되는 때부터 이 병은 몸속에서 싹이 트는 것이다. 최근 여러 연구에 의하면 과잉 체지방은 인슐린의 기능을 방해한다. 의료인은 이 현상을 인슐린 저항성이라고 부른다. 인슐린이 체지방의 축적을 촉진하기 때문에(토픽 2-5)인슐린저항성은 체지방을 더 만들고 또 이것은 더 심한 인슐린 저항성으로 연결된다. 결국 혈당이 올라가게 되어 당뇨병의 증세가 나타나게 된다. 이 병이 진행되면 췌장의 기능이 떨어지고 간이 포도당을 더 만들어서 혈당은 더욱 올라가게 되는 것이다. 그러나 이 제2형 당뇨병에 생기는 높은 혈당(고혈당)의 기본 원인은 인슐린이 없어서가 아니라 인슐린 저항성 때문에 인슐린이 맡은 일을 잘 해내지 못하기 때문인 것이다.

쉽게 이해할 수 있게 혈당이 올라가는 것을 교통체증과 비유를 해 보자. 많은 양의 포도당(자동차)이 혈류(도로)로 들어오는데 인슐린의 의무가 이 포도당(차량)을 각 세포(빌딩의 주차장)속으로 인도하는 것이다. 그런데 이 인슐린이 세포(빌딩)로부터 저항을 받는 것이다. 모든 주차장의 열쇄를 가지고 있기는 하지만 열쇄가 말을 안 들어 주차장의 게이트를 열지 못한다. 그렇다고 계속 도로로 들어오는 차가 멈추는 것도 아니다. 그렇게 되면 도로는 아무 주차장으로도 못 들어가 길을 배회하고 있는 자동차로 범람할 것은 뻔한 일이다. 물론 여기서 자동차는 포도당, 그리고 증가하는 차의 수는 올라가는 혈당치다. 설상가상으로 췌장은 "계속하여 혈당이 올라가고만 있는데 뭣들 하고 있는 거야? 무슨 대응조치를 빨리 취하라!" 는 훈령을 호르몬 총사령부격인 두뇌의 시상하부에서 받게 된다. 영문도 모르는 췌장은 당황하여 더 많은 인슐린을 파견한다. 물론 똑같이 무능한 인슐린이다. 결과는 고혈당에 고인슐린 상태가 겹치게 되는 것이다.

당뇨병 환자는 어떤 증세를 보이나?

제2형 당뇨병은 앞에서 간단하게 설명한 제1형 당뇨병(인슐린 결핍 때문에 생기는)과 달라서 병이 시작할 무렵 체중이 떨어지는 일은 거의 없다. 그러나 스태미나가 감소되고 소변을 자주 보게 된다. 대체로 혈당이 180밀리그램이 넘으면 신장이 당을 몸 밖으로 내보내게 된다. 걸쭉한 당분이 몸 밖으로 나오면서 많은 수분이 같이 나오기 때문에 소변을 자주 보게 되는 것이다. 소변을 너무 보아서 탈수가 되면 목이 말라진다. 그러므로 물을 자주 마시게 되는 것이다. 이런 과정을 겪으며 피곤을 느끼는 환자가 많다. 청소년의 경우 기운이 없어서 나가 놀기를 싫어하고 공부에 집중을 못하게 되는 경우도 많다.

당뇨병의 증세 중 하나가 단 것을 많이 먹는 것이라고 생각하는 사람이 많은데 그렇지 않다. 보통 단 것을 싫어하는 사람이 드물지만, 체지방이 풍부한 사람 중에는 단 것을 선호하는 사람이 많을 것이다. 그렇지만 당뇨병이 생겨서 단 것을 더 많이 먹지는 않는다. 그러나 허기가 져서 배가 고프다고 느낄 때가 많다. 이것은 특히 이 병의 초기에 많이 본다. 식사 후 서너 시간 뒤에 올라간 인슐린 때문에 식후 저혈당증(低血糖症)이 갑자기 생기는 것이다. 이렇게 갑자기 저혈당증이 생기면 허기진 사람같이 시장해진다.

일단 혈당이 올라간 후 여성의 경우 질속의 당분 농도가 올라가 곰팡이 균을 끌어 모으게 된다. 곰팡이 균으로 감염이 되면 질과 항문 근처가 몹시 가려워져서 병원을 찾는 수가 많다. 적지 않은 수의 여성은 그렇게 하여 당뇨병 환자로 처음 진단 받게 된다. 간혹 목의 뒤나 옆, 또는 겨드랑이 근처에 검정이나 흑갈색의 벨벳 같은 피부 변화가 생길 수 있다. 이것은 인슐린 저항성 때문에 피에 인슐린이 많아서 생기는 증세이다. 이 피부 변화는 당뇨병의 전초 증상으로 병이 진단되기도 전에 나타날 수 있다.

당뇨병은 어떻게 진단하나?

국제보건기구와 미국 당뇨병학회에서 함께 인정하는 기준에 의하면 공복혈당이 126밀리그램 이상이든가, 또는 식후 아무 때나 잰 소위 무작위 혈당이 200밀리그램을 넘으면 당뇨병이라고 진단한다. 몇 년 전까지만 해도 그 기준이 공복혈당 140밀리그램 이상이었는데 요즘 기준은 훨씬 엄격해졌다고 할 수 있다. 공복혈당이 126밀리그램 이하, 그리고 무작위혈당이 140부터 199 사이인 사람을 내당능력장애(耐糖能力障碍)를 가진 사람이라고 구별하는데, 당분을 견뎌내는 능력이 정상 이하라는 말이다. 다시 말해서 당뇨병이라는 진단의 표준에는 미달하지만 '전당뇨병(前糖尿病)' 을 가진 사람으로 주의를 안 하면 가까운 장래에 거의 틀림없이 당뇨병 환자가 된다는 것을 뜻하는 명시이다.

당뇨병의 치료

제2형 당뇨병 환자는 혈당이 얼마나 높으냐에 따라서 우선 식이요법과 운동요법을 처방 받게 된다. 대부분의 환자는 이런 치료를 성실히 실행하면 체중이 감소되면서 혈당이 어느 정도 내려가게 되는데, 상태가 그렇게 계속 좋아지면 적어도 당분간은 약을 복용 안 하고도 정상적인 혈당을 유지할 수 있게 된다. 만일 식이요법과 운동요법을 몇 주 계속해도 차질이 없으면 경구 혈당강하제(입을 통하여 복용하는 약)를 쓰게 된다. 요즘 청소년한테 처방되는 약에는 다음 몇 종류가 있다.

- 메트포르민은 인슐린 저항성을 감소시키고 간의 당분 생산을 떨어뜨려 혈당을 내리는 약이다.
- 술포닐우레아는 제일 오랜 기간 제2형 당뇨병 성인 환자를 치료하는 데 사용되었던 약이다. 글리크라짓, 글리메피리드, 오리네이스, 글루코트롤, 글라이네이스 등의 이름으로 판매되고 있다. 췌장을 자극하여 인슐린의 분비를 촉진하는 약으로 혈당은 조절이 되지만 고인슐린 상태를 악화시킬 수 있는 약이다.
- 레파글리니드는 단시간 동안 포도당을 통한 인슐린 분비를 촉진한다.

- 아카보즈는 탄수화물의 분해속도를 늦추어서 당분의 체내 흡수를 지연시키는 약이다.
- 피오글리타존이나 로지글리타존은 인슐린 저항성을 떨어뜨려 인슐린의 기능을 촉진하는 약이다.

이런 약을 복용하더라도 식이요법과 운동요법은 반드시 계속해야 된다. 대부분의 환자는 약을 복용하고 식이요법과 운동요법을 철저히 병행하면 적어도 당분간은 인슐린 주사를 피할 수가 있다. 그러나 이런 경구 혈당강하제로 뚜렷한 성과를 못 얻으면 담당의사가 인슐린을 처방하게 된다.

당뇨병 치료의 목적

당뇨병 치료의 목적은 혈당을 가능한 한 정상으로 되돌아가게 하여 당뇨병의 합병증을 방지하는 것이다. 요즘에는 혈당을 항상 정상에 가깝게 유지해야만 무서운 합병증을 막을 수 있다는 것이 전문의들의 굳은 신조다. 그러기 위하여 환자가 집에서 자신의 혈당을 의사가 지시하는 대로 측정해야 되고, 3개월에 한 번씩 병원에 가서 A1c형 혈색소(HgA1c)라는 피검사를 받게 된다. 이 검사는 3개월간의 혈당 수준의 종합 성적이라고 보면 틀림없다. 집에서 검사하는 것도 물론 중요하지만 종합 성적은 결국 이 혈색소 검사에 의하여 결정된다. 당뇨병이 없는 사람들의 혈색소 수치는 5~6%, 당뇨병의 치료가 우수한 사람은 6~7%, 그리고 치료 결과가 조금 개선되어야 될 사람들의 수치는 7.1~7.5%, 치료 결과가 많이 개선되어야 할 사람은 7.6~8%이고, 치료 결과가 아주 많이 개선되어야 할 사람은 8.1% 이상이다. 이런 구분은 여러 연구가 보여주는 합병증 발생률과 A1c형 혈색소 수치와의 비교 결과에 의존한 것이다. 다시 말해서 이 혈색소 수치가 높으면 높을수록 합병증이 더 자주 일어난다는 말이다.

당뇨병의 합병증에는 어떤 것이 있나?

우리가 두려워하는 병들은 모두 여기 모아놓았다는 생각이 들 정도로 당뇨병 합병증의 리스트는 매우 위압적이다. 특히 걱정되는 것은 미국 등 다른 선진국들의 경험에 의하면 청소년에 일어나는 제2형 당뇨병은 성인에 비하여, 또 제1형 당뇨병을 가진 같은 나이의 청소년 환자에 비하여 신장과 순환기로 이행되는 합병증의 발생이 훨씬 빠르고, 또 그 빈도가 높다는 사실이다. 이 사실은 2006년 봄에 에펜스(Eppens)연구팀에 의하여 입증되었다. 그 연구결과는 다음 추가정보가 보여준다.

추가정보 EXTRA INFORMATION

초기 신장합병증의 증상인 알부민뇨증(소변에 상당량의 단백질, 즉 알부민을 누출하는 현상)이 28%의 청소년 제2형 당뇨병환자에서 발견되었다. 그러나 제1형 당뇨병을 가진 청소년한테서는 6%만 발견되었다. 그리고 고혈압은 제2형 당뇨병환자에서 36%, 제1형 당뇨병환자한테서 16%가 발견되었다. 의사들을 더욱 놀라게 한 것은 제1형 당뇨병을 가진 이 연구대상 환자가 제2형 당뇨병을 가진 연구대상 환자보다 당뇨병을 훨씬 더 오래 앓았다는 사실이다. 제2형 당뇨병을 가진 청소년환자가 무엇이 급하여 그렇게도 조속히 합병증으로 진전하는지는 확실치 않지만 당뇨병이 나타나기 훨씬 전부터 제2형 당뇨병환자의 혈관 내에 이미 병변(병적 변화)이 일어나기 시작한다는 사실과 깊은 관계가 있다고 보아야 할 것이다.

- 당뇨병환자는 나쁜 콜레스테롤과 중성지방 수치가 높아지기 쉽다. 그렇기 때문에 혈관 속에 플라크가 형성되어 중요 기관의 혈액공급을 감소시킨다.
- 이런 상황은 뇌졸중을 일으킨다.
- 신장기능을 감소시켜 신부전증을 일으킨다.
- 눈의 망막을 손상시켜 시력을 떨어뜨린다.
- 다리와 발에 있는 작은 동맥이 막혀 국소빈혈(국한된 부분에 생기는 산소결핍)이나 궤양(부스럼)을 일으킨다. 이런 궤양은 좀처럼 아물지 않아서 발이나 다리의 일부를 절단해야 되는 경우가 많다.
- 혈액공급이 감소된 심근은 심근경색 같은 위험한 심장병을 발생시켜 돌연사를 일으킬 수 있다.

앞으로 당뇨병을 가진 청소년이 성인들보다 더 빠른 속도로 순환기 질환으로 이행하는 경우가 점점 많아질 것이다. 그것은 그들이 젊었을 때 앞에 열거한 합병증을 일으킬 가능성이 훨씬 높기 때문이다. 50~60대의 당뇨병환자도 뇌졸중이 일어나면 삶의 질이 떨어지고 수명이 단축되는데, 하물며 30대 환자에게 그런 일이 생긴다면 그들의 앞날은 매우 힘들어질 것이 분명하다. 그렇기 때문에 우리는 무슨 일이 있더라도 우리 청소년들이 당뇨병을 어려서 갖게 되는 것을 기필코 막아야 한다.

TOPIC 1-4

너무 일찍 들이닥치는 불청객 II

- 청소년의 고혈압

혈압이란 무엇인가?

혈압이란 혈관 속에 존재하는 압력을 말한다.

상수도관 속의 물의 압력을 수압이라고 하는데, 수압은 대체로 두 가지 현상이 결정한다. 수원지에서 얼마나 많은 양의 물을 펌프해서 상수도 배수관에 넣어 주느냐, 그리고 또 하나는 그 배수관 내부의 상태에 따른 저항 압력이다. 수원지에서의 펌프 압력이 충분하고 배수관 내부가 깨끗하여 보내주는 물의 압력이 아무 저항을 안 받으면 수도꼭지의 압력 역시 충분하다. 우리는 그럴 때 수압이 좋다고 한다. 그런데 만약 수원지의 압력은 충분하지만 배수관 속의 저항 압력이 높고, 그 저항을 능가할 만한 압력을 수원지에서 추가로 넣어주지 못한다면 수도꼭지의 압력은 약해지고, 우리는 그럴 때 수압이 낮다고 한다.

우리는 혈압을 최고혈압(수축기혈압)과 최저혈압(이완기혈압)으로 표현한다. 전자를 우리는 앞에 적고 위 혈압이라고도 하고, 후자는 뒤에 적고 아래 혈압이라고 부르기도 한다.

최고혈압은 심장의 좌심실이 수축(펌프)할 때의 압력이고, 최저혈압은 좌심실이 수축을 준비하기 위하여 팽창하며 폐에서 들어오는 신선한 피를 좌심실 속에 담고 있을 동안(이완기)에 존재하는, 그러니까 심장에서 오는 압력이 없을 때 혈관 속에 원래 존재하는 압력이다.

혈압을 상수도에 비유해 설명한다면 수원지에서 물을 펌프하여 생기는 압력이 최고혈압, 배수관 자체 속에 존재하는 압력이 최저혈압이다. 그런데 수원지와 우리 심장의 차이점이 두 가지 있다. 수원지의 펌프 압력은 우리 심장과 달리 항상 존재한다. 다시 말해 수원지의 펌프는 심장처럼 이완기가 없이 늘 수축한다고 생각하면 간단하다. 또 하나의 차이점은 배수관의 저항이 올라간다고 수원지의 펌프가 더 강하게 펌프하지는 않는다. 한편 혈관(파이프) 속의 저항(압력)이 올라가면 우리 심장은 그것을 능가하기 위하여 펌프의 압력을 올린다.

심장은 쉬지 않고 하루에 1만 리터의 혈액을 동맥을 통하여 펌프하여 내보내고 있다. 위 혈압(심장의 펌프 압력)은 아래 혈압(혈관 속의 저항)과의 적당한 압력 차이를 유지하면서 아래 혈압보다 높은 압력으로 혈액을 몸 각처로 보낸다. 이렇게 배달된 혈액이 여러 기관의 조직 속의 세포가 필요한 영양소를 공급하고, 대사과정을 가능하게 한다. 그리고 대사과정에서 생긴 물질을 혈액이 다시 받아서 묵은 피의 형태로 정맥을 타고 심장으로 돌아오게 된다. 이런 과정을 우리는 몸 속을 빙빙 돈다고 순환이라고 부른다. 이것은 서울 시내를 빙빙 도는 2호선 전철과 다름없는 것이다. 이러한 순환은 우리가 태반에 있을 때부터 시작하여 우리가 숨을 거둘 때까지 계속되는데, 그 순환이 진행되고 있는 한 우리의 위 혈압과 아래 혈압은 적당한 압력 차이를 유지하고 있는 것이다. 나이가 들면서 노화현상으로 혈압은 약간 올라가게 되어있고, 특히 위(최고) 혈압은 아래(최저) 혈압이 올라가면 따라서 더 올라가는 것이 정상적인 현상이라고 생각했었다. 요즘은 위 혈압에 대한 이해가 많이 달라졌다. 높아진 최저혈압이 최고혈압을 더 올라가게 하고 신장 등 중요기관에 해로운 변화는 일으키지만, 덩달아 올라간 최고혈압이 펌프(심장)를 과로케 하여 훼손하고 나아가 뇌졸중 같은 나쁜 합병증을 일으키는 장본인이라고 확신하게 된 것이다.

다시 수도 이야기로 돌아가서 상수도관(혈관) 벽에 이물질이 많이 붙어서 파이프 속의 압력이 올라갔다고 하여 수원지(심장)의 압력이 덩달아 계속 더 올라간다면 수원지의 펌프가 과로 때문에 고장이 나거나 상수도 배수관이 터지는 등 더 많은 훼손이 일어날 것이다. 바로 이 똑같은 이유로 조절이 잘 안 된 고혈압은 우리 심장과 혈관을 망가트리는 것이다.

보갈루사 심장연구와 청소년의 고혈압

어린 환자들이 신장염 같은 병을 앓으면 혈압이 올라간다는 사실은 전에도 알고 있었지만 유년기부터 위 혈압과 아래 혈압이 개인에 따라 많은 차이를 보인다는 사실은 그렇게 관심을 끌지 않았었다. 그러나 그 무관심은 소위 보갈루사 심장연구가 완전히 바꾸어 놓았다.

미국에서는 잘 알려진 이 보갈루사 심장연구(The Bogalusa Heart Study)라는 프로젝트는 버렌손 박사의 연구팀이 루이지아나주에 있는 보갈루사 지역의 초등학생 9,167명을 1973년부터 1994까지 추적하며 21년 동안 연구한 획기적인 연구이다. 이 연구결과가 1994년에 학계에 처음 발표된 후에도 여러 가지 추가 분석과 연구가 처음 발표된 결과를 토대로 순환기질환, 당뇨병, 고혈압 등 각 분야별로 아직까지 진행되고 있다. 이 연구의 중요결과를 다음에 나오는 추가정보에서 비교적 자세히 요약하였다.

추가정보 EXTRA INFORMATION

1994년과 그 이후에 발표된 그들의 35년 동안의 추적 연구는 다음과 같은 중요한 결과를 보여주었다

- 5세부터 17세의 연구대상자 9,167명 중 11%가 체중이 95백분위 이상을 넘는 과체중을 가졌다.
- 체중이 정상(85백분위 이하)인 아이들과 비교할 때 과체중을 가진(11%의 아이들) 아이들이 높은 이완기혈압(최저, 아래 혈압)을 가진 경우가 정상체중을 가진 아이들의 2.4배였다.
- 과체중상태의 아이들이 수축기(최고, 위 혈압)혈압이 올라간 경우가 정상체중 상태 아이들의 4.5배,
- 과체중 아이들의 중성지방이 올라간 경우가 7.1배,
- 과체중 아이들의 좋은 콜레스테롤이 감소된 경우가 3.4배였다.
- 과체중 아이들의 혈중에 높은 인슐린치가 나타나는 경우는 정상체중인 아이들의 12.6배였다.
- 과체중을 가진 5세부터 10세 사이 아이들의 61%가 순환기질환의 위험인자 다섯 중 적어도 하나를 가졌다.
- 과체중을 가진 11세부터 17세 청소년의 58%가 적어도 하나 이상의 순환기질환의 위험인자를 가졌다.
- 연구대상자 전체 중 적어도 셋 이상의 위험인자를 가진 청소년은 111명이고, 그 중 82명(74%)이 과체중상태였다.
- 대체로 청소년의 과체중 및 비만상태와 전체 콜레스테롤과 나쁜 콜레스테롤과의 관계는 그렇게 뚜렷하지 않았다. 그 반면 감소된 좋은 콜레스테롤, 증가된 중성지방질, 고혈압, 그리고 올라간 혈중의 인슐린치는 과체중 및 비만상태와 현저한 관계를 보였다.
- 1998년에 발표한 93명의 연구대상자의 검시(檢屍)결과는 관측자를 숙연케 한다. 이들은 생존해 있을 때 순환기질환의 위험인자를 가졌다고 증명이 된 사람들로 대개가 사고사(事故死)를 당한 불행한 어린이나 젊은 사람들이다.

  – 그들의 대동맥과 관상동맥 속에는 거의 모두 비정상적인 변화가 나타나고 있었다.

– 그들 생전에 관측된 과체중상태, 높은 수축기혈압(최고혈압), 올라간 전체 콜레스테롤, 중성지방, 그리고 나쁜 콜레스테롤의 수치와 그들의 대동맥과 관상동맥에 나타나는 비정상적 변화와는 밀접한 관계가 있다는 사실이 발견되었다. 다시 말해서 생전 수축기혈압, 나쁜 콜레스테롤, 체중, 중성지방의 수치가 높으면 높을수록 동맥의 변화는 더 뚜렷했다.
– 한편 이완기혈압(최저혈압)의 상승과 좋은 콜레스테롤의 감소는 대동맥과 관상동맥에 나타난 비정상적 변화와 비교적 미미한 관계만을 보여주었다.
– 그러나 청소년의 흡연과 그들이 가진 순환기질환의 위험인자의 수는 혈관에서 발견되는 비정상적인 변화를 확실히 촉진한다는 사실을 보여주었다.
– 특히 5세부터 8세 사이의 유아의 검사에서 나타난 혈관속의 비정상적인 변화는 얼마나 일찍 순환기질환의 싹이 트느냐를 보여주기 때문에 매우 중요한 관측이 아닐 수 없다.

보갈루사연구는 어렸을 때부터 체중이 올라가면 혈압이 올라갈 가능성이 높다는 사실과, 어렸을 때부터 생기는 고혈압은 성인이 되어서도 고혈압상태로 이어질 가능성이 높다는 사실을 보여준다. 그보다도 훨씬 더 중요한 것은 유아기, 또는 청소년기에 과체중 때문에 자리잡게 되는 고혈압 등 순환기질환의 위험인자는 어렸을 때부터 비정상적인 변화를 혈관 속에 일으키기 시작한다는 사실이다.

보갈루사연구는 미국 남부에서 흑인과 백인 아이들의 건강상태를 연구한 프로젝트인데 그것이 우리와 무슨 상관이 있을까 하고 의아심을 가질 수도 있을 것이다. 그러나 우리나라의 연세대학교 의대의 연구팀이 시행한 강화(江華)연구라고 불리는 아동건강상태의 20년 추적연구도, 어렸을 때 체중이 높았던 아이들이 20년 후에 과체중이나 비만일 경우(32.6%)가 어렸을 때 정상체중이었던 아이들이 20년 후에 과체중이나 비만인 경우(4.7%)의 6.9배가 된다는 사실을 보여주었다. 또 어렸을 때 혈압이 가장 높았던 아이가 20년 후에도 고혈압의 그룹(백분위)에 속할 비율(21%)은 어렸을 때 가장 낮은 혈압을 가졌던 아이가 20년 후 고혈압의 그룹(백분위)에 속할 비율(4.7%)의 4.5배가 되는 것으로 나타났다. 이러한 연구결과를 볼 때 우리나라 아동의 체중과 혈압 등 건강상태가 그들 장래건강에 미칠 영향이 미국 아동과 다를 것이 없다.

실제로 강화연구팀과 보갈루사연구팀이 약 10년 전 공동집필한 미국 아이들과 한국 아이들의 체중, 신장, 혈압 등을 비교하는 연구보고서에 의하면 한국 아이들의 체격은 미국의 흑인과 백인에 비하여 작지만 수축기 혈압은 미국 아이들보다 높다고 나와 있다. 또 최근의 국내자료를 보더라도 한국청소년의 기준혈압이 미국과 일본 청소년의 기준혈압보다 높게 나타난다. 기준혈압이 높다는 것은 한국 아이들의 혈압이 다른 두 나라보다 높다는 것을 의미한다. 그렇기 때문에 우리나라 소아나 청소년의 혈압 문제는 미국보다, 그리고 일본보다 더 심할 수 있기 때문에 우리나라는 그 문제에 대한 시급한 조치가 필요하다.

소아와 청소년의 고혈압은 어떻게 진단하나?

성인의 고혈압 진단은 비교적 간단하게 통일이 된 셈이다. 국제적으로 140/90 이상이면 고혈압이라고 정의하고 있다. 120/80이하를 정상, 그리고 위의 두 혈압 사이의 혈압(예를 들어 138/86)을 전고혈압(前高血壓, Prehypertension)이라고 부른다. 주의를 안 하면 불원간 거의 자동적으로 고혈압 환자가 될 사람이란 뜻이다.

그러나 소아와 청소년의 경우는 나이별, 성별, 그리고 신장별로 구분해서 해당 그룹의 기준치를 그 그룹 중 95백분위까지를 정상으로 간주하고, 96, 97, 98, 99, 그리고 100백분위에 해당되는 혈압을 고혈압이라고 정의한다. 이것은 국제학계의 공통된 미성년자의 혈압 구분 방법을 따르기 때문이다. 그렇기 때문에 체중의 경우와 마찬가지로 각국의 학계에서 자국민의 혈압에 관한 자료를 수집하여 그 기준치를 매 그룹마다 정해놓고 있는 것이다. 우리나라에서도 최근에 처음으로 그러한 기준치가 소아와 청소년의 각 그룹별로 설정이 되었다. 병원에 그 기준치를 토대로 작성한 그래프가 비치되어있어서 그 그래프에 의하여 혈압상태를 진단하게 되는 것이다.

소아나 청소년의 혈압이 자기 자신이 속하는 신장, 나이, 성별 그룹 속에서 몇 백분위에 해당하는 가를 알아야 그 진단이 가능하다. 95백분위나 그 이하면 정상, 96백분위 이상이면 고혈압의 진단이 나오게 된다.

백분위란 해당 그룹 내에서 어느 특정사항보다 밑에 있는 사항의 백분율을 이용하여 그 특정사항이 그 그룹 내에서 차지하는 통계적 위치를 표시하는 방법이다. 예를 들어 A군의 신장이 그가 속해 있는 그룹 중 90 백분위라고 하면 그 그룹에서 A군보다 키가 작은 아이가 89퍼센트가 된다는 뜻이다.

고혈압의 치료

일단 고혈압이란 진단이 나오면 그것을 어떻게 치료해야 되는가를 담당전문의가 결정하게 된다.

- 과체중상태나 비만상태가 고혈압을 동반한다면 무엇보다도 급하고, 중요한 목표는 몸무게를 줄이는 것이다. 매일 적어도 한 시간의 운동을 병행해야 되는 등 철저한 생활습관 개선에 집중해야 된다.
- 염분섭취를 대폭 줄여야 된다. 여기에 대하여는 토픽 2-26에서 자세히 다루게 된다.
- 칼륨의 섭취를 의식적으로 늘린다. 이 항목은 토픽 2-27에서 다루게 된다.
- 약을 처방하게 되면 담당의사는 상당히 다양한 종류의 약 중에서 선택하게 된다. 성인고혈압환자가 세계 각처에 상당히 많기 때문에 다 헤아릴 수도 없을 만큼 많은 혈압 치료약이 선진국에서 과거 몇 십 년 간 개발되었다. 그리고 많은 성인 환자가 오랫동안 이런 약을 복용해왔기 때문에 약의 효능, 특수기능, 부작용 등 중요한 정보도 상세히 알려져 있기 때문에 환자의 나이, 크기, 고혈압 문제의 심각성 등 환자의 특수 사정을 고려하여 담당의사가 선택한 약을 복용하면 혈압이 정상치 이하로 내려오게 되는 데는 아무 문제가 없을 것이다.

소아와 청소년 고혈압의 치료에서 가장 중요한 것은 어린 환자나, 그 보호자가 이 질환의 조속하고 철저한 치료가 아이의 장래건강에 얼마나 중요한 과정인지를 자세히 이해하는 것이다. 특히 보호자는 그 아이의 고혈압을 치료하는 것보다 그 아이의 장래를 위하여 더 중요한 일은 없다는 사실을 인식해야 된다.

TOPIC 1-5

도로를 파손하는 테러리스트
- 나쁜 콜레스테롤과 플라크

플라크의 형성

혈액은 혈관을 통하여 우리 몸의 모든 부분을 왕래한다. 무려 100,000 킬로미터의 기나긴 우리 혈관을 도로망에 비유한다면 혈액은 도로망을 이용하는 여러 가지 교통수단이다. 고속도로를 왕래하는 모든 차량이 여러 지점 사이를 왕래하면서 무언가를 싣고, 나르고, 또 옮겨놓듯이 혈액도 여러 가지 요소를 각처에 택배하고, 또 쓸모가 없어진 소모물질을 수집하여 적절한 기관으로 나르는 것이다.

그 많은 차량 중에 엘디엘(LDL)이란 차량은 나쁜 콜레스테롤(LDL-C)이라고 불리는 지방질을 전문적으로 운반하는 특수 차량인데, 이 차량은 성미가 난폭하여 도로를 훼손하고 나아가 운반하던 물건을 도로에다 마구 흘려버리며 문제를 일으킨다. 이 엘디엘이 곧잘 나가는 척하다가 갑자기 행패를 부리는 것을 보면 도로 파손을 전문적으로 자행하는 테러리스트임에 틀림없다. 이런 못된 행동이 오래 계속되면 도로(혈관)는 여러 곳에 상처를 입게 되며 또 그렇게 된 혈관 속의 벽은 헐게 되고 염증을 일으키게 된다.

이 염증 현상은 최근에 학자들이 발견한 중요한 변화이다. 이 염증은 요즘 성인병을 촉진하는 매우 중요한 요인으로 판정이 내려졌다. 이 염증에 대해서는 이 책의 다른 부분에서 몇 번 더 거론될 것인데,

여기서는 우선 혈관 내벽을 거칠고 끈끈하게 만들어 여러 가지 이롭지 못한 물질들을 들러붙게 한다는 말로 일단 매듭짓기로 한다.

버려진 화물(나쁜 콜레스테롤)은 염증과 상처로 몹시 상해버린 그 도로(혈관) 속에 달라붙게 되는데, 점차 더 많은 나쁜 콜레스테롤과 다른 물질(혈소판, 칼슘, 피딱지 등)이 버무려지면서 혈관 내벽에 일종의 범벅을 형성하게 된다. 의료인은 혈관 속에 생긴 이러한 범벅 같은 부착물을 플라크(plaque), 죽상판(粥狀板), 아데로마(artheroma) 등의 술어로 표현한다. 이런 부착물은 원래 그렇게 크지도 않은 여러 혈관의 내부를 점차 틀어막는다. 이런 변화는 몸 각처에 필수물질을 배달하여야 하는 혈액의 흐름을 방해하여 필요한 요소의 배달을 기다리고 있는 여러 조직(같은 기능을 가진 세포의 뭉치)이 그 기능에 필요한 물질들을 넉넉히 배달 받지 못 하게 한다.

바로 이런 플라크가 관상동맥을 틀어막을 때 앞에서 설명한 돌연사 같은 불상사를 일으키게 되며, 한편 이런 상황이 뇌나 뇌 근처에 있는 혈관에 일어나서 뇌로 올라가는 혈액의 흐름을 방해한다면 뇌졸중이 생길 수 있다.

그리고 플라크의 형성은 사람이 나이를 먹으면 먹을수록 늘어날 가능성이 높은데, 이런 변화는 여성에 비하여 남성에게 훨씬 자주, 그리고 심하게 생기지만 폐경 후의 여성은 남성과 별로 다르지 않다는 점도 꼭 알아두어야 한다.

이 플라크의 형성은 앞에 이야기한 두 가지 중요한 질환 외에도 많은 문제를 일으킨다. 신장의 기능을 저하시켜서 끝내는 신장의 기능을 잃게 할 수도 있다. 의료인은 이런 현상을 신부전이라고 표현하는데, 이 병이 한 번 생기면 투석이나 신장이식이 필요한 어려운 사태를 맞게 된다. 한편 많은 중년남성이 수시로 경험하는 발기기능장애도 따지고 보면 국부를 책임 맡은 혈관 속에 생긴 플라크가 그 주범이다.

플라크가 일으키는 여러 가지 장애는 그 위험도의 차이는 있지만 모두가 우리 삶의 질을 저하시킨다. 더 나아가 플라크의 형성이 많으면 많을수록 수명이 짧아진다. 다시 말해서 플라크 형성이 시작되는 나이가 어리면 어릴수록 순환기질환 발생의 확률은 높아지고 궁극적으로는 수명이 짧아진다. 그렇기 때문에 우리는 되도록 콜레스테롤 등 나쁜 지방질의 섭취를 줄여서 혈관 속에 생기는 이런 부착물을 최대한 줄이려고 어렸을 때부터 노력해야 된다. 어린나이에 콜레스테롤과 관상동맥의 플라크를 걱정해야 된다면 좀 과대반응이 아니냐고 의아해 할 수도 있을 것이다. 그러나 최근의 많은 연구결과 중 특히 다음 두 가지 발견은 이러한 우려에는 확실히 근거가 있다고 보여준다. 그 자세한 설명은 아래 추가정보에 실었다.

추가정보 EXTRA INFORMATION

첫째, 앞에서 이야기한 그 몹쓸 염증이 과체중이나 비만상태의 청소년에게서도 일어나고 있다는 사실이 명백히 증명되었다.

둘째, 뚱뚱한(과체중상태의) 청소년의 동맥은 정상체중을 가진 같은 또래에 비하여 그 확장성이 확실히 저하되어있다는 사실이 입증되었다. 이 현상은 더 뚱뚱한(비만상태의) 청소년 중에서는 더 현저히 나타난다. 동맥의 확장성은 동맥을 유연하게 만들어 해로운 변화에 저항할 수 있게 한다. 따라서 이것은 건강한 혈관에 필요한 정상적인 특징이다. 한편 확장성이 저하되어 정상적으로 직경이 늘어나지 않는 뻣뻣한 동맥은 장래에 고혈압이나 동맥경화증 같은 순환기질환의 발생을 일으킬 확률이 매우 높다.

그렇게 몸을 해치는 나쁜 콜레스테롤은 음식에서 섭취를 안 하더라도 다른 지방질을 통하여도 생산이 된다. 그러면 그 지방질은 도대체 어떻게 하여 그리고 또 왜 우리 몸에 생겼나를 다음 토픽에서 알아보자.

TOPIC 1-6

밖에 있으면 방패, 뱃속에선 범인

- 몸속의 지방질

체내 지방질은 어디에 있나?

피부 밑

지방질 하면 우리는 뱃가죽 속에 쉽게 만져지는 그 투실투실한 물질을 곧장 생각하게 된다. 수술할 때 보면 지방질은 거의 하얀 빛을 가진 반짝이는 물질이다. 땅콩 알맹이 크기의 조그만 덩어리(지방 소엽)들이 잔뜩 뭉쳐서 형성된 조직체다. 만져보면 부드럽고 매끈하다. 칼로 자르면 의외로 상당히 많은 출혈을 하는 것이 인상적이다. 분명히 살아있는 몸의 일부라는 사실을 문뜩 깨닫게 된다. 대부분의 몸속 지방은 이렇게 근육과 피부 사이에 위치하고 있다.

내장

우리 눈에 보이지 않고 피하에서 만질 수도 없는 몸속의 지방질 중 많은 부분이 뱃속 소장과 대장 등 내장 사이에 있는 얇은 막에 붙어 있다. 복부 내에 존재하는 지방질의 양은 대체로 몸이 비대할수록 더 많다. 다시 말해서 허리둘레가 크면 클수록 복부 내에 쌓여있는 지방질의 양이 많다는 소리다.

복부비만

허리둘레가 몸의 다른 부분에 비하여 유난히 큰 사람은 복부비만을 가졌다고 특별히 구별한다. 한국인의 경우 허리둘레가 35인치(약 90cm) 이상인 남성과 31인치(약 80cm) 이상인 여성은 복부비만을 가졌다고 규정하는데, 이것은 복부비만과 여러 가지 성인병이 생기는 것과 깊은 관계가 있기 때문이다. 이 밀접한 관계는 그 악명의 대사증후군(토픽 2-7)이라는 상태를 통하여 이루어지기 때문에 복부비만을 가진 사람은 허리 사이즈를 줄이는 데 각별한 노력을 기울여야 된다.

청소년의 허리둘레에 관련된 또 하나의 중대한 사실을 최근 한 연구가 명백히 입증하였다. 허리둘레가 큰 아이들은 벌써 인슐린을 방해하여 그 기능을 저하시키는 성능을 가졌든지, 그렇지 않으면 앞으로 그런 성능이 생길 화학적인 조짐이 뚜렷이 나타나 있다는 사실이다. 의료인은 이러한 특성을 '인슐린저항성' 이라고 표현하는데 바로 이 특성이 제2형 당뇨병의 원인이라는 사실은 앞(토픽1-3)에서 설명되었다. 아직 당뇨병이 없는 사람이 이 특징을 가지고 있으면 가까운 장래에 당뇨병이 들이닥칠 것을 미리 알리는 신호이다. 이 아이들 중에는 아직 비만상태가 아닌 아이들도 많이 있으니 청소년의 허리둘레야말로 체중보다도, 그리고 체질량지수(토픽 3-1)보다도 더 정확하게 제2형 당뇨병의 도착을 예언해 주고 있는 것이다.

세포 속

피하 또는 뱃속에 존재하는 지방질 이외에 세포 속에서 중요한 화학작용이나 몸에 필요한 호르몬 등 주요한 물질을 생산하는 데 이바지하고 있는 지방질이 있다. 물론 우리 몸에 없어서는 절대로 안 될 기본 성분인 것이다. 간은 우리 몸에서 가장 중요한 기관 중 하나로 종합화학공단의 역할을 맡은 기관이다. 우리 몸에서 필요로 하는 화학물질은 전부 간에서 생산된다고 알면 틀림없다. 그러므로 상당량의 지방질이 간세포 속에 들어가 있다. 우리 몸에서 매우 중요한 역할을 하는 콜레스테롤이란 지방질도 이 기관에서 생산된다. 그 외에도 과체중상태나 비만상태에 있는 사람들의 간에는 상당량의 지방질이 추가로 들어가 있기 때문에 간의 기능마저도 저하되는 수가 있다. 이러한 지방간 현상은 성인의 경우보다도 비대한 청소년의 간을 여러모로 더 훼손한다.

혈관 속

소화기관에서 섭취된 여러 가지 지방질은 일단 혈관이나 다른 통로(림프선 등)를 이용하여 몸의 다른 부분으로 이동을 하게 된다. 또 간에서 생산된 여러 가지 지방질도 혈관을 통하여 몸 각처로 배달이 되기 때문에 우리 혈관에는 늘 어느 정도의 지방질이 지나가고 있는 것이다. 피검사를 하여 여러 지방질의 수치를 측정할 때 혈관을 통하여 다른 곳으로 이동하고 있는 바로 그 지방질을 측정하게 된다. 의료인은 이런 숫자를 혈중치(血中値)라고 표현한다.

우리 몸에는 지방질이 꼭 있어야 되나?

우리의 몸은 어느 정도의 체지방을 함유하는 것이 필수이다. 그 이유는 크게 보아서 다음 다섯 가지다.

① 앞에서도 설명 했듯이 우리의 생명을 유지하는 데 필요한 여러 가지 화학물질을 생산하는데 지방질은 필수 원료이다. 그리고 세포(특히 신경세포)의 구성과 유지에 지방질은 필수항목이다.

② 지방질은 우리 몸의 열을 보존하는 데 꼭 필요하다. 몹시 여윈

사람이 살찐 사람보다 추위를 더 타는 것이 바로 이것 때문이다.

③ 또 몸의 지방질은 외부와의 접촉에서 우리 몸을 보호해 준다. 몸이 다쳤을 때 지방질의 쿠션이 얼마나 두툼했느냐에 따라서 상해의 정도가 다를 수 있다.

④ 가장 중요한 체지방의 임무는 식품을 섭취하지 못하여 생명 자체가 위협을 받을 때 에너지의 원천이 된다는 사실이다. 지방질은 분명히 살아있고 몸의 내부와 항상 교통하고 있는 중요한 조직체인 것이다. 그렇기 때문에 앞에서도 말했듯이 칼로 자르면 다른 조직체보다도 오히려 더 피를 흘린다. 그래서 우리 몸이 먹지 못해 에너지가 없어지면 몸속에 축적해 놓은 지방질(중성지방)을 분해하여 자유지방산이란 물질을 만들어 몸의 내부로 공급하게 된다. 몸의 여러 기관(조직이 모여서 이룬 같은 기능을 가진 생물체의 일부, 예; 소화기관)과 조직의 수많은 세포들은 에너지의 원천으로 자유지방산보다 포도당을 훨씬 더 선호한다. 그러나 사정이 여의치 않아 포도당의 공급이 불가능해지면 대부분의 세포는 꿩 대신 닭(지방산)을 받아들인다. 여기에는 아주 중요한 예외가 하나 있다. 뇌세포는 입이 고급이여서 그런지는 몰라도 굶어 죽는 한이 있더라도 절대로 꿩을 고집하고 지방산을 '먹지' 않는다. 아마 '먹지' 못 한다고 하는 것이 더 정확할 것이다. 뇌세포는 아주 드문 예외 말고는 포도당만을 에너지로 쓸 수 있다. 그렇기 때문에 아침식사를 거르고 학교에 간 학생은 전날 저녁에 먹은 음식에서 얻은 피 속의 포도당은 이미 다 없어져서, 간과 근육에 저장된 글리코겐을 분해하여 급하게 만든 포도당을 두뇌로 보내야 하기 때문에, 오전 내내 그 두뇌의 세포들은 왕성하게 활약하기에 넉넉한 에너지를 공급받지 못 할 수가 있다. 토픽 3-4에서 더 자세히 설명되지만 그래서 우리는 아침식사를 든든히 먹어야 되는 것이다. 이것은 청소년들의 경우 더더욱 그렇다.

추가정보 EXTRA INFORMATION

⑤ 아직은 완전한 해명은 되지 않았지만 지방조직은 내분비기관의 역할도 한다고 생각하는 학자가 많아지고 있다. 지방세포가 아디포넥틴(adiponectin)이라는 호르몬을 분비한다는 사실은 최근에 잘 입증이 되었다. 이 호르몬은 제2형 당뇨병의 유발과 플라크 형성을 억제한다고 믿어진다. 또 제2형 당뇨병과 비만증은 이 호르몬의 생성을 억제한다는 사실도 잘 알려졌다. 이 호르몬의 기능이 더 잘 규명되면 중요한 성인병 발생의 메커니즘이 더 자세히 밝혀져서 여러 성인병 예방과 치료에 공헌할 것이다. 과체중상태 특히 복부비만이 인슐린저항성과 플라크 형성을 조장하는 이유가 아디포넥틴의 감소에 있을 것이고, 대사증후군도 따져보면 이 호르몬의 결핍과 무관치 않을 것이다.

몸이 필요로 하는 지방질의 양은?

이것은 남성과 여성 사이에 상당한 차이가 있는데 그 이유는 다음 세 가지이다.

① 여성의 체격이 대체로 남성보다 작고 뼈를 비롯하여 몸속의 구조성분이 연약하여 외부의 상해인자로부터 남성보다 더 철저한 보호가 필요하기 때문이다. 다시 말하여 약한 몸의 내부구조를 보호하기 위하여 남성보다 더 많은 쿠션을 필요로 한다는 말이다.

② 또 하나의 이유는 여성 특유의 체격을 무리 없이 지탱하여 여성의 곡선미를 원래 디자인대로 유지하기 위해서도 더 많은 지방질을 필요로 한다.

③ 대체로 공격적이 아닌 여성이 먹을 것을 못 구하는 빈도가 남성보다 많을 것이라는 전제하에 비상 에너지를 더 많이 저장해 놓을 필요가 있으리라는 배려가 작용했을 것이라는 것도 빼놓을 수 없는 설명이다.

여하튼 여성이 보유해야만 되는 지방의 양은 몸무게의 10%내지 12%에 해당한다. 예를 들어 몸무게가 50킬로라면 적어도 5킬로 내지 6킬로의 지방질을 몸에 보유해야 된다는 말이다. 이에 비해 남성은 고작 몸무게의 2%내지 4% 만의 지방을 보유하면 된다. 예를 들어 70킬로의 체중을 가진 사람은 1.4킬로 내지 2.8킬로의 지방질은 기본이란 말이다. 그러나 사실상 우리들이 보유하고 있는 지방질은 그것보다 훨씬 더 많다.

실제로 우리는 얼마나 많은 지방질을 보유하고 있나?

- 여성의 경우 비만상태가 아닌 사람들이 보통 체중의 25%에 해당되는 지방질을 보유하고 있고, 남성의 경우 약 20%의 지방질을 보유하고 있다.
- 비만상태의 경우 여성이 32% 이상, 그리고 남성이 25%라는 어마어마한 양의 지방질을 몸속에 갖고 있다.

이렇게 많은 지방질을 함유하게 된 우리 몸은 여러 가지 이유로 성인병을 유혹하게 되고, 또 성인병은 나이가 어리더라도 풍부한 지방질이 있는 몸이라면 누구에게나 찾아가서 일찌감치 자리잡으려고 하는 것이다.

그러면 그 많은 지방질이 우리가 먹은 음식 속에 함유된 지방성 음식에서 왔다는 말인가? 사실은 먹는 지방질에서만 지방이 생기는 것은 아니다. 우리가 먹는 대부분의 음식은 일단 몸속에 들어온 이후 지방으로 변할 수 있는 것이다. 그러면 밥도 지방이 될 수 있고 깡마른 고기도 지방으로 변할 수 있단 말인가? 사실 그렇다. 열량의 수지타산의 결과에 모든 것이 달려 있다.

TOPIC 1-7

밑져야 남는 장사

- 열량의 수지타산

수지타산이라면 장사하는 사람들이 따지는 그런 수지타산인가? 사실 이것도 수입과 지출을 자세히 따져보는 수지타산이기 때문에 장사하는 사람들의 수지타산과 다를 바 없다. 단지 차이점이 있다면 상업의 수지타산은 어느 정도의 이익을 추구하지만, 우리 열량의 수지타산은 본전만 건지든지, 아니면 약간 밑지는 것이 건강에 유리하다는 것을 들 수 있다.

무슨 음식이든지 우리가 소모할 수 있는 열량을 초과하는 부분, 즉 수지타산에서 이익을 가져온 부분은 체내에서 복잡한 화학변화의 절차를 거쳐 우선 약간의 글리코겐으로 바뀌어 비상 에너지로 근육 등에 저장되고 나머지는 지방질로 바뀌어서 몸 각처에 보내져서 체지방의 형태로 비축된다. 다시 말해서 버는 만큼 꼭 은행에 저축하게 되는 것이다. 금융실명제가 반드시 적용된다는 사실도 중요하다. 남은 비축금에 대한 책임은 반드시 입금자 자신이 부담해야 된다는 말이다.

예를 하나 들어서 설명해 보자. 몸무게가 50킬로그램인 A군이 X월 Y일에 2,900킬로칼로리의 열량을 내포한 음식을 섭취했다. 이해하기 쉽게 열량의 계산을 장사하는 것에 비유해서 수지타산을 따져 본다.

• 체중이 50킬로인 A군은 그날 약 300킬로칼로리를 소모할 만큼의 운동을 했다. 지하철 타려고 오르락내리락한 것, 지하철역에서 학

교까지, 그리고 집까지 걸은 것이 A군이 오늘 한 운동의 전부다.

• 그러나 그는 몸의 내부 활동(호흡, 심장순환, 여러 가지 화학반응, 두뇌가 사용한 에너지 등등)을 위하여 그 중 1,000킬로칼로리(체중 1킬로 당 20킬로칼로리)를 써야 했다.

• 또 그는 약 290킬로칼로리를 하루 종일 먹은 음식을 소화 섭취하는 과정에 지불해야 했다.(섭취한 전체 칼로리의 10%를 소화기관에게 '수수료'로 뜯긴다고 생각하면 된다.)

• 그는 몸이 성장하는 데 500킬로칼로리를 소모했다.

X월 Y일의 A군의 열량장부를 다시 정리해 보자.

총수입	: 2,900킬로칼로리
지출(운동)	: 300킬로칼로리
지출(섭취료)	: 290킬로칼로리
지출(내부활동)	: 1,000킬로칼로
지출(발육용)	: 500킬로칼로리
총지출	: 2,090킬로칼로리
총수입–총지출=이익	: **810킬로칼로리**

A군은 이날 하루 모든 경비를 다 지출하고서도 810킬로칼로리의 이익을 올렸다. 그만하면 장사를 잘 한 것이다. 그러나 칼로리로 장사하여 벌은 이익은 전부 지방질로 몸속에다 입금을 시켜야 된다면 이런 장사는 수지가 맞지 않는 편이 훨씬 더 낫다. 사실 A군은 그날 수지가 너무 좋아 90그램의 순지방질을 벌어서 저축하게 되었다. 이런 식으로 그가 계속 장사를 한다면 12일 이내에 1킬로 이상의 지방질을 벌게 되는 것이다. 고깃간에서 일하는 사람은 1킬로그램에 해당되는

지방질이 상당한 양의 비계라는 것을 잘 알고 있다.

같은 체중의 B군의 경우는 사정이 다르다. 그는 2,600킬로칼로리에 해당하는 양의 음식을 먹고 그날 840킬로칼로리를 소모하는 신체적 운동을 했다. B군은 A군 만큼 먹었으나 A군 같이 텔레비전을 보며 스낵을 먹지 않았다는 점과 A군이 텔레비전을 보는 동안 B군은 동네 운동장에 가서 공을 차는 등 운동을 했다는 것이 두 사람의 차이점이다.

총수입	: 2,600킬로칼로리
지출(운동)	: 840킬로칼로리
지출(섭취료)	: 260킬로칼로리
지출(내부활동)	: 1,000킬로칼로리
지출(발육용)	: 500킬로칼로리
총지출	: 2,600킬로칼로리
총수입–총지출=이익	**: 0킬로칼로리**

B군은 오늘 한 푼도 저금하지 못 했다. 그렇기 때문에 발육으로 인해서 늘어난 것 이외에 그는 1 그램의 체중도 늘지 않았고, 넉넉한 운동을 했기 때문에 몸이 가뿐하고, 고조된 엔도르핀 때문에 기분이 매우 좋은 상태여서 공부도 잘 된다. 눈에는 당장 보이지 않지만 운동을 했기 때문에 성장호르몬이 왕성하게 분비되고 있어서 이대로 간다면 1~2년 사이에 A군은 주로 옆으로 자라는 반면 B군은 건장하고 균형있게 자라서 두 사람은 눈에 띄게 달라질 것이다. 그러나 그들의 외형의 차이점보다 훨씬 더 중요한 것은 A군이 비대해져서 성인병을 일찍이 불러들일 가능성이 높은 반면에 B군이 성인병을 얻게 될 가능성은 매우 희박하다는 사실이다.

TOPIC 1-8

믿지지 않은 자의 부담

- 체지방과 건강

지나친 양의 지방질이 몸에 축적된 상태를 우리는 과체중이라고 부르고, 그 상태가 28 이상의 체질량지수(토픽 3-1 참조)에 도달했을 때 우리는 그것을 비만증이라고 구별한다. 체중이 과대한 사람이 큰 수술을 받으면 그렇지 않은 사람보다 합병증을 일으킬 확률이 현저히 높다. 마찬가지로 크게 다쳤을 경우에도 비대한 사람이 그렇지 않은 사람보다 회복이 확실히 어렵다는 것도 잘 알려진 사실이다. 그러나 성인병만 아니었다면 먹고 싶은 것을 마음대로 먹고 운동 같은 귀찮은 것에 신경 쓰지 않고 편안히 뒹굴면서 보고 싶은 텔레비전을 즐기며 사는 것도 누가 크게 나무랄 수 없는 라이프스타일이었을 것이다. 불행히도 이런 사람들이 성인병을 일으켜서 수명의 단축은 물론이거니와 삶의 질이 몹시 떨어져 본인과 가족이 많은 고생을 하게 되는 확률이 높기 때문에 과체중과 비만은 꼭 피해야 된다는 결론이 나오는 것이다. 그렇다고 몸이 비대하다고 그것이 반드시 모든 면에서 건강을 해치는 것은 아니다.

비대한 사람의 건강상 장점

자세히 따져보면 과체중 때문에 건강에 이득을 보는 경우도 없는 것은 아니다.

- 우선 몸속의 열을 잘 보존할 수 있어서 여윈 사람보다 추위를 잘 견딘다.
- 축적해 놓은 열량의 원천(글리세리드)이 든든하여 얼마동안 굶어도 끄떡없다.
- 병이 나서 식사를 못하거나 먹을 것이 없어서 영양상태가 나빠졌을 때도 비대한 사람은 여윈 사람이나 깡마른 사람에 비하면 훨씬 더 잘 견디어낸다.
- 그리고 대체로 여윈 사람보다 뼈가 튼튼하여 비대한 사람이 골다공증에 걸리는 확률이 낮은 편이다.
- 상해를 어떻게 입었나에 달렸지만 골절상을 당할 때도 쿠션이 두툼해서 상해가 가볍게 끝날 수도 있다.

그러나 비대한 사람이 겪어야하는 건강상 부담은 앞에 이야기한 장점에는 비교도 안 될 정도로 많다는 것은 누구나 짐작할 것이다.

과체중이 건강에 미치는 나쁜 영향

과체중과 비만은 여러 가지 중요 질환을 불러온다.

① 전체 콜레스테롤 수치를 높인다.

대체로 체질량지수가 올라갈 때마다 전체 콜레스테롤 수치가 올라간다.

② 나쁜 콜레스테롤 수치를 증가시킨다.

체질량지수가 10이 올라갈 때마다 나쁜 콜레스테롤 수치가 10밀리그램(1cc당)이 올라간다. 또 나쁜 콜레스테롤 수치가 10밀리그램이 올라가면 10년간에 심장질환 발생률이 10% 증가한다. 이 기억하기도 쉬운 숫자의 관계는 체중, 콜레스테롤, 그리고 심장질환의 삼각관계를 너무도 명백하게 설명해 주는 중요한 통계이다.

③ 좋은 콜레스테롤 수치를 내린다.

체질량지수가 올라갈수록 좋은 콜레스테롤 수치가 비정상적으로 낮아질 가능성이 높아진다. 즉 체질량지수가 10 단위 상승할 때마다 좋은 콜레스테롤이 11밀리그램 내려간다. 예를 들어 체질량지수가 20에서 30으로 변하면 좋은 콜레스테롤이 11밀리그램이나 내려간다. 35밀리그램 이하가 위험수준이니, 만약 체질량지수가 20이고 좋은 콜레스테롤이 비교적 안전한 40밀리그램이었다면, 체질량지수가 30이 되었을 때 그 사람의 좋은 콜레스테롤이 29밀리그램이란 아주 위험한 수치에 도달하게 되는 것이다. 좋은 콜레스테롤은 플라크 형성을 방해하는 등 여러 모로 건강에 보탬이 되는 콜레스테롤이다.

④ 당뇨병의 발생을 앞당긴다.

최근 연구결과는 과잉체지방과 인슐린저항성과의 관계를 점점 명백하게 밝혀내고 있다. 청소년의 경우 이 과잉체지방이 어려서부터 인슐린저항성을 만들어 제2형 당뇨병을 어린나이에 일으킨다다는 것이 증명되었다. 어린나이에 당뇨병을 얻는다는 것은 그 병을 60년쯤이나 앞당겨 앓게 되는 셈이다

⑤ 고혈압을 발생시키거나 악화시킨다.

고혈압과 과체중은 깊은 관계를 갖고 있다. 고혈압 환자가 체중을 정상화시키면 약을 복용 안 해도 혈압이 정상이 되는 것은 옛날부터

의사들이 잘 알고 있다.

토픽 1-4에서 이야기했듯이 정상 이상의 체중을 가진 청소년이 고혈압상태를 유발하는 경우가 최근 현저하게 증가하고 있다는 사실을 우리는 기억해야 한다. 어린나이에 고혈압을 갖게 되면 그 환자의 장래는 상당히 힘들어질 수 있기 때문에 이런 일이 생기지 않도록 모든 노력을 해야 된다.

⑥ 동맥경화성 심장질환 발생을 증가시킨다.

동맥경화성 심장질환 발생의 위험인자 중 여러 가지가 과체중과 밀접한 관계가 있다. 그러나 과체중은 잘 알려진 위험인자들이 없는 상태에서도 심장질환 발생과 사망에 한몫을 한다. 다시 말해서 높은 (나쁜)콜레스테롤 수치, 고혈압, 고혈당, 고인슐린 등 잘 알려진 심장질환의 위험인자들이 전부 정상이 되더라도 과체중의 상태가 존재하는 한 심장질환이 발생할 가능성이 보통 사람들보다 높고, 또 이로 인하여 사망할 가능성도 체중이 정상인 사람들보다 높다는 말이다. 이것은 청소년의 경우 더욱 걱정스러운 사실로 부상하고 있다. 최근 연구결과가 청소년이 비대할 경우 그들 동맥의 유연성이 감소한다는 이야기는 앞(토픽 1-5)에 이미 나왔다. 이것은 다른 위험인자가 존재하지 않는 상태에서도 그 청소년이 심장질환을 일으키는 데 크게 영향을 미칠 것이다.

⑦ 유방암, 자궁암, 그리고 대장암의 발생률을 증가시킨다.

체질량지수가 30 이상인 갱년기의 여성들의 유방암 발생률은 정상의 체중을 가진 사람보다 1.5배가 높으며, 자궁암은 3배가 높다. 대장암의 경우 남성은 약 두 배, 여성은 1.5배의 발생률 증가를 보여준다. 요즘 우리나라 여성들의 몸무게가 점점 증가하고 있기 때문에 근래 유방암이 한국여성들에게 자주 일어나는 암이 되었다. 청소년비만증은 그들이 성인이 된 이후 암 발생에도 악영향을 미칠 것이라고 각오해야 된다.

⑧ 퇴행성관절염의 발생률을 증가시킨다.

비만인 사람의 무릎, 엉덩이관절, 그리고 발목의 관절염이 가장 많이 유발하는 것은 이 관절들이 몸무게의 부담을 가장 많이 감당해야 되기 때문이다. 그러나 몸무게를 짊어질 아무 의무도 없는 손이나 목뼈 등도 높은 관절염 발생률을 보이는 것을 보면 몸무게를 지탱하는 것 이외의 이유로도 비만인 사람에게 관절염이 더 많이 생기는 것이 분명하다. 청소년의 경우는 발육이 완전히 끝나기 전에 아직 자라고 있는 뼈가 파손되기 때문에 성인들에 비하여 다른 변화와 질환을 일으킨다. 이것은 토픽 3-5 에서 더 자세히 설명된다.

⑨ 피부의 이상이 잘 생긴다.

피부가 늘어지면서 생기는 소위 임신선 같은 이상이 가장 흔하지만 목이나 손가락 마디가 꺼멓게 변하는 이상도 비만증 환자한테 드물지 않게 나타난다. 비만증 여자의 경우 코 밑이나 턱 아래에 수염이 나는 경우도 있다. 이런 변화는 청소년의 경우도 마찬가지다. 발육 단계에 있는 어린 소녀한테 이런 변화가 생겼을 때 그 소녀가 겪어야하는 심리적 고충은 상당히 심할 수 있기 때문에 별도의 대처가 필요할 수 있다.

⑩ 호르몬의 문제가 생긴다.

비만 여성의 경우 월경불순이 그렇지 않은 사람보다 잦고, 이것은 불임으로 이어지는 경우도 드물지 않다. 임신이 되면 임신중독증에 걸릴 확률도 높다. 이것도 여성 청소년한테 자주 일어나는 변화이기 때문에 발육 단계의 소녀들한테 특별한 문제가 될 수 있다.

⑪ 담낭질환이 잘 일어난다.

의대시절 담낭질환은 40대, 비대한 여성한테 잘 생긴다고 3 F 병이라고 외우던 생각이 난다. 물론 40대(Forty something), 과체중(Fat), 여성(Female)에서 온 이름이다. 아직도 그것이 틀리지는 않지만 요즘에는 남녀노소를 막론하고 비대한 사람이 배가 아프다면 우선 생각해보아야 할 진단 중 하나가 담석증 같은 담낭질환이다. 지금은 비만증 청소년에게도 이 병이 일어나고 있다.

⑫ 수면무호흡증

수면 중 코를 크게 골다가 갑자기 호흡을 멈추는 병은, 비대증이 확산되면서 요즘에는 과체중인 청소년에게도 일어나고 있다. 한 연구는 청소년비만증 환자의 6%가 이 질환을 일으킨다고 보고한 바가 있다.

⑬ 심리적 문제점

비만증이나 심한 과체중을 가진 사람은 학교에서, 그리고 사회에서 일종의 차별대우를 받는 사람이라는 자격지심을 갖고 살아야하기 때문에 교육, 취업, 하다못해 의료 혜택에 이르기까지 그 영향이 나타난다. 또 비만한 학생들의 결석률이 다른 사람들보다 훨씬(1.4~2.4배) 높다는 연구보고가 여러 나라에서 나와 있다. 이런 어려움을 가진 청소년은 학업에 대한 집중력과 성적이 떨어질 수 있다.

과체중상태가 일으키는 심장질환과 혈관질환(순환기질환)이 불러오는 무서운 변화는 과체중이나 비만증이 아니었더라면 아예 생기지도 않았을 가능성이 매우 높다. 우리의 삶의 질을 하루 사이에 180도 바꾸어 놓을 수 있는 뇌졸중과 꽃다운 젊은이의 목숨을 단 몇 분 이내에 앗아갈 수 있는 급성심장질환은 생각만 해도 아찔하다. 그리고 이 어려운 병들의 토대가 청소년 시절 비만증과 함께 다져지기 때문에 그들의 체중을 조속히 개선하여 그 토대를 되도록 빨리 무너뜨려야 된다.

TOPIC 1-9

구세대를 우쭐하게 만드는 줄 알았는데

- 청소년의 체중상태

요즘 우리나라 청소년의 건강상태는 이삼십 년 전에 비하여 더 양호해지고 있다. 계속되는 경제발전의 혜택임에 틀림없다. 무엇보다도 의료시설과 의료기술의 발전이 제일 중요한 요인으로 꼽히지만 영양상태의 개선도 그것에 버금가는 이유일 것이다.

저자는 매년 발표되는 학생체격검사의 결과를 흥미 있게 지켜본다. 쑥쑥 자라는 우리 어린 학생들의 신장의 변화를 매우 흐뭇한 마음으로 주시한다. "영양이 좋아지니까 저렇게 잘 자라는데!" 하며 "몇 년만 더 있으면 서양 아이들한테 뒤떨어지지 않겠다." 라고 생각하며 혼자 우쭐해진다. 아마 오랜 동안 서양인들의 큰 키에 주눅 들어 살아오며 자연히 생겨버린 체격에 대한 열등감을 우리 후세들에게는 물려주지 않게 되리라는 희망에서 오는 즐거움일 것이다.

우리나라 청소년의 신장 변화는 괄목할 만하다. 1974년에 166.5센티미터였던 17세 남학생의 평균키는 2004년에 173.6센티미터가 되었다. 7.1센티미터나 커진 것이다. 6, 70년대에 자라난 세대들은 아직도 생생히 기억할 것이다. 그때는 신장이 160센티미터가 채 못 되는 남학생, 그리고 150센티미터에 밑도는 여학생이 많이 있었고, 그들은 한결같이 1~2센티미터를 과장하여 160, 또는 150센티미터라고 주장했었다. 그것을 생각하면 7.1센티미터란 어마어마한 숫자이다.

그러나 이 흐뭇한 통계는 몸무게의 변화를 지켜보며 하나의 근심으로 확 변해버린다. 17세 남학생의 평균체중은 1974년에 57킬로였으나 2004년에는 68킬로, 즉 30년 사이에 체중은 무려 11킬로가 늘어난 것이다. 신장이 같은 기간에 4.3% 커진 것에 비하여 체중은 무려 19.3%가 늘어났으니 성장의 균형에 심상치 않은 일이 일어나고 있는 것이다. 통계청에 집계된 자료를 더 자세히 들여다보면 매 10년마다 체중의 증가율이 점점 더 커진다는 사실을 알게 된다. 74년부터 84년 사이의 체중은 4.2%의 증가에 그쳤으나(57킬로에서 59.4킬로), 84년부터 10년간에는 그 증가율이 5.5%로 뛰었다(59.4킬로에서 62.7킬로). 그러나 가장 걱정스러운 것은 1994년부터 2004년의 10년 기간이다. 이 기간의 체중 증가율은 무려 8.5%에 달한다. 같은 30년 동안 신장의 증가율은 74년부터 84년 사이에 1.3%, 84년부터 94년 사이에 1.5%, 그리고 94년부터 2004년 사이에 1.3%로 놀라울 만큼 일정했다. 17세의 여학생은 같은 30년 사이에 체중이 5.9% 늘었고 신장은 2.3% 늘어서 아직은 남학생의 경우만큼 심각하지는 않지만 체중이 신장보다 두 배의 증가율을 보이고 있기 때문에 여기서도 안심은 안 된다.

이 통계자료가 무엇을 우리에게 지적해 주고 있나? 이 자료는 불행히도 우리 젊은 학생들이 점점 비대해지고 있다는 증명이다. 남학생의 체중이 근육과 골격 발달 때문에 증가했을 가능성은 물론 있다. 또 사실 운동과 신체단련을 열심히 하여 온 몸에 알통이 생긴 학생도 어느 정도 있으리라고 믿지만, 대부분의 체중 증가는 과식과 운동부족이 갖다 준 결과라고 생각하면 틀림없다. 이들 자료를 이용하여 과체중과 비만상태를 측정하는 데 흔히 쓰이는 체질량지수(BMI: 체중÷신장(m)의 제곱, 토픽 3-1 참조)를 계산해 보면 불행히도 저자의 우려는 근거가 있다는 것이 확실해진다. 남학생의 경우 1974년의 체질량지수가 20.56이고, 1984년에도 20.55로 무난하다. 1994년에는

21.35이어서 좀 꺼림칙하고, 2004년에는 근심을 하기에 충분한 22.7로 나왔다. 한국인의 정상치가 23 이하이고, 과체중이 23부터 28, 비만이 28 이상이니 22.7이란 과체중 단계의 바로 코앞까지 육박하고 있다는 뜻이다. 동양인의 BMI가 둘(2) 정도 과소평가되기 때문에 이 체질량지수를 24.7로 수정(토픽 3-1 참조)해서 'BMI-백분위 그래프'(토픽 3-5)의 17세 남아 세로축에 표시하고 백분위 커브를 보니 85백분위를 약간 미달한다. 85백분위부터 과체중의 시작을 표시하므로 우리나라의 17세 남학생의 평균 체질량지수가 과체중 하한계선에 거의 도달했다는 결론을 또 한 번 얻게 된다. 이 숫자가 전국 17세 남학생의 평균치라니 상당수의 남학생이 벌써 과체중의 단계를 지나고 비만 단계에 도달했을 것이 확실하다. 여학생들의 체질량지수는 다행히 아직은 위험한 단계까지 도달한 것 같지는 않다. 1974년에 21.27, 1984년에는 21.3, 1994년에는 21.2, 그리고 최근 통계인 2004년에는 21.8로 거의 일정하다. 이것은 여학생들의 체격 개량이 남학생보다 훨씬 균형이 잡혔다는 것을 의미한다.

사실 여러 국내 자료를 종합해 볼 때 한국 청소년의 20%가 과체중이고, 10% 이상이 벌써 비만 단계에 진입해 있다. 이것을 앞에 이야기한 남학생의 최근 추세와 함께 생각해 볼 때 장래 우리 젊은 학생들의 건강을 걱정하지 않을 수 없다. 어린나이에 얻은 과체중이나 비만은 성인이 될 때까지 지속되는 확률이 높을 뿐만 아니라, 더 나아가 성인이 되기도 전에 성인병을 일으킬 수 있는 위험인자로 잘 알려졌기 때문에 절대로 방관할 수 없는 것이다.

대체로 체중이 정상인 사람과 과체중이나 비만을 소유한 사람을 비교하면, 체중이 보통 이상인 사람이 여러 가지 성인병에 걸릴 확률이 정상체중을 가진 사람의 몇 배가 된다는 사실은 이미 토픽 1-8에서 더 자세히 설명되었다.

과체중은 연령과 상관없이 성인병을 일으키는 가장 중요한 요인이지만 나이가 어리거나 젊은 사람에게는 더 큰 문제를 일으킨다. 예를 들어 나이 50인 사람의 체질량지수가 정상보다 10이 높다고 가정하면 이 사람이 70살 전에 심장질환을 앓을 확률은 20%가 올라간다. 따라서 그는 대단히 위험한 장년기를 살아가야한다. 그러나 나이 30에 이미 체질량지수가 정상보다 10이 높았다면 이 사람이 70살이 되기까지 심장병이 생길 가능성은 40%나 증가하게 된다. 대단히 위험하기 짝이 없는 일생을 살아가야 된다. 청소년인 경우 이것은 더더욱 심각하다.

TOPIC 1-10

올란스키가 예언하는 세대의 주인공은 절대 안 된다

- 젊은 세대의 건강상태

젊은 세대의 양분(Dichotomy)현상

우리나라의 20대와 30대의 건강상태는 한마디로 말해 양분성이 농후하다. 한편으로는 건강을 중요시하고 나아가 웰빙을 추구하는 면이 현저하지만, 또 한편으로는 그렇게 중요하다고 생각하는 목표를 위해서 실제 행동으로 옮기는 사람은 얼마 되지 않는다.

여러 국내자료를 토대로 분석해 보면 그들은 그들의 전 세대들과 비교해 볼 때 건강에 대한 우수한 정보와 의욕을 소지한 것은 틀림없다. 이것은 사이버 정보기술이 갖다 주는 혜택 중 하나일 것이다. 성공도 좋지만 웰빙을 확보하지 못 하면 애써서 이룩한 성공도 허사라고 생각하는 젊은 사람이 많고, 그렇기 때문에 성공과 웰빙은 함께 지향해야 된다고 믿는 성실한 사람도 퍽 많다. 그런데 그것을 행동으로 옮기고 있다는 것을 입증할 만한 자료는 별로 없다.

통계청이 수집한 건강평가에 관한 자료도 그들의 건강추구를 위한 행동을 매우 미온적으로만 보여주고 있다.

자신의 건강이 매우 좋다고 생각하는 자신감은 20대에 비하여 30대는 현저히 감소한다. 이 표에는 포함되어 있지 않은 10대의 17.4%가 자신감을 피력한 것에 비하면 거의 1/3로 줄어든다. 이것은 아마 건강 자체가 악화되었다기보다는 나이를 먹으며 성숙해지는 가치판

	건강상태 평가 (%)					어떻게 건강관리를 하나 (%)					
	매우좋다	좋다	보통	나쁨	매우나쁨	운동	식사	보약	사우나	정기검진	전혀 안함
20대	11.8	46.5	36.1	5.3	0.3	23.3	12.8	3	3.5	0.5	29
30대	6.9	41.2	44.3	7.1	0.5	27.4	13.5	5	4.5	0.9	24
초졸	3.1	19.6	31.0	36.4	9.9	17.8	10.2	7	3.5	3.7	46
중졸	8.5	32.7	40.0	16.6	2.4	24.1	12.6	5	4.5	2.1	37
고졸	8.0	38.4	42.9	9.7	1.1	27.8	13.4	4	4.7	1.6	27
대졸	9.0	44.7	39.9	6.0	0.4	34.1	13.6	4	3.8	1.5	17

[일러두기]
'초졸' 은 초졸과 그 이하를 포함.
'대졸' 은 대졸과 그 이상.
'식사' 는 식사를 조절.
'보약' 은 보약과 영양제를 먹음.
'사우나' 는 목욕, 사우나나 찜질을 자주 함.
'정기검진' 은 정기적으로 종합검진을 받음.
'전혀 안함' 은 건강관리를 위해 아무것도 안함을 각각 줄인 것임.
그리고 교육수준별 자료는 20대와 30대에 국한되지 않고 전 연령대를 포괄한 것임.

단의 능력을 반영하는 것이라고 본다. 그러나 자료를 분석해 보면 판단력은 더 성숙해졌다고 해도 그들의 행동은 그 성숙도를 따라가지 못 하는 것 같다. 이것은 20대와 비교해서 별로 개선된 것이 없기 때문이다. 다행히 운동을 하는 사람은 조금 증가했지만 건강관리를 전혀 하지 않는 사람은 반대로 조금 늘었다.

교육 정도가 높아질수록 건강에 대한 자신감이 높아지는 것은 각 교육 정도의 연령 분포가 다르기 때문이라고 본다. 다시 말해 초졸 이하의 평균연령이 가장 많고 대졸 이상의 평균연령이 가장 젊다는 말이다.

다시 표 속의 20대로 돌아가서 41.7%가 자신의 건강을 보통 또는 보통 이하로 평가했지만, 운동은 23.3%만이 정기적으로 한 것으로 나타났다. 그러나 그 23.3% 중 상당수가 건강이 양호하다고 생각하는 사람일 가능성이 크므로 진작 건강상태를 개선해야 될 사람의 대부분이 운동을 안 하고 있다고 볼 수 있겠다. 그 연령대의 29%가 건강관리를 전혀 안 하고 있다는 것은 매우 걱정되는 일이다.

건강을 위하여 특별한 노력을 안 한다는 사람이 30대에서 약간(29%에서 24%로)줄었다. 그러나 누가 이 통계를 보아도 우리 30대들이 그들의 건강을 위하여 무언가를 좀 더 실행하고 있다고는 보이지 않는다.

20대 중 12.8%가 식사를 조절함으로 건강을 관리하고 있다고 대답했다. 이것은 적당량의 균형 잡힌 영양분을 규칙적으로 섭취하고 있는 것으로 보여져 반가운 일이다. 그러나 다른 조사결과가 보여주는 그들의 식사 패턴은 저자의 추측과 전혀 반대이다.

젊은 세대의 식사 패턴

2006년 봄에 작성한 한 대학생 식생활 실태 조사 보고서에 의하면 조사 대상인 217명의 20대 대학생의 식사 패턴의 실태는 다음과 같이 나타났다.

하루에 두 끼 이하만 먹는다	42.7%
아침을 안 먹는다	59.4%
식사를 불규칙하게 한다	38.7%
저녁에 과식한다	63%
아침은 먹어도 소식한다	54.4%

간식을 먹는다	44.1%
하루에 1회 이상 외식한다	33.8%
조리된 고기에서 기름을 제거 안 한다	26.8%
건강보조식품 또는 보약을 섭취한다	11.9%

의사의 입장에서 이 결과를 분석할 때 가장 눈에 띄는 걱정거리는 대략 다음과 같다.

① 상당히 불규칙적인 식사 패턴이다. 이 패턴이 오래 지속되면 반드시 몸에 부담을 가져온다.

② 하루 중 가장 중요한 식사인 아침(토픽 3-4)을 거르는 사람이 거의 60%나 되니 상당한 어려움을 안고 하루를 시작하는 사람이 과반수라는 뜻이다.

③ 63%가 저녁을 과식한다고 했는데 그 사람들은 하루의 영양 균형은 깨어졌으면서도 과체중을 얻을 가능성이 매우 높다. 저녁식사의 과식이야말로 과체중으로 가는 가장 가까운 지름길이기 때문이다.(토픽 3-4 참조)

④ 간식 섭취에 관해서는 내용을 모르면 분석하기 어렵지만 자신의 목표 열량 이내에서 과일 같은 건강한 스낵을 취한다면 좋은 일이고, 그렇지 않고 나트륨, 설탕과 트랜스지방이 잔뜩 들어있는 간식을 한다면 건강을 오히려 해치게 되는 것이다.

⑤ 외식을 1/3 이상이 매일 하는 것으로 나와 있는데 이것도 어디 가서 무엇을 먹는가를 알지 못하면 해석하기 어렵다. 요즘 많은 젊은 세대들이 선호하는 것으로 알려진 편의점의 분식코너나 패스트푸드 식당에서 건강에 도움이 안 되는 식사를 하는 것이라면 이것도 큰 문제이다.

⑥ 조리된 고기에서 기름을 제거하지 않고 먹는 사람이 1/3 미만이

라는 것은 포화지방을 의식적으로 피하는 사람이 2/3 이상이라는 것을 의미하기 때문에 긍정적으로 볼 수 있다.

⑦ 11.9%가 건강보조식품이나 보약을 먹고 있다고 하는데 그들이 아침밥을 챙겨먹고 운동을 정규적으로 하며, 조리된 고기에서 지방질을 제거하는 사람들이라면 아무 걱정이 없지만 그렇지 않다면 문제이다. 마치 자동차의 기본 정비는 소홀히 하면서 '혹시' 하는 마음으로 값비싼 엔진오일 첨가제만 필요 이상으로 들이붓는 것과 마찬가지이기 때문이다.

젊은 세대의 건강상태

현재 우리나라의 젊은 세대의 건강상태는 최근 자료를 종합해 볼 때 과체중과 비만이 늘고 있고 그 해결책으로 그들은 신세대다운 여러 가지 참신한 방법을 동원하고 있다. 그러나 그들의 신선한 의도와 방법은 그들의 근본적인 건강문제를 효율적으로 관리하지 못하고 있다. 그것은 과체중과 비만을 해결하는 데 있어 체중조절의 기본인 적절한 열량 섭취와 정규적인 운동에 의하여 이루는 균형의 중요성의 인식이 낮기 때문이다. 그리고 아직은 아무 과학적인 증거가 없는 기능성 식품, 보약, 보충성 음식(food supplements) 등 대체 방식으로 이 문제를 쉽게 해결하려는 일부 젊은 세대가 있다는 것도 큰 문제이다.

젊은 여성과 운동

남녀가 다 정기적인 운동을 하는 데 너무 소홀히 하고 있지만 특히 20대 여성의 경우 여가를 텔레비전 시청, 사교, 컴퓨터 통신 등에 대부분의 시간을 사용하고 고작 1%의 시간을 운동에 할당하고 있다는 통계청 자료가 있다. 그리고 그들의 식사 패턴은 동세대 남성에 비하면 비교적 충실한 편이라는 연구조사도 있다. 그렇지만 운동을 거의 안 하는 젊은 사람이 음식 섭취는 넉넉히 한다면 열량 과잉으로 체중이 늘게 마련인데, 한 조사에 의하면 바로 이 20대 여성그룹 중 체중은 정상인데 체지방을 측정해 보면 무려 80%가 과잉 체지방을 갖고 있었다. 이것은 운동 부족에 의한 근육 덩어리의 감소가 빚어낸 모순된 현상이다. 옛날부터 근육은 "쓰지 않으면 잃어버린다!(Use them, or lose them!)" 고 가르치던 바로 그 현상이 일어나고 있는 것이다. 근육이 그대로 남아 있고 지방이 조금 더 있어서 경미한 과체중이라는 라벨이 붙여진 것보다 과잉체지방을 내포하면서도 근육을 잃어서 간신히 정상체중이라고 구별되는 것은 건강상으로는 훨씬 더 해로운 것이다. 그러나 그 80%의 여성이 하루에 단 20분씩만 걷기운동을 지속적으로 한다면 그 모두가 정상적인 체중과 체지방을 내포한 '몸짱'이 될 것이다. 운동이 가져오는 이득은 물론 근육을 잃지 않는 것에 국한되지 않는다. 거기에 대해서는 운동에 관한 토픽에서 더 자세히 다룬다.

젊은 세대가 과체중을 피하는 방법

2, 30대의 젊은 세대는 앞으로 과체중과 비만에서 벗어나기 위하여 다음 몇 가지의 실천에 노력해야 된다.

① 정기적인 운동을 하루바삐 시작해야 된다. 운동이란 물론 헬스에 가서 하는 것만이 운동이 아니다. 젊은 세대의 건강 유지에 가장 유효한 운동은 활보나 조깅을 하는 것이다. 근육의 수축과 이완이 가져오는 혜택은 이루 다 말할 수 없을 정도로 많다. 하루에 평상시 걷는 것 외에 적어도 30분씩 걷거나 조깅을 한다면 완연한 효과를 몇 주 이내로 자각할 수 있다. 많은 사람이 이런 운동을 시작하고 몇 주 이내에 운동에 '인' 이 박혀서 하루라도 못 하면 금단증상마저 느낀다는 말을 자주 한다. 운동을 처음 시작할 때는 좀 귀찮고 당장 무슨 혜택 같은 것도 느낄 수 없어서 마음이 내키지 않을 수도 있다. 그러나 엠피3를 귀에 걸고 좋아하는 음악을 여덟 곡만 들으면 30분이 다 간다. 그러나 대부분의 사람은 한 두 곡 더 듣는 경향이 있다. 자기도 모르게 40분이나 걷게 되는 것이다. 단 스피커는 외이를 틀어막는 것보다는 귀를 덮는 재래식이 귀 건강에는 더 좋다. 볼륨은 10 중 5, 6 정도 이상 올리지 않는 게 좋다.

② 저녁식사를 배가 부르기 직전에 끝마친다. 저녁식사의 과식은 과잉 인슐린을 재촉하고 그것은 지방질 축적을 부추긴다. 토픽 3-4에서 설명되듯이 저녁식사 후 후식을 과일 등으로 해결하고 취침 두 시간 전부터는 열량을 함유한 어떤 음식이나 음료수도 자제한다.

③ 아침식사는 하루 중 가장 중요한 식사다. 적어도 점심때까지 열량을 공급해 줄 만한 양의 음식을 먹어야한다.

④ 편의점의 분식코너나 패스트푸드 음식점을 되도록 삼가자. 만일

그런 음식점에 가게 되면 적어도 혈당지수(토픽 2-4)가 낮은 음식과 트랜스지방(토픽 2-11)이 안 들어있는 음식만 선택하는 습관을 들여야 한다.

우리나라의 장래를 이끌고 나갈 젊은 세대는 절대로 비만이나 과체중 때문에 성인병을 일찍 얻어서 수명에 차질을 빚거나, 살아있는 동안에 성인병의 합병증으로 귀한 삶의 질을 저하시켜서는 안 된다. 이것이야말로 젊은 세대들이 그렇게 갈망하고 또 마땅히 만끽해야 할 '웰빙' 이 지향하는 것과 정반대방향이 아니겠는가?

무슨 일이 있더라도 우리 젊은 세대는 미국 일리노이대학교의 올랸스키 교수가 예언하는 "2,000년 계속되어 온 평균수명의 지속적인 연장 현상의 종말의 세대"의 주인공이 되어서는 절대로 안 된다.

TOPIC 1-11

백색 과다지향이 망쳐놓은 밥상 - 쌀밥

쌀은 우리를 비롯한 모든 아시아 주민의 가장 중요한 식품이다. 고고학자들에 의하면 아시아에서는 쌀을 적어도 6,000년 전쯤부터 먹기 시작했고 중국을 통하여 우리나라에 들어온 것이 늦어도 기원전 약 100년이라 한다.

쌀에 들어있는 영양소

비타민 B1, B2, 니아신 등 비타민도 함유하고는 있지만 그 대부분이 백미를 만드는 도정과정에서 제거되므로 요즘 우리가 먹는 흰 쌀에는 아주 극소량의 영양소만이 들어있다. 따라서 흰 쌀에는 영양요소가 별로 없다고 보아야한다.

우리 경제가 발전하면서 쌀의 생산도 훨씬 효율화되어 생산량이 증가하는 반면 다양화 된 식사문화의 변천 때문에 일인당 쌀의 소비량은 현저히 줄고 있다. 소비자가 선호하는 쫄깃쫄깃하고 맛 좋고 소화도 잘 되면서, 볼품도 옛 쌀에 비하여 훨씬 좋아진 백미가 우리 밥상을 독점하기 시작한 것도 이미 오래 전 일이다. 그렇기 때문에 우리는 그 하얀 밥에 아주 익숙해지고 말았다. 그러나 농협자료(riceall.co.kr)가 명확히 보여 주듯 우리는 쫄깃쫄깃한 맛을 얻기 위하여 많은 것을 잃고 있다. 단백질의 약 10%, 지방질의 2/3, 칼슘의 절반, 비타민 B의 절반 내지 2/3, 그리고 섬유질의 반 이상을 상실하게 되는 것이다. 현미에서 제거되는 쌀의 단백질은 다른 단백질보다도 혈중콜레스테롤과 중성지방을 내리는 데 더 유효한데 아깝기 짝이 없다. 그리고 제거된 지방질은 거의 전부 우리가 좀 더 섭취해야 되는 불포화지방이어서 아쉬움이 더하다.

쌀의 영양성분

(100g당)

구분 / 식품명	열량 (kcal)	단백질 (g)	지방 (g)	당질 (g)	섬유 (mg)	회분 (mg)	칼슘 (mg)	비타민			
								B1 (mg)	B2 (mg)	니아신 (mg)	C (mg)
현미	351	7.4	3.0	71.8	1.0	1.3	10.0	0.54	0.06 0.04	4.5 2.4	0 0
7분도미	356	6.9	1.7	74.7	0.4	0.8	7.0	0.32	0.03	1.5	0
백미	366	6.8	1.0	79.6	0.4	0.5	5.0	0.15	0.05	1.0	0

우리가 백미를 먹으므로 상실하는 것이 여기에서 끝나지 않는다. 정백미를 생산하는 도정과정에서 완전히 벗겨내는 배아 주위의 겨는 우리 건강을 돕는 여러 가지 요소가 저장되어있는 구조이다. 약간의 비타민 E, 인, 칼륨, 마그네슘, 실리콘과 칼슘 등이 들어있고, 그 겨의 1/4 정도는 식이섬유질인데 이것은 체내의 콜레스테롤을 강하하는 능력을 갖고 있다. 또 겨 속에는 토코페롤 같은 항산화물질도 들어있다. 그야말로 건강의 껍질임에 틀림없다. 한문으로 겨를 糠(강)이라 하니 쌀 속에 건강한 물질이 모여 있는 구조가 바로 겨라는 것을 그때 그 사람들이 벌써 인식하고 있었다는 것 같아 놀라지 않을 수 없다. 그 사람들이 알았었는지 몰랐었는지는 확실치 않지만 그 건강의 요소인 껍질을 다 벗겨버린 정백미의 혈당지수는 껍질을 안 벗긴 건강에 훨씬 더 좋다는 현미의 약 두 배가 되는 88이나 된다. 이것은 설탕보

다도 꿀보다도 훨씬 더 높은 수치다. 영양소도 물론 중요하지만 성인병 예방의 견지에서 볼 때 흰밥 때문에 도정이 덜 된 전통미가 제공하는 건강한(낮은) 혈당지수의 혜택을 잃는다는 것이 무엇보다도 안타까운 일이다. 흰밥만을 계속 먹는 한 우리는 고인슐린상태, 대사증후군, 복부비만 그리고 궁극적으로 제2형 당뇨병을 걱정해야 될 것이다. 이것은 청소년 세대에 더욱 적용되는 말이다

TOPIC 1-12

끊일 줄 모르는 조폭의 행패
- 대사증후군

앞에서 벌써 '대사증후군'이라는 용어를 몇 번 접했다. 옛날에 신진대사라고 부르던 이 대사(代謝)는 우리 몸이 섭취한 음식물을 원료로 하여 세포 속에서 항상 진행하고 있는 화학결합과 분해의 과정을 뜻한다. 다시 말하여 새로운 요소를 생산하는 것과 노폐물을 처리하는 두 부분을 통틀어 대사과정이라고 말한다.

증후군이란 몇 개의 특정 증세가 함께 일어나는 상황을 뜻한다. 대사증후군이란 대사과정이 악순환의 궤도를 돌게 되어서 건강에 좋지 못한 몇 개의 증상을 일으키는 상태를 말한다. 이 증후군은 마치 행패를 일삼는 마피아같이 끝장을 볼 때까지 끈질기게 여러 수단과 방법으로 우리 몸을 못 살게 군다. 학계가 모두 통일된 의견을 갖고 있지는 않지만 대사증후군의 시작은 부적절하게 높아진 인슐린의 혈중치(고인슐린상태)라고 보는 학자가 점점 늘고 있다. 혈당지수(토픽 2-4)가 높은 음식을 많이 먹으면 혈중의 인슐린이 많아지고 이것은 복부비만을 촉진한다. 복부비만은 인슐린의 효력을 저하시키고 췌장을 과로 상태로 빠트린다. 인슐린은 더 올라가고 체내의 지방질은 더 많아지는 악순환이 계속되어 결국 당뇨병이 자리잡게 되는 것이다. 또 혈압도 덩달아 올라가고 중성지방도 올라가며 좋은 콜레스테롤은 불행히도 내려가게 되어 동맥경화증을 불러오게 된다. 이런 환자가 뇌졸중이나 심장마비 등 순환기질환을 일으킬 확률은 매우 높아지며 당뇨병의 악화도 흔히 일어난다.

요즘 학계에서는 다음 다섯 항목 중 세 항목 이상을 소유한 사람은 대사증후군을 가졌다고 합의하고 있다.

① 허리둘레: 국제기준 ; 남자는 40인치 또는 100cm 이상, 여자는 35인치 또는 90cm 이상
한국기준 ; 남자는 90cm 이상, 여자는80cm 이상

② 혈압: 130/80 이상

③ 공복혈당: 100mg 이상

④ 중성지방질: 150mg 이상

⑤ 좋은 콜레스테롤: 40mg 이하(남),
50mg 이하(여)

때때로 약간의 수정이 필요할 이 기준 자체를 이해하는 것보다는 소위 대사증후군이라는 것이 청소년을 포함한 모든 연령층에서 성인병을 앞당겨 일으키게 하는 요인이라는 사실을 이해하는 것이 훨씬 더 중요하다. 그리고 우리는 무엇을 어떻게 하여 우리 청소년들이 이 증후군을 피할 수 있나 하는 것을 이해하는 데 노력을 집중해야 한다.

대사증후군의 예방

체중

대사증후군은 과체중인 사람한테 오는 현상이다. 그렇기 때문에 우리는 체중관리를 철저히 해야 된다. 지금 체중이 정상이면 그 상태를 유지해야 되며 벌써 과체중 계단에 들어선 사람은 체중을 정상으로 돌아가도록 모든 노력을 해야 한다.

인슐린

대사증후군은 인슐린의 혈중치가 높아지기 때문에 일어나는 현상인 만큼 우리는 그 인슐린이 적절치 않게 올라가는 것을 되도록 막아야한다. 그러기 위해서는 혈당지수가 높은 식품은 금물이다. 나아가 하루에 섭취하는 탄수화물이 하루에 섭취하는 총열량의 50% 이상을 공급하지 않도록 탄수화물의 섭취를 제한한다. 예를 들어 하루에 2,500킬로칼로리를 섭취한다면 탄수화물에서 1,250킬로칼로리 이상을 섭취하면 안 된다. 1그램의 탄수화물이 4킬로칼로리를 공급하니까 하루에 315.5그램 이상의 탄수화물을 먹으면 안 된다는 계산이 나온다.

운동

대사증후군은 운동부족인 사람에게 잘 생긴다. 따라서 하루에 적어도 30분 동안 활기찬 운동을 해야 한다. 무슨 운동을 하든지 지속적으로 거의 매일 할 수 있는 운동을 택해야 된다. 운동에 대한 이야기는 운동을 다룬 토픽에서 자세히 나온다. 운동이 가져오는 많은 혜택 중 하나는 인슐린의 효율성을 올린다는 사실이다. 인슐린의 효율이 좋아진다는 것은 인슐린저항성이 약해진다는 이야기고, 따라서 고인슐린 상태도 개선되기 때문에 운동은 대사증후군 예방에는 '일석삼조' 의 공헌을 하는 것이다. 하루에 적어도 30분의 운동을 권장했지만 이것은 다다익선이다. 중요한 것은 단 30분의 운동을 하더라도 이것을 지속적으로 계속해야만 그 혜택을 누릴 수 있는 것이다. 청소년의 경우는 텔레비전과 컴퓨터 앞에서 하루에 두 시간 이상을 보내면 운동을 좀 하더라도 몸무게를 조절한다는 것이 매우 어렵다. 텔레비전과 컴퓨터 앞에서 스낵을 먹는 것을 반드시 금해야 된다는 것도 역시 많은 연구가 증명해 준다.

음주

음주는 대사증후군의 시작과 관련이 있다. 따라서 이것을 예방해야만 되는 사람은 하루에 여성은 한 잔, 남성은 두 잔 이상은 단호히 피해야 된다.

청소년과 대사증후군

약 12년 전에 이 문제를 대규모적으로, 그리고 철저히 다룬 연구(NHANES III)결과에 의하면 과체중 청소년의 6.8%와 비만 청소년의 28.7%가 대사증후군을 갖게 되었다. 이것은 성인에 비하여 훨씬 낮은 발생률이기 때문에 이 연구는 대사증후군은 역시 성인에게 일어나는 현상이라는 것을 시사했다. 그리고 그 결과는 어린 환자들은 대사증후군을 일으킬 가능성이 그리 높지 않다는 학자들의 공감대를 조성하기에 충분했다.

그러나 2년 전 예일대학교 소아과와 내과 연구원 12명이 발표한 '(청소년)비만증과 대사증후군' 이라는 연구결과는 이전의 연구결과 때문에 생긴 청소년 대사증후군에 대한 안도감을 하룻밤 사이에 바꿔놓고 말았다. 그리고 이 연구결과는 과거 10여 년 동안에 폭발적으로 확산하고 있는 청소년 비만이 성인병과 얼마나 가까운 위치에 놓여있는가를 보여주었다. 조금 복잡하더라도 구체적인 설명을 원하는 독자는 아래 추가정보를 참고하기 바란다.

추가정보 EXTRA INFORMATION

- 439명의 비만 청소년, 31명의 과체중 청소년, 20명의 정상체중 청소년이 연구대상이었다.
- 그들이 대사증후군을 유발하는 가능성은 체질량지수와 정비례했다.
- 체질량지수가 올라가면 갈수록 현저히 많은 청소년이 대사증후군을 유발했다. 연구에서는 체질량지수가 0.5 올라갈 때마다 대사증후군 유발의 교차비가 1.55였다고

보여준다. 교차비라는 것은 두 그룹의 질병 유발을 예측할 때 사용되는 통계법이다. 이 방법은 학계에서 인정하고 통계학적으로 증명된 믿을 만한 방법이다.

- 체질량지수가 매우 높은 청소년이 대사증후군을 유발하는 비율은 50%에 달하였다. 이것은 이전의 연구결과가 보여준 비율의 거의 두 배가 된다.
- 이 연구는 또 비만청소년의 인슐린저항성이 체중에 비례하여 올라간다는 점을 증명했다.
- 이 연구는 체중이 올라가면서 몸속의 염증현상을 입증하는 시험결과(C-반응성단백질, 인터루킨-6)가 점차 강한 양성수치로 변했다는 것을 보여주었다.
- 연구기간 도중에 비만청소년 중 여덟 명이 확연한 제2형 당뇨병을 유발하였다.

이 연구결과는 청소년 비만증에 대한 의사들의 관념을 많이 바꾸어 놓은 상당히 중요한 전환점을 마련해 주었다. 그 전까지도 비만증을 가진 청소년이 제2형 당뇨병을 일으킬 수 있다는 것은 모두 인정했었다. 그러나 요즘같이 많은 청소년이 제2형 당뇨병을 일으키리라고는 상상도 못 했었다. 이 연구결과가 보여주는 또 하나의 중요한 사실은 당뇨병의 발생은 단지 빙산의 일각에 지나지 않을 것이라는 예측이다. 염증현상과 인슐린저항성은 마치 심장병과 동맥경화증의 전주곡이나 다름없기 때문에, 이 청소년들이 제2형 당뇨병을 일으키지 않더라도 그보다 더 심각한 순환기질환을 아주 젊었을 때부터 얻을 가능성이 매우 높다는 것이 권위자의 두려움이다. 그리고 이런 두려움은 '보갈루사 심장연구' 에서도 명백히 드러나고 있다.

대사증후군을 피하려면 탄수화물의 질과 양을 어느 정도 제한해야 된다. 탄수화물을 제한하면 자연히 열량의 원천으로는 비교적 값이 비싼 단백질에 더 의존해야 될 것이다. 이 중요한 음식그룹에 대하여는 토픽 2-7 에서 더 자세히 설명된다.

TOPIC 1-13

괄시받는 영약 I
- 운동하기를 싫어한다

운동이 우리 몸에 좋다는 것을 모르는 사람은 없다. 자세히 따져보면 우리 몸은 정규적인 신체운동을 한다는 전제조건 아래 모든 디자인이 이루어졌다는 인상을 갖지 않을 수 없다. 그렇지 않고서야 운동이 그렇게도 건강을 여러 면으로 도울 수 없을 것이며, 또 운동을 안하면 그렇게 백방으로 건강을 해칠 수도 없을 것이다. 그러나 그렇게 좋다는 운동을 충분히 하는 사람이 고작 25%를 밑돈다는 사실에는 실망하지 않을 수 없다.

이렇게 좋다는 운동을 왜 안 하나?

의사의 입장에서 볼 때 이것보다 더 애간장이 타는 일은 없다. 의사가 몇 십 년 공부를 하고 경륜을 쌓아서 웬만큼 좋다는 약은 거의 다 처방해 보았고, 웬만큼 증명된 치료법은 다 구사해 보았다. 그렇지만 운동만큼 좋은 치료나 약은 어떤 병원에 가도 찾을 수 없다. 이렇게 몸에 좋고 병에 좋고 마음에 좋은 약이 또 어디 있겠는가? 이것이야말로 명약이다, 아니 영약(靈藥)이라고 해야 더 정확할지 모른다. 그러나 아무리 영약을 발견했다 해도 환자가 받아들이지 않으면 무슨 소용이 있겠는가? 부작용이 무서워서 안 먹는 게 아니다. 약이 구하기 어려워서도 아니다. 값이 너무 비싸서도 아니다. 귀찮아서 안 먹는다니 정말로 답답한 노릇이 아닐 수 없다.

그러면 왜 그 많은 사람이 이렇게 좋다는 운동을 안 하나? 간단히 말해서 운동하는 습관이 생기지 않아서 그렇다. 아니, 운동을 안 하는 습관이 생겨서 그렇다는 것이 더 정확할 것이다.

운동을 안 하는 습관

그렇다면 운동을 안 하는 습관은 어떻게 생겼나?

습관이라는 것은 자연히 반복되는 행위를 말한다. 그 습관은 어렸을 때부터 하나씩 배워서 자리잡게 되는데 그것은 자신이 본능적으로 하고 싶은 욕망과 주위 환경 여건의 복합적인 영향 아래 이루어진다.

예를 들어보자.

원숭이 집 속에 두 칸이 있다. 왼쪽에는 아주 잘 익은 노란 바나나, 그리고 오른쪽에는 덜 익어서 푸르스레한 바나나를 넣어 놓는다. 문을 열고 원숭이를 넣어 주면 금방 왼쪽으로 가서 그 잘 익은 바나나를 까먹는다. 본능과 경험에 의한 행위다. 그렇게 며칠 하다가 왼쪽 바나나를 쓴 약으로 처리해 놓는다. 그것을 모르고 잘 익은 바나나를 까먹은 원숭이는 야단법석을 부리며 노란 바나나를 집어 내동댕이친다. 그 다음 날 바나나를 똑같이 처리해 놓고 원숭이를 집어넣으면 또 깜박하고 그 먹음직스런 바나나를 까먹고 또 난리를 부린다. 그렇게 며칠 계속하면 결국은 그 푸르스레한 바나나를 까먹게 된다. 그것을 며칠 더 계속하면 그 원숭이는 거의 자동적으로 그 푸르스레한 바나나만 먹는 것이다. 그래야 자기한테 좋다는 것을 배웠고 그것이 습관이 되어버린 것이다. 더 정확히 이야기하면 그렇게 안 하면 자기가 손해를 본다는 것을 깨달은 것이다. 이렇게 하여 행동을 배우게 하는 수단을 심리학에서는 강화라고 부른다. 강화에는 상을 주는 긍정적인 강화와, 이 원숭이의 경우같이 벌을 주는 강화, 또는 부정강화가 있다. 벌을 주는 강화는 처벌이라고도 한다. 사실은 모든 행위에는 긍정강화와 부정강화가 동반한다고 보아야한다. 사람은 양쪽을 다 경험해보고 자기에게 이로울 것 같은 강화를 택해 행동하게 되어 습관이 드는 것이다.

운동을 안 하는 행위에는 당장 따를 수 있는 강력한 긍정강화가 있다. 그냥 집에서 뒹굴면 편안하다. 그러면 운동을 안 하는 데에는 무슨 부정강화가 있나? 건강에 나쁘다고 한다. 성인병이 생길지도 모른단다. 심장질환이 생길지도 모른단다. 체중이 더 올라간다. 그러면 그렇게 부정강화가 많은데 왜 단 하나뿐인 긍정강화를 택하나? 간단히 이야기해서 긍정강화는 지금 당장 챙길 수 있는 보상이고, 모든 부정강화(처벌)는 몇 년 후, 아니 몇 십 년 후에 일어날 처벌이기 때문에 실감이 안 나고, 실감이 안 나니까 그 처벌이 무섭지가 않은 것이다. 속도를 위반하면 과태료를 물어야 된다는 부정강화가 무섭다. 그래서 모두가 위반을 안 하려고 노력한다. 그렇지만 그 과태료를 30년 후에 이자 없이 지불해도 된다면 그 과태료를 무서워할 사람이 몇 명이나 될까?

이렇게 생긴 운동기피증은 과체중상태와 더불어 요즘 성인병을 일으키는 중요한 이유로 인정되고 있다. 나아가 청소년의 운동 기피현상은 청소년의 과체중상태를 일으키고 또 성인병이 일찍이 들이닥치는 데 크게 기여하고 있는 것이다.

제2부

가족의 웰빙을 보장하는 밥상 리메이크

맙소사! 우리 아이가 성인병을 키우고 있다니!

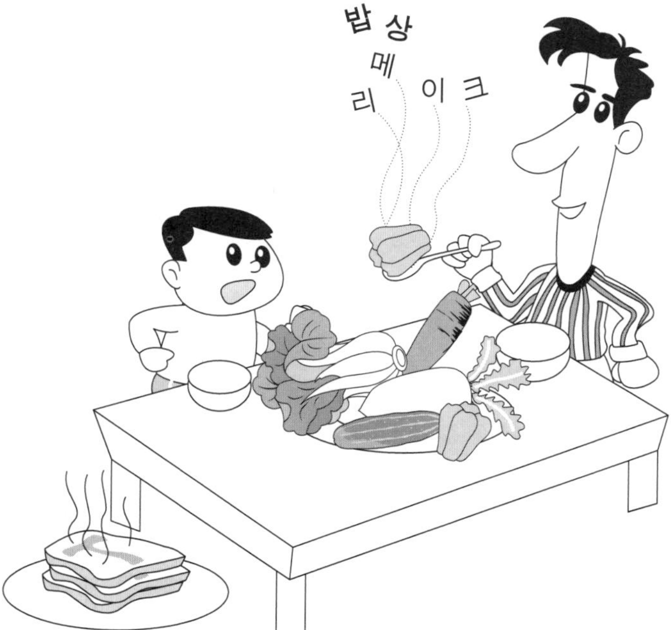

TOPIC 2-1

먹거리의 족보
- 음식의 종류 · 영양학의 기초

음식의 종류

음식을 영양학자들은 크게 세 가지로 구분한다.

● **첫째가 탄수화물(카브)이다.**

화학원소인 탄소(C)와 수분(H2O)이 합쳐져 이루어진 화합물질이라 하여 이런 이름이 붙었다. 영어로는 카보하이드레이트(Carbohydrate)라고 부른다. 요즘 영어권에서는 흔히 카브(Carb)로 통하기도 한다. 이 그룹은 우리가 가장 많이 접하는 음식물을 포함하고 있다. 쌀밥, 잡곡밥, 떡, 면류 일체, 모든 채소와 과일이 전부 이 그룹에 속한다. 우리나라의 전통음식의 대부분이 이 그룹에 속한다는 것을 쉽게 알 수 있다.

이 그룹의 음식은 1그램마다 4킬로칼로리를 공급한다. 쌀밥 한 그릇이 약 80그램이라고 치면 그 중 약 90%가 탄수화물이므로 약 72그램의 탄수화물에서 288킬로칼로리의 열량이 나온다. (72×4=288)

● **둘째가 단백질이다.** 우리가 선호하는 음식물의 대다수가 바로 이 그룹에 속한다. 달걀, 불고기, 갈비, 삼겹살, 통닭, 생선, 굴, 조개, 게, 그리고 새우를 포함한 갑각류 해산물 등이 이 그룹에 속한다. 얼

핏 이 리스트를 보더라도 일반적으로 탄수화물에 비하여 이 그룹에 속한 음식은 가격이 비싸다는 것을 쉽게 알 수 있다. 그렇기 때문에 옛날 우리가 넉넉지 못 했을 때는 단백질 종류의 음식은 그렇게 쉽게 우리 밥상에 오르지 못했었던 것이다. 단백질을 영어로는 프로틴(Protein)이라고 부르는데 기본, 또는 첫째라는 희랍어(proteios, protos)에서 기인한 단어이다. 우리 생명의 기본이 되는 모든 세포를 만들고 유지하는 데 필요한 화학물질이기 때문에 이런 이름이 붙었다.

단백질 그룹에 속한 음식도 1그램에서 4킬로칼로리를 몸에 공급한다. 그러니까 앞에서 설명한 탄수화물과 칼로리 면에서 같고, 따라서 연료로서 탄수화물과 비교할 때 상당히 가격이 높다고 볼 수 있다. 그리고 우리가 선호하는 대부분의 단백질은 상당량의 지방질을 포함하고 있어서 자주 많이 먹으면 아무리 열량의 수지타산이 들어맞는다고 해도 체지방을 높여서 건강을 해칠 수 있는 것이 문제이다.

● **셋째 그룹이 지방질이다.** 이 그룹의 대부분은 고기 등 단백질 음식으로부터 섭취하게 된다. 1그램이 무려 9킬로칼로리를 제공하는데 열량 면에서 보면 가장 효율적인 음식이다. 적당한 양의 지방질은 우리 몸이 정상적으로 생존하는 데 꼭 필요한 요소이다. 사실 지방질을 전적으로 우리 식탁에서 제외한다면 우리가 생존하는 데 필요한 열량을 충분히 섭취하기가 쉽지 않다. 하루에 2,000내지 3,000킬로칼로리를 순전히 탄수화물과 단백질에서만 섭취한다는 것은 거의 불가능하기 때문이다.

다음 토픽부터는 음식을 그룹별로 나누어서 좀 더 자세히 알아본다. 우리 인류에게 충분한 열량을 공급하여 우리가 멸종을 피할 수 있게 한 음식 중 일등공신격인 탄수화물부터 시작한다.

TOPIC 2-2

인류생존에 이바지한 일등공신 - 탄수화물

동서양을 막론하고 탄수화물은 인류의 에너지 공급에 가장 중요한 음식 그룹이다. 현재 개발된 지역의 주민 대부분이 하루에 필요한 에너지의 약 50~60%를 탄수화물에서 충당한다. 우리나라 사람이 근래 고기를 많이 먹기 시작했기 때문에 지금은 탄수화물에의 의존도가 많이 낮아졌지만 우리 경제가 발달되기 전, 특히 8.15해방 전후에는 탄수화물 이외에는 별로 다른 먹거리가 없다시피 했다. 꽁보리밥에 된장찌개와 열무김치만을 반찬으로 세 끼를 때울 때가 많았으니 만일 탄수화물마저 없었더라면 우리 민족은 살아남기 어려웠을 것이다.

성인병이 없던 탄수화물 전용시대

거의 100%의 열량을 탄수화물에서 섭취하던 그 옛날에 성인병이라는 것은 존재하지 않았다. 요즘 동서양을 막론하고 비만과 성인병의 제1혐의자 명단에 실려 있는 식품이 바로 '카브' 또는 탄수화물이라는 사실과 너무 대조적이다. 그 몇 십 년 사이에 탄수화물에 무슨 일이 일어난 것이 분명하다. 우선 세 가지의 변수를 따져 보기로 한다.

첫째로 그 당시에는 간신히 열량의 수지타산이 맞아떨어졌을 것이다. 신체적인 운동량에 비하여 과식을 할 여건이 아니었기 때문이다.

둘째로 지금에 비하여 신체적인 운동을 훨씬 더 많이 했었다는 사실이다. 이것은 노동자나 농민에만 국한되어있지 않았다. 직업을 막론하고 모든 사람이 더 걸었고 지금에 비하여 근육을 훨씬 더 많이 써야만 했다. 운동을 많이 하는 사람이 성인병에 잘 걸리지 않는 것은 지금도 마찬가지다. 그러고 보면 그 시대에 성인병이 없었다는 것은 그렇게 놀랄 일이 아니다.

마지막으로 탄수화물의 질의 차이점을 들 수 있다. 그 당시의 탄수화물은 주로 가무잡잡한 곡물이었다. 간혹 쌀밥을 먹는다 해도 속껍질을 벗기지 않은 쌀이었다. 요즘 같이 눈이 부실 정도로 하얀 쌀밥이나 국수는 없었다. 그것이 무슨 큰 차이가 있다고 병을 일으키고 안 일으키는 데에 영향을 미쳤을까 하고 의아스럽게 생각할 수도 있을 것이다. 이 차이점은 혈당지수를 설명하는 토픽 2-4에서 더 자세히 밝혀질 것이다.

감자 기근

서구권 사람들이 육식은 우리보다 비교적 많이 했겠지만 사실은 그들도 역시 탄수화물에 크게 의존했던 것은 우리와 크게 다르지 않다. 좀 특별한 예이지만 1845년부터 아일랜드를 휩쓸었던 감자 기근이 계속된 4, 5년간에 그 나라의 700만 인구 중 약 100만이 기아로 사망했던 것이다. 간략히 설명한다면 감자와, 그리고 감자 찌꺼기로 사육되는 약간의 돼지를 주식으로 지탱하던 사람들이 갑자기 찾아온 곰팡이 균 때문에 감자가 병들어 농사를 망쳐 먹을 것이 없어지게 되었다. 그리고 결국 그 많은 사람들이 굶어 죽게 된 것이다. 물론 아일랜드를 통치하고 있던 영국인들의 실책과 그 당시의 불공평한 사회제도에도 이 재앙의 원인이 있겠지만 탄수화물의 원천이 끊기게 되자 그 많은 사람이 굶어 죽게 되었다는 사실은 이 식품 그룹이 동서를 막론하고 우리 인류에게 얼마나 중요한지를 보여준다.

이 그룹의 음식은 1그램마다 4킬로칼로리의 열량 또는 에너지를 공급한다는 것은 이미 앞에서도 이야기했다.

TOPIC 2-3

달콤한 유혹
- 설탕

간략한 통과절차

설탕은 탄수화물 중 매우 중요한 식품 중 하나임에 틀림없다. 그것은 설탕이 우리 몸에 꼭 필요한 음식이라서가 아니다. 영양의 견지서 볼 때 사실 우리가 설탕을 먹어야 할 이유는 하나도 없다. 반대로 설탕은 우리가 피해야 되는 음식물 중 하나인 것이다. 설탕은 먹으면 거의 아무런 수속이나 절차를 밟지 않고 포도당으로 변하여 직접 장을 통과하게 된다.

일단 피에 섞여 온 몸을 순환하게 되면 포도당이 들어왔다는 정보를 췌장이 입수하게 된다. 췌장은 위의 왼쪽 뒤에 위치한 기관으로 소화에 중요한 많은 화학물질을 생산한다. 인슐린을 생산하여 필요할 때 혈류로 내보내는 것도 췌장의 책임이다. 이 췌장이 포도당의 도착 정보를 받고 즉시 적절한 양의 인슐린을 내보내서 혈류에 있는 당분이 세포 속으로 들어갈 수 있도록 인도하는 것이다. 포도당이 된 설탕은 이렇게 하여 인슐린의 도움으로 세포 속으로 들어가 세포가 작용하는 데 필요한 연료가 된다.

그렇기 때문에 설탕은 먹은 후 10여 분만 지나면 세포에 들어가기 시작한다. 그래서 갑자기 저혈당 상태가 생겨 뇌세포가 에너지를 급히 필요로 할 때에는 설탕 같이 좋은 음식이 없다.

설탕을 좋아하는 것은 본능?

사람이 설탕을 좋아하는 것은 일종의 본능이라고 믿는 학자가 많다. 갓난아기는 누가 가르쳐 주지도 않았지만 달콤한 맛을 좋아한다. 어쩌다가 쓴 것을 먹이면 난리가 난다. 이렇게 달콤한 맛을 선호하는 것은 아이들이 성장하면서 계속된다. 코카콜라를 만드는 회사가 지금까지 오랜 동안 전 세계에서 계속 돈을 갈퀴로 긁어모으듯이 이익을 올리고 있는 이유도 바로 거기에 있다. 코카콜라가 달지 않았으면 그렇게 팔렸을까?

설탕과 청소년의 과체중

크게 놀랄 일은 아니지만 최근 발표되는 여러 연구결과는 청소년의 과체중과 비만증을 일으키는 데 가장 중요한 다음 세 가지 음식물을 지적하고 있다.

- 첫째, 콜라 같이 탄산수에 설탕을 섞은 음료수,
- 둘째가 과일 맛이 나는 액체에다 설탕을 잔뜩 집어넣은 음료수,
- 그리고 세 번째가 설탕을 듬뿍 집어넣어 만든 과자, 도넛 등.

이 연구는 미국 등에서 시행되었지만 한국의 사정도 이와 조금도 다르지 않다.

벌써 설탕을 이야기하며 당분이라는 말이 튀어나와 용어에 약간의 혼동을 일으켰을지 모른다. 여기서 잠시 탄수화물을 이야기할 때 흔히 쓰이는 여러 용어들을 정리해 보자.

탄수화물의 별명들 (AKA's, Also Known As)

탄수화물

설탕, 쌀, 밀, 보리 등 주로 탄산과 수분이 합쳐져서 생긴 모든 식품을 탄수화물이라고 부르며, 식품 중 지방이나 단백질이 아닌 식품은 전부 탄수화물이라고 생각하면 틀림없다.

전분

탄수화물과 비슷한 말이다. 그러나 이 말은 탄수화물의 핵심이라 할 수 있는 녹말을 의미한다.

설탕

탄수화물의 일종으로 사탕수수 등의 원료를 정제하여 만든 단맛 나는 가루를 말한다. 과자나 케이크, 아이스크림 커피, 콜라 등을 달게 하는 물질이다. 먹으면 곧바로 포도당이 되어 몸에 섭취된다.

과당

과일에서 오는 당분으로 이것이 많으면 많을수록 과일이 달다.

포도당

모든 탄수화물이 핏속에 들어오기 전에 위장에서 효소의 도움으로 분해되어 생기는 물질이 포도당이다. 혈류를 통해 세포로 들어가서 에너지의 원천이 되는 것도 포도당이고, 혈중에서 순환하는 당분의 물질도 포도당이다. 그렇기 때문에 혈당을 잰다고 하면 혈중의 포도당을 재는 것이다. 병원에서 정맥을 통해 맞는 링거액은 염분과 포도당과 물로 되어있다.

당분

설탕, 포도당, 과당 등 모든 당을 말할 때 쓰는 말이다. 몸속에서 당분이라고 이야기하면 포도당을 의미한다. 그것은 모든 당이 일단 몸속에 들어오면 포도당으로 존재하기 때문이다.

글리코겐

몸이 포도당을 에너지로 사용한 이후 남은 부분을 후에 에너지가 필요 할 때 쓰려고 저장하는데 그 저장된 물질을 글리코겐이라 부른다. 주로 간과 근육에 저장된다.

함수탄소

탄수화물의 옛 이름이다.

당질

탄수화물이 결국은 포도당으로 바뀌어서 에너지가 되는 음식이라는 뜻을 강조하는 탄수화물의 또 하나의 이름이다.

이제는 웬만한 용어는 다 이해했으니까 탄수화물의 섭취에 관해서 다시 한 번 익혀 보기로 한다.

탄수화물의 섭취와 그 후의 행적

- 탄수화물은 우리 몸의 에너지를 공급하는 데 제일 중요한 식품 그룹이다.
- 밥, 면류, 감자, 빵 등 모든 탄수화물은 일단 위장에 들어와서 화학적 분해과정을 거친다. 분해하여 생기는 것이 포도당이고

포도당이 되어야 비로소 혈관으로 흡수가 된다.

- 설탕과 과당은 별 절차가 필요 없이 단시간 내에 포도당으로 바뀌어 혈중으로 들어간다. 워낙 화학적으로 포도당과 흡사하기 때문에 이 두 당분이 포도당이 되기 위해서는 화학적으로 아주 간단한 변화만이 필요하기 때문이다.
- 일단 혈중에 들어온 포도당은 인슐린의 도움을 받아 세포 속으로 들어가서 세포의 에너지가 되어 몸의 활동을 위하여 에너지를 충당하고 생명을 보존하는 데 필요한 여러 가지 세포의 일을 돕는다. 일단 세포속으로 섭취된 물질은 일정한 행적을 밟게 되는데 생리학자는 그 행적을 대사과정이라는 어려운 말을 대신한다.
- 그런 일을 다 하고 남는 포도당은 간으로 보내져 그곳에서 글리코겐으로 변해진다.
- 그렇게 생긴 글리코겐은 간과 몸의 각처에 있는 근육 등 조직체에 축적되어 비상 에너지로 대기한다.
- 몸이 에너지 결핍상태에 이르렀을 때 그 글리코겐이 분해가 되어 포도당으로 다시 바뀐다.
- 충분한 양의 글리코겐이 축적된 상태에서 포도당이 남아돌아가면 대부분의 그 과잉 포도당은 지방산으로 변화되어 몸 각처에 축적된다.
- 이 현상은 인슐린이 과다하게 분비되어 고인슐린상태(인슐린이 너무 많이 혈중에 존재하는 상태)가 생기면 더 심하게 나타난다.

제일 마지막에 설명한 항목은 아주 의미가 깊은 중요한 현상이다. 앞으로 차차 명백히 이해가 되겠지만 인슐린이 세포한테서 저항을 받아 포도당이 원활히 세포 속으로 들어가지 못 할 때 췌장은 더 많은 인슐린을 생산하여 피 속의 인슐린 양이 올라가게 된다. 의료인은 이런 현상을 '인슐린저항성에 기인하는 고인슐린상태' 라고 매우 딱딱하게 말한다. 그 고인슐린상태가 당뇨병이 아직 없는 비대하거나 허리둘레가 보통 이상인 청소년한테서 발견되고 있다는 이야기는 이미 앞에서 한번 했었다. 더 복잡해지기 전에 일단 여기서 이 이야기는 끝내고 넘어간다.

최근 수년 전부터 여러 연구팀의 끈질긴 노력은 성인병 발생에 큰 영향을 준다고 믿어지는 다음의 새롭고 중요한 발견을 이끌어냈다.

탄수화물은 어느 정도 천천히 흡수되어야 우리 몸에 부담이 없다는 사실이다. 너무 급하게 우리 몸으로 들어와서 혈당을 재빨리 올려놓으면 췌장이 당황하게 되는 것이다. 이것은 마치 여섯 시 반에 파티 손님들을 초대해 놓은 주인이 다섯 시에 손님들이 들이닥칠 경우 준비가 채 되지 않은 상태에서 몹시 당황하는 것과 비슷한 일이다. 당황할 때 실수를 범하기 쉽게 되는 것은 사람이나 췌장이나 다를 바가 없다. 당황한 나머지 췌장은 조속히 준비해 놓은 인슐린을 내보내지만 급하게 올라가는 혈당은 인슐린 저항성 때문에 쉽게 내려오지 않을 수가 있으므로 췌장은 계속 인슐린을 더 만들어 내보내게 되어 결국은 필요 이상의 인슐린이 혈류에 존재하도록 실수를 하는 것이다. 그러면 왜 어떤 탄수화물이 그렇게도 빨리 흡수가 되는가? 우선 혈당지수가 높아서 그렇다고 해 두자.

TOPIC 2-4

입국수속 소요시간의 길이
- 혈당지수

혈당지수란 무엇인가?

앞 토픽의 마지막에서 이야기한 사실이 알려지자 학계는 어떤 음식이 빨리 섭취되어 속성으로 혈당을 올리느냐를 분별하는 것이 매우 중요하다는 것을 깨닫게 되었고, 그것을 분별하기 위하여 혈당지수라

〈음식물의 혈당지수〉 (포도당 100 기준)

음식물	지수	음식물	지수	음식물	지수	음식물	지수
햇반	91	꿀	58	스파게티	40	팥	30
쌀국수	90	현미밥	56	새우	40	덜 익은 바나나	30
당근	90	망고	55	오징어	40	계란 스파게티	28
흰 쌀밥	88	메밀국수	54	사과	38	복숭아	28
흰 빵	72	고구마	52	토마토	38	자몽	25
감자	70~85	아이스크림	50	배	36	과당	22
크르와상	67	통밀빵	50	우유	34	꽁보리밥	22
단호박	65	혼합잡곡	45	맥주	34	메주콩	18
설탕	64	오렌지	43	딸기	32	저지방요구르트	14
바나나	62	포도	43	치즈	31		
외국 쌀밥	59	밀국수	41	콩	30~40		

는 것을 제정하게 된다. 이것은 포도당이 가장 빨리 혈당을 올린다는 것을 감안하여 포도당의 혈당지수를 100이라고 가정하고 다른 음식이 혈당을 올리는 속도를 포도당에 비하여 지수를 정하게 된 것이다. 예를 들어 음식 A가 혈당을 올리는 속도가 같은 양의 포도당이 혈당을 올리는 속도의 3/4 밖에 안 된다면 음식 A의 혈당지수를 75라고 정하는 것이다. 〈음식물의 혈당지수〉를 참조하기 바란다.

혈당지수에 대한 보충설명

〈음식물의 혈당지수〉를 보며 약간의 보충설명을 해 보자.

- 너무 빨리 흡수되어 췌장을 당혹하게 만드는 음식을 피하려면 혈당지수가 60 이상 되는 음식을 되도록 삼가고 70 이상의 음식을 항상 피한다는 것이 쉽지는 않겠지만 가능한한 안 먹는 것을 원칙으로 해야 된다. 표를 잘 보면 색깔이 하얀 음식은 모두 혈당지수가 상당히 높다는 것을 알게 된다.
- 반면 음식의 색이 어두우면 어두울수록 혈당지수는 낮아진다. 감자와 고구마의 차이가 그 좋은 예다. 먹을 때는 고구마가 훨씬 더 달지만 막상 혈당을 올리는 데는 감자가 분명히 한 수 위다.
- 아이스크림과 같이 당분이 많이 섞여있는 음식이라도 지방질이나 단백질과 섞여있는 음식은 혈당지수가 비교적 낮다. 이것의 또 하나의 예가 스파게티와 달걀을 섞어 만든 달걀스파게티의 차이점이다.
- 과일의 혈당지수가 비교적 낮은 이유는 섬유질을 내포했기 때문에 소화와 섭취 과정이 지연되고 과당이 포도당보다 섭취가 훨씬 늦게 된다는 점이다.

- 껍질을 완전히 벗긴 곡물이 껍질을 벗기지 않은 곡물(밭곡식이나 통보리 등)보다 빨리 섭취되어 혈당을 급히 올린다.

한꺼번에 먹는 양도 중요한 변수다

문제를 더 복잡하게 만들고 싶지는 않지만 실은 혈당지수를 너무 믿고 혈당지수가 낮은 음식을 마음 놓고 다량으로 먹어서는 안 된다. 왜냐하면 섭취 속도도 물론 중요하지만 다음 몇 가지 여건도 혈당이 올라가는 속도에 영향을 미치기 때문이다.

- 한꺼번에 얼마나 먹느냐 하는 것도 혈당을 올리는 데 중요하다. 예를 들면, 아이스크림을 먹을 때 불과 30그램을 먹는 사람이 자몽을 너무 좋아해 한 번 자몽을 먹기 시작하면 120그램을 먹어치운다면 자몽을 먹을 때 혈당이 더 빨리 올라간다는 사실을 학자들이 발견한 것이다. 학자들은 언제나 그렇듯이 거기에 대한 방정식을 만들어 냈다.

추가정보 EXTRA INFORMATION

혈당지수 나누기 100에 한 번에 먹는 양을 곱하여 그 가치를 혈당부하라고 부른다. 그래서 혈당부하가 높으면 높을수록 혈당이 빨리 올라간다는 사실은 혈당지수만큼이나 중요한 것이다.

앞의 예를 한 번 계산해 보자. 아이스크림의 경우, 50÷100×30=15, 자몽의 경우 25÷100×120=24, 이 둘 중 자몽을 먹을 때 췌장이 1.5배 이상이나 더 급해진다는 결론이 나온다. 반면 혈당지수가 상당히 높은 당근의 경우 한 번에 먹는 양이 물김치에 섞여있거나 양식에 약간 들어가 있는 것이라면 불과 몇 그램에 지나지 않을 것이다. 그 양이 10그램이라고 가정을 하고 혈당부하를 계산해 보면, 90÷100×10=9, 아무 걱정을 안 해도 괜찮은 숫자다.

- 어떤 음식과 함께 먹느냐 하는 점도 음식이 얼마나 빨리 섭취되느냐에 변수로 작용한다. 감자를 흰밥하고만 먹은 경우와 감자를 꽁보리밥과 열무김치 등 섬유질 반찬과 먹었을 때, 같은 양의 감자라 해도 흰밥과 함께 먹었을 때 혈당이 더 빨리 올라가는 것이다.
- 같은 음식을 먹는다 해도 뱃속이 얼마나 비어 있었느냐에 따라서 혈당이 올라가는 속도가 달라진다. 속이 비었으면 더 빨리 흡수된다는 사실은 누구나 짐작할 수 있을 것이다.

혈당지수의 재정리

여기서 혈당지수라고 하는 관념을 앞과 조금 다른 각도에서 정리해 보기로 하자.

- 혈당지수가 높은 음식은 혈당을 급히 올린다.
- 급히 올라간 혈당은 췌장을 자극하여 췌장을 과로하게 한다.
- 췌장이 과로하게 되면 인슐린의 수치가 올라가서 고인슐린상태를 조성하기 쉽다.
- 고인슐린상태가 장기간 계속되면 몸속에 지방질의 축적이 증가하고 당뇨병 유발을 촉진한다.
- 혈당지수는 당뇨병을 관리하는 데도 유용하지만, 그보다는 소아와 청소년 등 젊은 사람들이 나이가 어릴 때부터 의식적으로 건강에 좋다고 입증된 음식물을 골라 먹어서 췌장의 과로를 피하므로 과체중상태를 피하고, 나아가서 성인병을 예방하는 데 훨씬 더 유용하다.

흰색을 배척한다

혈당지수가 낮은 음식만을 먹으려고 노력하는 데 우리나라 사람들한테 가장 어려움을 줄 음식이 흰밥과 흰 국수일 것 같다. 그 둘 중에서도 가장 힘든 것은 역시 흰밥일 것이다. 그러나 아무리 딴 것을 다 잘 지킨다 해도 우리의 밥상에 늘 오르는 흰밥을 계속하여 먹는다면 모든 노력이 수포로 돌아갈 수 있다는 데에 문제가 있다. 우리는 오랫동안 하얀 쌀밥과 너무나 친해지고 만 것이다. 사실 요즘의 흰밥은 몇십 년 전에 우리 조상이 먹던 쌀밥과는 비교도 안 되게 보기 좋고 차질어 맛도 좋다. 그렇지만 앞에 나온 쌀 토픽에서 밝혀졌듯이 혈당지수를 떠나서 영양 가치를 따져보더라도 그 보기 좋은 흰쌀밥은 낙제수준이다. 우리는 과감히 흰밥을 배척해야 된다. 껍질을 덜 벗긴 쌀, 현미 등과 차차 바꿔야 한다. 그러면서 콩, 보리, 팥, 조, 수수 등 다양한 잡곡을 섞는 것이다. 이것 하나만을 성취해도 우리 자녀의 장래 건강의 방향을 결정적으로 바꾸어 놓을 수 있다는 신념을 가져야 한다. 흰쌀을 배척하는 데 성공하면 다른 것은 훨씬 쉽다. 내친 김에 채소를 빼고는 흰색을 가진 모든 탄수화물을 모조리 식탁에서 축출해 버리는 것이다. 그렇게만 한다면 앞날의 좋은 가족건강이 훤히 내다보이게 된다.

TOPIC 2-5

자동차 엔진에 들어있어야 할 구두쇠
- 인슐린

인슐린이란 무엇인가?

당뇨병에 걸리면 피 속의 당분이 높아진다는 것은 모두가 알고 있다. 그 높은 당분을 내리려고 약을 먹는다. 그것으로도 혈당이 정상으로 유지가 안 되면 당뇨병환자는 인슐린 주사를 맞아야 된다. 그 인슐린은 복잡한 단백질로 된 호르몬이다. 동물 체내의 내분비선(샘)에서 형성되어 체내의 여러 작용을 조정하는 화학물질을 통틀어 호르몬이라고 부르는데, 그 예로 갑상선호르몬, 성호르몬, 성장호르몬, 부신호르몬 등을 들 수 있다. 위의 왼쪽 뒤편에 자리잡고 있는 췌장이라는 기관 속의 베타세포라고 불리는 특수 세포들이 인슐린이라는 호르몬을 만든다.

인슐린은 무슨 일을 하나?

혈당을 내린다.

피 속의 포도당수치(혈당)가 오르면 췌장은 시상하부라는 뇌 속에 위치한 '호르몬군의 참모총장' 의 명령에 따라 반사적으로 인슐린을 방출한다. 인슐린은 혈류에서 순환하는 당이 세포 속으로 들어가는 것을 촉진하여 혈당의 정상치를 유지하는 데 큰 몫을 한다. 어느 정도의 인슐린은 혈당이 너무 많이 올라가지 않도록 항상 대기상태를 유지하며 혈류를 타고 순환하고 있다. 일선을 순찰하는 군인을 방불케 하는 상황이다. 그러다가 포도당이 혈류에 '침투'하면 재빨리 그 포도당을 인도하여 목적지인 여러 세포 속으로 집어넣어 주는 것이다. 일단 세포 속으로 들어간 포도당은 대사과정에 참여해서 세포가 필요로 하는 에너지가 되어 준다. 그렇기 때문에 세포 속으로 들어간 포도당은 아무 말썽을 부리지 않는 모범 포도당인 것이다. 마치 교육자의 안내로 교실이나 도서관 또는 학원 속으로 들어가 있는 청소년이 아무 말썽 없이 공부만 열심히 하는 것과 마찬가지다.

대사과정을 돕는다.

여러 가지 물질을 원료로 하여 몸의 생존에 필요한 모든 화합물을 새로 만들고 또 소모된 화합물을 분해하여 처리하는, 그러니까 새것을 만들고 헌것을 부수는 그러한 과정을 생물학자는 대사(과정)라고 부른다. 인슐린은 이런 대사과정을 도우며 우리 몸이 에너지를 낭비하지 못하게 아주 철저히 감독하고 치밀하게 대처하는 책임을 갖고 있다. 에너지를 낭비하여 우리 몸의 생명이 너무 일찍 끝나지 않게 하려는 것이 원래 목적이었을 것이다.

어쨌든 인슐린은 약간의 에너지 허비도 방관 못하는 에너지의 구두쇠다.

우리가 몰고 다니는 자동차 엔진 속에 이런 물질이 첨가되었다면 우리는 휘발유 값을 적어도 반은 절약할 수 있을 것이다. 그런 차원에서 인슐린은 우리가 쓰다가 남은 에너지를 글리코겐으로 변화시키는 것을 돕는다. 만일 그러고도 열량이 남는 경우 그 나머지를 이럭저럭 내버릴 수만 있다면 과체중이라는 문제는 아예 없었을 것인데, 인슐린이 있는 한 그러한 에너지 낭비는 용납이 안 된다.

과잉 에너지의 저축을 철저히 감독한다.

인슐린의 참여하에 그런 과잉 에너지는 모조리 중성지방으로 만들어져 우리가 잘 알듯이 몸의 여기저기에 축적된다. 열량의 수지타산을 다룬 토픽 1-7에서 장사해서 남은 열량(과잉 에너지)이 반드시 저축된다는 설명이 생각날 것이다. 인슐린은 이 저축이 어김없이 일어나도록 감독하는 것이다. 이러한 인슐린의 '공헌'은 인슐린의 양이 보통 이상으로 올라간 상태(고인슐린상태)에서 더 철저히 이루어지는 것이다. 그렇기 때문에 고인슐린상태가 과식만큼이나 과체중을 초래하는 데 중요한 요인이라고 말할 수 있는 것이다.

과체중과 인슐린저항성, 그리고 고인슐린상태의 악순환

과체중상태의 사람, 특히 허리둘레가 큰 사람은 흔히 인슐린의 정상적인 기능을 방해하는 인슐린저항성을 갖고 있다. 그렇기 때문에 인슐린의 기능이 저하되고 또 인슐린의 기능이 원만치 않으면 췌장은 더 많은 인슐린을 방출하게 되어서 고인슐린상태를 야기하게 된다. 그런데 고인슐린상태는 에너지를 너무 절약하게 하여 과체중상태를 촉진하게 되니 이것이야 말로 걷잡을 수 없는 악순환의 소용돌이에 끌려들어가는 격이다.

한 번 생각해 보자. 이 모든 혼란이 혈당지수가 몹시 높은 흰쌀밥이나 흰 국수 등을 먹고 난 후에 일어났다면 그 차질고 하얀 음식은 자기도 모르게 많은 문제를 일으키고 있는 것이다. 사실상 혈당지수가 70 이상인 모든 탄수화물은 이런 일을 자신도 모르는 사이에 일으킬 수 있는 것이다. 허리둘레가 큰 사람에겐 연령의 노소를 막론하고 이런 일이 일어날 가능성이 더 높다.

TOPIC 2-6

생명의 창립멤버
- 단백질

1838년에 스웨덴의 화학자이며 의사였던 버젤리우스(Berzelius)가 단백질을 발견하고 가장 기초가 되고 제일 중요하다는 뜻의 희랍어 프로토스(protos)에서 유래한 프로틴(protein)이란 이름을 붙여놓았다.

생명의 기초를 이루는 단백질

단백질이 우리 몸의 기초가 되고 제일 중요한 요소라는 데는 그만한 이유가 있다.

우리 몸의 모든 조직이 주로 단백질로 되어있기 때문이다. 심장, 뇌, 신경, 근육, 피부, 신장, 간, 췌장, 뼈, 등 그 어느 기관도 단백질이 없으면 그 기관을 형성하는 조직의 구조를 유지하지 못하고, 또 그 기관이 없어진다면 우리 생명이 존재하지 못하니 단백질이 생명의 기초라는 말을 하는 것은 너무나 당연하다. 그러나 이런 중요한 조직의 구조를 유지하는 것은 단백질 역할의 일부분에 지나지 않는다. 그 밖에도 우리 생명체 유지에 필수인 몸속의 모든 화학변화, 정상적인 세포의 분열, 호르몬의 제조, 그리고 방위 메커니즘 모두가 단백질 없이는 불가능하다. 단백질은 그야말로 우리의 생명 자체의 창립멤버라고 할 수 있는 중요한 물질임에 틀림없다. 이러한 단백질의 중요한 역할을 다음 추가정보에서 좀 더 자세히 설명한다.

추가정보 EXTRA INFORMATION

- 단백질은 체내의 모든 화학변화를 가능하게 하는 효소를 구성한다. 효소가 없으면 화학변화가 불가능하고 화학변화가 없으면 대사과정이 정지된다. 물론 대사과정이 정지되면 생명 자체가 지탱을 못한다.
- 단백질은 세포주기를 조절한다. 우리 생명이 유지되려면 세포가 항상 자라고 디엔에이(DNA)를 합성하고 결국 분열하여 새로운 세포를 형성하게 되는데, 그 중요한 주기적인 과정을 생물학자는 세포주기라고 부르는 것이다. 물론 세포의 주기가 끝나게 될 때 우리 생명도 함께 끝나는 것이니까 이것은 매우 중요한 작용이 아닐 수 없다.
- 단백질은 우리 몸의 중요한 모든 생리작용에 필요한 호르몬을 구성한다. 호르몬 없이는 소화도 신진대사도 안 되고 생식기능마저 중단되므로 종자의 영속도 불가능해진다.
- 마지막으로 단백질은 우리 몸의 방어메커니즘에 절실히 필요한 면역항체와 항독소를 구성한다. 물론 이 중요한 물질이 존재하지 않는다면 우리 생명체의 존속은 불가능해진다.

단백질의 섭취와 대사

우리 몸에서 수분을 제외한 체중의 약 2/3가 단백질이다.

단백질은 크고도 복잡한 화학물질이기 때문에 우리 몸에 섭취가 되기 전에 소화기관에서 소화효소의 도움을 받아 우선 훨씬 덜 복잡하고 작은 물질(펩타이드)로 분해된다. 펩타이드가 다시 더 작은 아미노산으로 잘라진 다음에야 비로소 소화기관(소장)이 체내로 흡수하여 혈액에 투입한다. 일단 몸속으로 들어온 20여 가지 아미노산은 우리 몸의 종합화학단지인 간으로 운반되고 거기서 다시 여러 형태와 비율로 재화합되어 몸이 필요로 하는 여러 가지 단백질을 형성하는 것이다. 마치 자동차를 훔치는 사람들이 훔친 자동차를 완전히 부분품으로 분해하여 제삼국으로 밀수한 후 그곳에서 다시 자동차로 조립하여 파는 과정과 비슷하다고 생각하면 이 복잡한 과정을 이해하는 데 도움이 될 것이다. 이 단백질 생산과정은 매우 복잡하기 때문에 우리 몸은 유전체가 일러주는 노하우에 의존하여 여러 가지 필요한 단백질을 생산하게 되는 것이다. 이렇게 생산된 단백질은 매우 다양하고 무수하다. 학자들은 사람 몸에 있는 단백질의 종류가 약 만 개는 될 것이라고 추정한다.

아미노산

아미노산하면 대부분의 사람이 생소한 용어라고 생각할지 모른다. 물론 전에 들어 본 일이 있는 단어임에는 틀림없지만 좀 알쏭달쏭하다고 생각한다면 무리는 아니다. 앞에서도 이야기했듯이 아미노산은 단백질의 원료로 우리 몸에 중요한 화학물질이다. 질소와 수소가 합쳐져서 이룩하는 소위 아미노기와 탄소와 산소로 형성된 카르복시기가 합하여 아미노산을 이룩한다. 쉽게 설명하는 척 해 놓고 점점 복잡한 소리만 하고 있다고 생각할 것 같아 화학 이야기는 여기서 접는다. 조미료로 제일 많이 쓰이는 제품은 주로 글루탐산이라는 아미노산을 모체로 한 화합물이고, 많은 사람이 사 먹고 있는 영양음료수 속에는 아르기닌이나 아스파라산 등이 들어있는 경우가 많은데 그것들이 다 아미노산이라면 잠시 잊고 지냈던 아는 사람을 우연히 다시 만난 기분이 들지도 모르겠다.

한 가지 중요한 것은 우리 몸이 아미노산을 축적하지 못 한다는 사실이다. 이것은 우리 몸이 글리코겐으로 탄수화물을 저장하고 중성지방의 형태로 지방을 축적하는 사실과 너무도 다르다. 따라서 우리는 매일 단백질을 섭취하여 몸에 아미노산을 공급해 주지 않으면 우리 생명에 이상이 오게 된다. 아미노산 이야기를 마치기 전에 꼭 알아야 할 것이 있다. 그것은 우리 몸이 체내 단백질을 생산하기 위하여 필요한 20개의 아미노산 중 열 개는 우리 몸에서 생산이 불가능하다는 것이다. 그 열 개의 아미노산은 체외에서 섭취하는 것이 필수이기 때문에 필수아미노산이라고 구별한다. 페닐알라닌, 아기닌, 리신, 히스티딘 등 열 개(어른은 여덟 개, 소아는 열 개)의 아미노산의 이름은 의대생들이 별의별 수를 써서라도 완전히 외워야 하는 이름들이지만 일반인은 필수아미노산이라는 관념만 갖는 것으로 족하다. 필수아미노산을 모두 섭취하지 않으면 그 아미노산을 필요로 하는 단백질 생산에 차질이 올 뿐만 아니라 영양의 균형을 깨트리기 쉽다. 필수아미노산을 모두 함유한 단백질을 완전한 단백질이라고 부르고, 그렇지 않은 단백질을 불완전한 단백질이라고 부른다. '필수', '완전', '불완전' 모두 이해하기 쉬운 말들이다. 그러고 보면 과학하는 사람들이 일반인들이 이해하지 못할 술어만 항상 고집하는 것은 아닌 것 같다.

단백질의 섭취량

하루에 섭취해야 되는 단백질의 양에 대하여 학자들은 완전한 합의를 보지는 못 했지만 대체로 자기 몸무게인 킬로그램 숫자만큼을 그램 단위로 바꾼 양의 단백질을 섭취해야 된다고 믿고 있다. 예를 들어 몸무게가 60킬로 나가는 사람은 하루에 60그램의 단백질을 먹어야 된다는 소리다.

대부분의 사람은 몇 십 그램 하면 도대체 얼마만한 양을 이야기하고 있나 하고 혼동할 때가 많을 것이다. 고기나 생선 등 단백질 음식이 85그램이면 트럼프를 쌓아놓은 크기(9cm×6cm×1.5cm)라고 기억하면 도움이 될 것이다. 그러니까 60그램이면 그 부피의 2/3가 조금 못 된다. 화투와도 비유를 한다면 화투를 전부 포개놓은 부피의 고기나 생선은 약 54그램이 된다.

단백질을 너무 많이 먹으면 안 되나?

단백질은 우리가 매일 먹어야 되는 중요한 음식이지만 너무 많이 먹으면 몸에 부담이 될 수 있기 때문에 각별한 주의가 필요하다. 만일 적당량을 훨씬 초과하는 양의 단백질을 장기간 계속하여 먹는다면 다음과 같은 심각한 부작용을 일으킬 수 있다.

- 다량의 단백질이 위장에서 아미노산으로 분해될 경우 많은 산성물질이 형성되고 그것을 칼슘이 중화하여 수습해야 되기 때문에 뼈에서 칼슘이 동원된다. 이것이 계속되면 손해를 보는 조직은 뼈다. 심한 경우에는 골다공증의 상태까지 진전될 수 있다.
- 많은 양의 아미노산이 몸으로 섭취되면 간이 몹시 바빠진다. 그것은 다량의 단백질의 분해와 상당량의 아미노산의 결합 등의 대사과정에서 생기는 독성 노폐물을 처리하는 것도 간의 몫이기 때문이다. 이것이 지속되면 간에 부담을 줄 수가 있는 것이다.

● 과다한 양의 단백질 섭취는 면역체계(체내 각처에 흩어진 면역 조직의 네트워크) 내에서 과잉반응을 일으킬 가능성이 있다. 물론 이런 현상은 바람직하지 않고 더 큰 문제를 야기할 수 있다. 일선의 군부대가 아무 이유 없이 과잉반응으로 적을 공격하여 위기를 만들어내는 것과 비유할 수 있겠다.

TOPIC 2-7

패키지의 내용을 알아야 된다
- 동물성 단백질

고기에서 얻는 단백질은 우수한 단백질임에 틀림없다. 쇠고기, 닭고기, 돼지고기, 생선 등에서 얻는 단백질은 완전한 단백질이다. 그것만 먹어도 모든 필수아미노산을 전부 섭취하게 되어서 완전한 단백질이라고 부른다. 문제는 그 단백질이 들어있는 패키지에 또 무엇이 들어 있느냐 하는 것이다. 소비자에게 인기가 좋은 선망의 행선지로 여행하는 패키지 중에도 어떤 패키지는 지정된 호텔에 문제가 있고, 거기다 선물센터에 가서 너무 많은 시간을 보내야 되는 등 불쾌 인자가 섞여있다면 고객이 되도록 그런 패키지는 피하려고 할 것이다. 그와 마찬가지로 단백질을 고르는 데도 패키지의 내용을 잘 검토한 후에 선정해야 한다.

빨간 고기

소갈비를 보통 크기의 한 접시를 구워 먹으면 약 230킬로칼로리의 열량을 섭취하게 된다. 그 열량이 어디서 나오는가를 자세히 살펴보면 고기 속에 있는 약 15그램의 단백질에서 60킬로칼로리, 그리고 고기 자체와 양념에 포함된 약간의 탄수화물에서 20킬로칼로리, 그리고 17그램이나 되는 고기 속에 숨어있는 지방에서 무려 153킬로칼로리가 쏟아져 나온다는 것을 알 수 있다. 먹는 사람은 고기를 먹은 줄 알지만 사실은 고기보다 많은 양의 지방을 패키지로 함께 섭취하게 된다. 칼로리로 따지면 지방에서 오는 칼로리가 고기 자체에서 얻는 칼로리의 2배 이상이란 사실은 많은 사람을 놀라게 한다.

생선

85그램의 연어 속에는 17그램의 완전한 단백질 이외에 9그램의 지방질이 있으나 그 중 오직 2그램만이 포화지방이고 나머지의 대부분은 오메가-3유(토픽 2-15 참조)이니 동맥경화를 촉진하지 않는 것은 물론이거니와 심장건강을 확실히 도울 수 있다니 패키지로서는 앞의 소갈비보다 훨씬 좋다.

일본사람들이 세계에서 제일 장수하는 사람 중 하나라는 것은 학계에서 인정받는 사실이다. 몇 해 전 일이지만 저자가 일본에서 근무한 적이 있었다. 퇴근시간에 살고 있던 마을로 들어오면 자동차의 창이 닫혀있어도 비릿하고 구수한 생선 굽는 냄새가 코를 찔러서 집에 다 온 것을 쉽게 알 수 있었던 기억이 난다. 그들이 다른 개발된 사회 사람들보다 훨씬 생선을 많이 먹는다는 사실을 학계에서도 예의 주목하고 있다. 다른 조건이 비슷한 사람 중에서는 생선을 주로 동물성 단백질의 원천으로 삼는 사람의 동맥경화증이 경미하고 심장건강이 양호하다.

우리나라 사람들도 생선을 즐기는 민족이기 때문에 쇠고기보다 생선을 훨씬 더 먹는 것은 그리 어려운 일이 아닐 것 같다. 문제는 점점 서구화 되어가는 젊은 세대의 식사습관에 있다. 그들의 식단을 준비해 주는 보호자가 우선 소위 서구식이라는 음식이 장기간 동안 그들의 건강에 미칠 악영향을 잘 이해해야 되겠다. 그런 다음에 차차 그들의 식사 취향을 건강한 식단 쪽으로 바꿀 수 있도록 지원해 주어야 한다.

닭고기와 달걀

닭고기

콜레스테롤의 위험을 심각하게 의식하기 시작한 30여 년 전부터 서구와 미주의 많은 소비자들은 닭고기와 칠면조고기를 전보다 훨씬 더 많이 먹기 시작했다. 미국에서 매 년 11월 넷째 목요일 추수감사절과 크리스마스 날에만 먹던 칠면조고기가 햄 같은 상태로 변신하여 거의 매일 많은 사람의 아침상에 오르기 시작한 것도 퍽 오래 전 일이다. 미국사람들이 전에 즐겨 먹던 그 고소한 베이컨이나 햄에 진력이 나서가 아니라 칠면조나 닭고기가 포화지방을 훨씬 덜 내포하고 있다는 사실 때문에 이렇게 현저한 식단의 변화를 받아들인 것이다. 병원 회식 때도 닭고기, 파티에 가도 닭고기, 또 아침에는 칠면조 '이렇게 매일 날개 달린 것들만 먹으니 나도 겨드랑이가 붙어버렸다.' 하면서 팔뚝으로 날갯짓 흉내를 내며 '꼬꼬'(영어로는 클럭, 클럭, cluck, cluck) 하며 수선을 떠는 사람을 종종 본다. 그럼 과연 닭고기는 쇠고기나 돼지고기에 비하여 건강에 좋은 것인가?

포화지방질과 콜레스테롤을 많이 먹는 사람은 나쁜 콜레스테롤의 혈중치가 높아져서 동맥이 막히고 위험한 심장질환을 일으킬 수 있다. 다른 토픽에서 더 자세히 다루겠지만 운동부족, 흡연 등 바람직하지 못한 생활습관을 빼면 제일 중요한 위험인자는 역시 과체중과 높은 콜레스테롤의 혈중치다. 따라서 쇠고기나 돼지고기 대신 닭고기나 생선을 많이 먹는 사람의 콜레스테롤이 비교적 낮고 또 그런 사람의 장래 심장건강은 더 양호할 것이라는 것은 분명하다. 한 가지 주의해야 할 것은 닭고기를 먹을 때 껍질은 벗겨버려야 된다. 그 속에는 상당량의 포화지방질이 들어있기 때문이다.

달걀과 역사바로잡기

닭고기가 각광을 받기 시작했을 때부터 달걀은 똑같은 이유로 한대를 받기 시작했다. 노른자위에 콜레스테롤이 많다는 것이 그 이유였다. 한 주에 세 개 이하만 먹든지 흰자위만 먹어야 좋다는 것이 학계의 지배적인 의견이었다. 흰자위만 먹으라는 말은 영화관에 가서 광고와 예고편만 보고 영화가 시작되기 전에 나오라는 말과 마찬가지다. 그래서 건강을 걱정하는 사람은 아예 달걀을 피하는 습관을 키워왔다. 사실 아까운 일이 아닐 수 없다. 왜냐하면 달걀만큼 완전한 단백질 음식이 없기 때문이다. 달걀은 모든 필수아미노산은 물론 비타민 A, D, B2, B6, B12, E, 엽산, 칼슘, 칼륨, 인, 철분, 등도 공급해 주는 영양소의 곡창인 것이다. 2, 3년 전부터 콜레스테롤 때문에 버터 대신 각광을 받아오던 마가린이 해롭기 짝이 없는 트랜스지방이라는 충격적인 사실이 밝혀진 다음 영양학자들과 전문의들은 달걀에 대해 다시 생각을 하기에 이르렀다. 달걀은 하루에 하나 이상 먹지 않으면 괜찮다는 것이 요즘 권위자의 의견이다. 달걀의 입장에서 보면 분명한 '역사바로잡기' 다. 그러나 노른자위 하나에 무려 200mg의 콜레스테롤이 들어있다는 사실은 무시할 수 없다. 하루에 300mg이 콜레스테롤 섭취의 제한선이기 때문에 달걀 하나 먹으면 하루에 먹을 수 있는 콜레스테롤의 2/3를 먹는 것이라는 데서 부담을 갖게 되는 것이다. 따라서 달걀은 콜레스테롤을 걱정해야 할 사람이 역시 멀리 해야 되는 음식이다.

TOPIC 2-8

완전치는 않지만 절실한 도우미
-식물성 단백질

동물성 단백질에 비하여 식물성 단백질은 완전한 단백질이 못 된다. 그렇기 때문에 동물성 단백질을 전적으로 피하는 사람은 필수아미노산을 전부 섭취하지 못하므로 이것을 따로 보충해 주는 것이 필수지만, 쇠고기같이 포화지방을 걱정해야 하는 부담은 없다. 콩이나 팥이 식물성 단백질의 중요한 원천인데 익은 콩 한 컵 속에는 18그램의 단백질이 들어있으며 지방은 단 1그램만이 들어있다. 그러나 그나마도 불포화지방이기 때문에 혈관의 문제를 일으키지 않는다. 우리가 콩과 팥을 많이 먹을 수 있는 가장 좋은 방법은 역시 잡곡밥을 더 많이 먹는 것이다. 잡곡밥은 식물성 단백질의 섭취를 증가시키면서 밥의 혈당지수를 상당히 낮추어 주는 몫까지 하기 때문에 여러모로 우리 건강을 돕는다.

두부

두부는 우리나라에서 흔히 먹을 수 있는 식물성 단백질의 좋은 원천이다. 서구와 미주에서도 요즘 건강식품으로 상당히 각광을 받는 음식이 되었다. 몇 년 전부터 두부가 폐경기 여성에게 자주 문제가 되는 안면홍조증세에 도움이 된다는 보고가 있었다. 2002년에 여성건강연구(WHI)라는 대규모여성건강에 대한 연구팀이 폐경기의 여성이 복용하던 에스트로겐이 심장건강과 자궁에 좋지 않다는 보고를 발표한 이후부터 상당량의 연구가 두부(메주콩)가 순환기질환과 여성건강에 미치는 영향에 집중되었었다. 그 결과를 종합해 보면 대략 다음과 같다.

나쁜 지방질을 내려준다.

다량의 두부를 매일 먹으면 나쁜 콜레스테롤이 약 13% 감소하고 중성지방이 10% 이상 감소한다. 이 정도의 콜레스테롤 감소는 상당히 괄목할 만한 정도의 개선이다. 사실 약물치료로도 이만한 결과를 못 내는 수가 많다. 이만한 결과라면 심장병과 뇌졸중 등 동맥경화 때문에 생기는 병을 적어도 20%는 줄일 수 있다는 계산이 나온다. 단지 그 '다량' 의 두부란 양이 문제가 된다. 그 양은 매일 50그램의 두부단백질이다. 50그램의 단백질을 두부에서 얻으려면 700내지 800그램의 두부를 매일 먹어야한다. 재래식 두부 한 모가 400여 그램이라 치면 매일 그 크기의 두부 두 모를 먹어야 한다는 계산이 나온다. 그만한 두부를 매일 먹는다는 것은 결코 쉬운 일이 아닌 것 같다. 그렇지만 콜레스테롤이 매우 높은 환자가 콜레스테롤을 내리게 하는 상당한 양의 약을 복용하기 전에 약물부작용이 전혀 없는 '두부치료' 를 한번 받아보는 것도 바람직하다.

그 밖에는 도움이 안 된다.

안면홍조, 치매, 그리고 유방암에는 두부가 별로 도움이 안 되거나 오히려 해로울 수 있다는 결과로 실망을 안겨준다,

견과(너트)

호두, 아몬드, 캐슈 등 견과도 훌륭한 식물성 단백질의 원천이다. 그런데 놀라운 발견은 한 주에 서너 번씩 견과를 지속적으로 먹은 사람은 그렇지 않은 사람보다 심장마비와 돌연사 등 심장질환의 유발이 안 먹는 사람에 비해 30~50% 덜 일어난다는 사실이다. 까다롭기로 이름난 미연방식약청(FDA)이 '약 28그램의 견과를 매일 먹으면 심장병의 위험을 줄일 수 있다'는 내용을 견과제품에 표시하는 것을 최근에 허가한 바 있다. 이 28그램의 땅콩은 1/4 컵(재래식 작은 컵)의 분량이고 보통 크기의 손을 가진 한국 어머니가 간신히 한 주먹에 담을 수 있는 용량이다.

견과가 심장에 좋은 이유는 다음과 같다.

- 견과는 단백질 외에 상당량의 불포화지방을 함유하고 있다. 불포화지방은 나쁜 콜레스테롤을 감소시키고 좋은 콜레스테롤을 증가시킬 수 있다.
- 호두에는 오메가-3이라고 불리는 불포화지방이 많이 들어있다. 이 기름은 심장의 리듬을 보호하여 돌연사를 막을 수 있다는 사실은 잘 알려진 바 있다.
- 오메가-3은 또 소량의 아스피린이 그렇듯 피가 응고하는 것을 막을 수 있어서 관상동맥(심장근육의 영양보급을 맡은 동맥)의 흐름을 보호할 수 있다.
- 견과에는 필수아미노산 중 하나인 아르기닌이 풍부하다. 아르기닌은 혈관의 벽이 이완(늘어져 유연하게 됨)하는 데 필요한 일산화질소라는 화합물을 만드는 데 필요한 아미노산이다. 이완된 동맥은 직경이 늘어나서 혈류의 흐름을 촉진한다.

견과는 적절한 양을 지속적으로 먹으면 반드시 좋은 혜택이 돌아

올 것이 분명하다. 그러나 그렇다고 마구 먹으면 체중이 증가할 염려가 있다. 특히 청소년에게 견과를 많이 먹으라고 하면 하루에 한통을 전부 비울 수도 있다. 하루에 한 주먹의 견과를 먹으면 약 160킬로칼로리를 섭취한다는 사실을 잊어서는 안 된다. 만일 보통 먹는 음식을 다 먹고 견과를 덤으로 먹는다면 그 160킬로칼로리 때문에 석 달에 약 1킬로그램, 일 년이면 4킬로그램이란 많은 체중을 덤으로 얻게 된다. 그러면 앞에서 이야기한 모든 혜택은 체중의 증가로 인해 심장으로서는 심한 부담을 갖게 되어 모두 수포로 돌아가게 될 것이다.

단백질의 토픽을 마무리하며 다음 세 가지 사실을 강조하고 싶다.

① 단백질 음식은 아미노산 함유에서 서로 다르기 때문에 여러 가지 단백질을 섞어 먹는 것이 현명하다. 이것은 발육 중에 있는 소아와 청소년에게는 더 중요하다.

② 탄수화물을 약간 줄이고 그 대신 적절한 식물성 단백질과 동물성 단백질을 섞어서 먹는 습관을 기르는 것이 바람직하다. 그렇게 하는 것이 대사증후군을 막고 심장건강을 도모하는 길이다.

③ 마지막으로 최근 발표된 연구결과에 의하면 단백질이 풍부한 아침식사를 먹은 청소년이 속이 든든하여 나머지 시간에 군것질을 훨씬 덜 하기 때문에 과체중 예방에 유리하다. 무엇을 먹더라도 아침식사는 든든히 먹어두는 것이 청소년에게는 건강에 여러모로 유익하며, 넉넉한 단백질의 섭취는 더더욱 유익하다.

TOPIC 2-9

지킬과 하이드

- 지방질

지방질이란 매우 중요하면서 광범위한 제목이다. 따라서 주로 지방질에 대한 대체적인 개념과 지방질을 표현하는 여러 가지 용어를 익히는 것을 이 토픽의 주요내용으로 삼겠다. 그런 다음에 지방질과 관계있는 여러 토픽을 따로 취급하기로 한다. 지방질은 주로 단백질에 섞여서 섭취되거나, 그렇지 않으면 음식을 조리하는 데 사용되어 음식과 함께 섭취된다. 그 외에도 거의 모든 음식이 지방질을 어느 정도 포함하고 있기 때문에 무엇을 먹든 약간의 지방질이 함께 섭취되게 마련이다. 예를 들어 지방질이 없을 것 같은 흰밥도 한 그릇에 1그램 정도의 지방이 섞여 있는 것이다. 그래서 아무리 주의를 한다고 해도 우리는 이럭저럭 하루에 평균 60~80그램의 지방질을 섭취하고 있다. 우리가 하루에 2,000킬로칼로리의 열량을 공급하는 음식을 먹는다면 그 2,000킬로칼로리의 25~35%가 지방에서 온다는 말이다.

앞에서도 설명했듯이 여러 가지 이유로 지방질의 섭취는 필수사항이다. 그러면 혼동할 수 있는 지방질과 관련된 용어들을 정리해 보기로 한다.

- **지방**: 우리가 흔히 쓰는 단어 '식용기름'과 같은 말이다.
- **지방질**: 기름으로 되어 있는 물질이다.
- **지방산**: 여러 개의 탄소와 수소가 연결된 기다란 화학구조를 가진 화합물이다. 우리 몸속에 있는 대부분의 지방은 분해되어 지

방산으로 존재하는데 이 지방산의 대부분은 글리세롤 같은 물질에 부착되어있다.

- **자유지방산**: 글리세롤 같은 물질에 부착되지 않아 자유로이 근육이나 심장의 연료로 사용 될 수 있는 지방산이다. 다시 말해 당장 사용할 수 있는 지방산이다.
- **포화지방산**: 화학적으로 이중 결합(화학결합의 일종으로 두 원소 사이에 두 선을 그어 표시한다)이 된 탄소가 없는 지방산이다. 그러므로 수소와 더 결합을 할 수 없다고 해서 포화되었다고 한다. 중요한 것은 이 포화지방이 몸속에서 나쁜 콜레스테롤을 만든다는 사실이다. 포화지방은 보통기온에서 고체로 존재한다. 버터와 고기의 비계가 좋은 예다.
- **불포화지방산**: 화학적으로 이중결합이 된 탄소가 아직 남아 있는 지방산이다. 더 많은 수소와 결합이 가능한 지방산이다. 중요한 것은 이런 지방산은 나쁜 콜레스테롤을 만들지 않는다는 점이다. 불포화지방산은 실내온도에서도 액체로 존재한다. 참기름과 올리브기름이 그 좋은 예다.
- **고도불포화지방산**: 이중결합이 된 탄소가 둘 이상 있어서 많은 수소를 받아들일 수 있다. 생선에서 얻는 기름과 콩기름이 좋은 예다.
- **저도불포화지방산**: 이중결합이 된 탄소가 딱 하나뿐이어서 수소분자를 하나밖에 받아들이지 못한다. 올리브유와 카놀라유 등 식물성 식용유와 견과가 좋은 예다.
- **콜레스테롤**: 체지방의 일종으로 우리 몸에 없어서는 안 되는 중요한 물질이다. 그러나 나쁜 콜레스테롤 때문에 요즘에는 악명으로 우리에게 알려진 상태다.
- **좋은 콜레스테롤**: 콜레스테롤 중 혈관을 보호하는 선행을 하는

콜레스테롤이다.

- **나쁜 콜레스테롤:** 콜레스테롤 중 혈관에 플라크를 형성하여 건강에 해를 주는 콜레스테롤이다
- **엘디엘(LDL):** 나쁜 콜레스테롤을 운반하는 특수 물질이다. 지방질과 단백질로 구성된다. 밀도가 낮다고 저밀도지단백질(Low Density Lipoprotein)이라고 불린다. 콜레스테롤에 악명을 붙인 주범이다.
- **에이치디엘(HDL):** 좋은 콜레스테롤을 운반하는 특수 물질이다. 밀도가 높다고 고밀도지단백질(High Density Lipoprotein)이라고 불린다. 혈관의 훼손을 막는 좋은 물질이다.
- **트랜스지방:** 액체인 불포화지방산에 수소를 더 결합시켜서 고체화된 지방산으로 몸에 몹시 해롭다.
- **오메가-3유:** 식물성 기름이나 기름진 생선에 풍부한 지방으로 심장에 좋다고 알려진 기름이다.
- **중성지방:** 글리세리드라고도 하며 글리세롤에 지방산이 부착되어 생긴 지방체다. 이 글리세리드는 에너지를 저축하는 데 매우 효율적인 화합체이다. 그러나 다량의 글리세리드가 피 속에 존재하면 나쁜 콜레스테롤과 마찬가지로 혈관의 플라크 형성에 한 몫을 한다.

지방의 소화와 흡수

음식물에 섞인 지방이 위장에 들어오면 효소의 도움으로 지방산으로 분해된다. 이 지방산은 몸속으로 흡수되어 림프선이나 혈관을 타고 목적지에 도달한다. 콜레스테롤은 약간의 변화를 거쳐 체내로 들어오는데, 사실은 몸이 필요한 양의 콜레스테롤을 충분히 생산할 수

있으므로 밖에서 구태여 들여오지 않아도 되는 지방이다.

우리는 보통 지방질은 피해야만 되는 음식으로 착각한다. 비만증과 지방질 음식을 깊게 관련시키기 때문이다. 또 그 악명이 높은 콜레스테롤도 지방질을 몹쓸 음식물로 구분하는 데 큰 몫을 하는 것도 사실이다. 그러나 따지고 보면 모든 지방질이 나쁜 것이 아니고 모든 콜레스테롤이 우리 몸을 해치는 것이 아니라는 사실을 알게 된다. 지방질이야말로 지킬과 하이드(Jekyll and Hyde)같이 상반되는 이중 성격을 소유한 물질이다. 악과 선이 함께 존재하는 그러한 물질인 것이다. 우리가 지방질을 나쁘다고 낙인찍게 한 장본인들을 이제 만나보기로 하자.

TOPIC 2-10

악행 의도로 포화된 기름
- 포화지방

악의 삼인방이라고 부를 수 있는 건강에 나쁜 지방질 셋 중 역시 두목은 포화지방이다. 우리는 포화지방질의 대부분을 짐승의 고기나 낙농제품에서 나오는 기름에서 얻는다. 이 기름의 특징은 실내온도에서 고체의 형태를 유지한다는 것이다.

- **네발짐승**에서 오는 포화지방질: 쇠고기에 붙어있거나 섞여있는 기름, 돼지고기에 붙어 있거나 섞여있는 기름, 동물의 내장에 섞여있는 기름.
- **닭고기**에서 오는 포화지방질: 닭고기의 껍질.
- **낙농제품**에서 오는 포화지방질: 탈지를 안 한 우유, 치즈, 크림 등.
- **해산물**에서 오는 포화지방질: 바닷가재, 새우, 굴, 조개, 게, 등 갑각류와 패류 일체.
- **식물성 음식**에서 오는 포화지방질: 코코넛, 코코넛유, 야자유 등, 소위 열대성 기름.

포화지방질이 나쁜 이유

앞에 열거한 포화지방질은 체내에서 나쁜 콜레스테롤을 운반하고 다니는 저밀도지단백질(LDL)의 생산을 높이고, 또 나쁜 콜레스테롤 자체도 높여서 우리 건강을 해친다.

포화지방질 섭취에 관한 권고

- 콜레스테롤이 정상인 사람은 하루에 섭취하는 전체 열량의 10% 이상을 포화지방질 형태로 섭취하면 안 된다. 예를 들어 하루에 2,500킬로칼로리를 섭취하는 사람은 하루에 250킬로칼로리 이상의 열량을 포화지방질에서 섭취하면 안 된다. 다시 말하면 하루에 28그램(250÷9 [1그램의 열량은 9킬로칼로리]) 이하의 포화지방질만을 섭취해야 된다는 말이다.
- 콜레스테롤의 혈중치가 높은 사람은 하루 전체 열량의 7% 이하만을 포화지방으로 섭취해야 된다. 하루 2,500킬로칼로리 기준으로 계산하면 하루에 20그램 이하의 포화지방질을 섭취해야 된다.

우리가 포화지방질을 많이 먹게 되는 이유

- 첫째, 단백질 토픽에서도 이야기했듯이 맛있는 고기에는 기름이 섞여있든지 그렇지 않으면 붙어 있다. 포화지방은 실내온도에서 고체로 변하기 때문에 눈으로 쉽게 구별할 수 있는 하얀 비계가 틀림없는데, 가열을 하면 그 비계가 먹음직스러운 고기주스로 변하기 때문에 대부분의 사람이 서슴지 않고 먹게 되는 것이다. 불행히도 우리는 고깃국, 갈비탕, 구운 고기나 스테이크를 먹으면서 단백질의 약 두 배가 되는 열량의 지방질을 본의 아니

게 섭취하게 된다. 갈비탕 같은 고깃국도 끓여 놓은 것을 보면 기름이 그렇게 눈에 띄지 않는다. 물론 우리는 아무 생각 없이 맛있게 먹게 된다. 남은 국을 냉장고에 넣었다가 다음 날 아침에 꺼내보면 국물 위에 하얀 지방층이 생긴 것을 보게 된다. 그 전부가 몸에 해로운 포화지방질이다. 몇 번 건져내도 또 생기는 그 지방을 제거하면서 바로 '이 진한 지방이 우리 아이들의 혈관 속에 범벅이 되어 들러붙는 물질이다.' 라는 생각을 하는 습관을 들여 보자.

- 둘째로 탈지가 되지 않은 우유를 물마시다시피 마시는 청소년이 늘고 있다. 한 컵의 우유에는 약 7그램의 단백질과 약 7그램의 지방질(그 중 4.5그램이 포화지방)이 포함되어있기 때문에 하루에 세 컵을 마시면 약 13.5그램의 포화지방을 꿀꺽 삼켜버리고 마는 셈이 된다. 그러나 본인은 그렇게 많은 칼로리(189킬로칼로리)를 우유의 지방질에서 섭취했다는 사실은 생각조차 못 한다.

포화지방질과 청소년건강

청소년의 장래 건강을 해치는 요인 중에서 가장 중요한 요인으로 떠오른 것이 바로 서구화 되어가는 식사습관 때문에 늘어만 가는 그들의 포화지방 섭취이다. 이것을 시정할 수 있는 사람은 청소년을 직접 양육하는 부모 이외에는 아무도 없다. 그 중에서도 어머니의 역할이 절대로 필요하다는 것은 더 말할 나위도 없다.

- 탈지가 안 된 우유는 사지 않고 마시지 않게 한다. 요즘 웬만한 한국 가정의 청소년이라면 탈지가 안 된 우유를 마시지 않아도

영양에 아무 문제가 없다. 우유를 마시는 것은 아이들 발육에 좋고, 특히 뼈의 건강을 위해서다. 그러나 칼슘이나 다른 영양소는 탈지우유로도 넉넉히 그 목적을 달성할 수 있다. 탈지우유는 맛이 좀 덜 고소하다는 불평을 자주 한다. 그러나 그 맛은 며칠 지나면 다시 익숙해진다. 자녀가 탈지우유는 맛이 없어서 못 마시겠다고 하면 2~3 주일 동안 저지방우유를 마시게 한 후에 탈지우유로 바꿔 보면 대개 불평이 없어진다. 이제는 우리나라에도 여러 종류의 우유가 생산되고 있고, 앞으로는 더 그럴 것으로 기대되기 때문에 여러 브랜드에서 선택할 수 있을 것이다.

- 구워 놓은 고기는 먹이지 않는다. 구운 고기를 먹으면서 포화지방을 피한다는 것은 불가능하다. 그것은 쇠고기, 갈비, 돼지고기, 스테이크 또는 햄버거나 다 똑같다. 우리 아이들이 구운 고기를 먹고 자라는 한 그들의 과체중과 플라크 형성에 대한 걱정은 접을 수 없을 것이다.

지방질과 암

앞에서도 잠간 이야기했지만 오메가-3유가 암을 예방하는 데 효력이 있는가에 대한 여러 연구는 분명한 결과를 아직 못 얻고 있다. 2006년에 발표된 '부녀자건강에 대한 연구(WHI)' 중 지방질과 암에 대한 연구결과도 지방질의 섭취량을 줄이는 것만으로는 유방암의 발생률이 감소되지 않는다는 결론을 내렸다. 한편 유럽의 연구 중 올리브유를 많이 섭취한 여성의 유방암 발생률이 보통사람보다 훨씬 낮다는 보고를 한 연구가 있다.

대장암에 관한 WHI의 결과도 저지방 섭취가 대장암 발생을 줄인다는 결과를 못 찾았다. 그러나 빨간 고기를 많이 먹는 사람의 대장암과 유방암 발생률이 높다는 연구결과는 있다. 전립선암의 발생률은 포화지방을 많이 먹으면 높아진다는 것을 입증한 연구가 있다. 최근 하버드 연구원들은 트랜스지방을 많이 먹은 사람이 비호지킨 림프종이라고 불리는 림프암에 걸리는 가능성이 보통사람보다 높다는 것을 발견했다. 같은 연구팀은 트랜스지방 섭취가 자궁내막암의 발생과 관계가 있다는 결과도 발표했다.

지방의 섭취량이 많다고 암이 많이 생기지는 않을지라도 소위 나쁜(포화)지방과 트랜스지방의 섭취와 암의 발생은 정비례 관계를 갖고 있는 것이 더 분명해지고 있다. 그래서 포화지방과 트랜스지방은 암 발생의 새로운 원인으로 자리를 굳히고 있고, 이것은 우리가 포화지방질 음식을 피해야 할 또 하나의 이유가 되고 있다.

TOPIC 2-11

고소한 배신자
- 트랜스지방

포화지방 다음으로 조심해야 할 기름이 요즘 그 악명을 떨치고 있는 트랜스지방이다.

트랜스지방은 액체의 형태로 있는 식물성 기름을 가열할 때 수소원소를 첨가하여 그 액체를 고체화하는 과정에서 생겨난 지방질이다. 이런 과정은 어느 화합물에 수소를 첨가하는 과정이라서 수소화(水素化)과정이라고 한다.

마가린의 탄생

미국인들이 2차대전 후 경제도약을 이룩하고 몇 해 동안 기름진 음식을 많이 먹더니 체중이 늘고 심장의 혈관이 막히기 시작했다. 그 무서운 심장병의 원인을 밝혀내기 위하여 여러 연구가 시행된다. 마침내 그들은 그 범인을 잡아낸다. 범인은 다름 아닌 콜레스테롤이다.

그들은 심장건강을 촉진하기 위하여 고기 먹는 것을 좀 자제해야겠다고 충고한다. 고기도 나쁘지만 빵에 발라먹는 버터는 포화지방산의 덩어리이기 때문에 더 나쁘다는 것도 강조한다. 그러면서 학자들과 식품 메이커들은 마가린을 증산하는 데 그들의 노력을 집중한다. 1870년경에 프랑스에서 버터가 심각하게 부족해지자 그것을 해결하고 민심을 안정시키기 위하여 나폴레옹이 위촉하여 생겨난 마가린이란 버터 대용품이 있었다. 그 원조 마가린은 소나 양의 기름으로 만들었기 때문에 주로 포화지방 덩어리였다. 그런 마가린으로는 미국이 당면한 심장건강 위기를 돌파하는 데는 물론 부적절하다. 어떻게 하든지 몸에 좋은 식물성 기름을 가지고 마가린을 만들어야 한다. 액체는 빵 같은 것에 발라먹기가 어려우니까 옥수수기름을 고체화해야 한다. 드디어 식물성 식용유를 가열하면서 수소원자를 첨가했더니 식용유가 고체가 된다. 그뿐만 아니라 가열을 좀 덜하면 고체이면서도 유연하고 빵에 바르기 좋고 가열을 더 하면 버터같이 딱딱해지는 것이 아닌가? 새 제품의 경도(硬度)를 탁한 액체에서부터 버터 같은 고체에 이르기까지 자유자재로 조절할 수 있으니 제품도 소비자의 다양한 취향에 맞출 수 있게 여러 가지를 출품하게 된다. 그리고 무슨 영문인지는 몰라도 그렇게 만든 마가린은 버터가 무색할 정도로 고소한 게 아닌가? 이렇게 하여 우리 소비자는 약 30년 전에 버터와의 이별을 가능하게 한 신형 마가린을 사용하기 시작했던 것이다.

트랜스지방은 왜 나쁜가?

수소화과정을 거치는 동안에 액체였던 그 불포화지방산은 시스형에서 트랜스형으로 바뀐다. 이 복잡한 화학 이야기는 이성질(異性質) 현상이라는 것만 알아 두면 충분하다. 중요한 것은 시스형으로 존재할 때 그 식물성 기름은 몸에 그렇게도 좋더니 트랜스형으로 바뀌면서 그야말로 성질이 확 바뀌어 버린 것이다. 좀 나중에 알게 된 일이지만 우리가 그렇게 믿었던 단단하고 고소한 마가린은 트랜스지방으로서 버터보다도 건강에 더 나쁜 것이다.

트랜스지방이 몸에 나쁜 이유는 다음과 같다.

- 나쁜 콜레스테롤의 생산을 증가시킨다.
- 그리고 우리 몸에 그렇게도 많은 선행을 하는 좋은 콜레스테롤의 생산을 방해하여 혈관 속에 플라크의 형성을 촉진하는 것이다.
- 최근 연구에 의하면 트랜스지방을 많이 섭취하는 사람이 비(非)호지킨 림프종이나 자궁내막암 등 암을 유발하는 비율이 트랜스지방을 많이 섭취하지 않은 사람보다 훨씬 높다.

우리의 심장을 보호한다고 믿었던 마가린이 보호는 고사하고 버터보다도 더 심장에 해로웠다는 사실은 정말로 상상도 못했던 놀라운 봉변이 아닐 수 없다. 마치 우리가 오랫동안 믿어오던 그 친절하고도 성실한 경비원이 도둑질을 했다는 것을 알고 느끼는 그 쇼킹한 배신감과도 같은 놀라움이다.

식품업자가 트랜스지방을 선호하는 이유

트랜스지방으로 과자나 감자 같은 것을 가공하면 제품에 세 가지 장점이 생긴다.

- 첫째, 식품의 안정성이 고조된다. 안정성이 높은 식품은 산화에 예민하지 않아 변질에 강해 유효기간이 약 20배까지나 길어진다.
- 둘째, 트랜스지방으로 가공된 식품은 다른 기름으로 가공한 식품에 비하여 무척 고소하다. 고소한 것을 좋아하는 것은 동서를 막론하고 마찬가지다.
- 셋째, 트랜스지방으로 가공된 식품은 단단하여 먹을 때 입에서 흩어지거나 쉽게 눅눅해 지지 않고 아삭아삭 씹히기 때문에 소

비자들이 선호한다.

따라서 트랜스지방은 과자, 비스킷, 쿠키, 크래커, 건빵 등 스낵용 식품 일체, 감자튀김, 등 튀겨서 만든 식품 일체를 조리하는 데 사용된다. 똑같은 이유로 패스트푸드 식당에서 파는 프렌치프라이나 양파튀김 등 튀김식품 일체는 트랜스지방으로 요리했다고 간주해야 된다.

트랜스지방은 어떻게 피하나?

미국에서는 2006년 1월 1일부터 포장된 모든 식품의 상자, 봉지 또는 용기 외부의 '영양성분진실(Nutritional Facts)' 란에 트랜스지방 함유량을 명시하는 것을 의무화했다. 그래서 소비자는 구입한 제품 속에 트랜스지방이 얼마나 들어있는지를 쉽게 확인할 수 있게 되었다. 한국에서 트랜스지방 함유량의 명시를 의무화하는 것은 아마 빨라도 2007년 말이나 되어야 할 것 같은데 그렇게 되면 포장된 제품의 트랜스지방의 함량을 쉽게 알아낼 수 있게 될 것이다. 미국에서 아직도 큰 문제로 남아 있고 한국에서도 어려운 문제로 장시간 남을 문제는 외식할 때이다. 식당업자들이 아직도 합법적으로 매매되고 있는 트랜스지방이 포함된 식당용 기름의 사용을 고객의 건강을 위하여 쉽게 포기할 것으로 보이지 않기 때문이다. 그래서 미국심장협회는 소비자한테 다음과 같이 충고하고 있다.

포장이 안 되어 함유한 기름에 대한 정보를 알 수 없는 식품이나 음식을 먹을 때,

- 첫째, 튀긴 음식은 가급적 피하라. 식당에서 쓰는 튀김용 기름은 전부 트랜스지방을 포함하고 있다고 인정해야한다. 간혹 식당에서 액체 상태의 튀김기름을 쓰더라도 그 기름이 가열이 전

혀 안 되었을 때 조금도 탁하지 않고 맑아야만 트랜스지방이 안 들어있다고 믿을 수 있다. 튀김용 기름 제조업자들이 흔히 기름의 안정성과 유효기간을 늘리기 위해 간략한 수소화과정만을 통하여 탁한 액체 형태의 트랜스지방 제품을 생산하기 때문이다. 또 대형 체인식당은 본사에서 미리 트랜스지방으로 부분조리를 한 다음 점포에서는 액체 식물성기름으로 최종 처리하는 경우도 있다.

- 둘째, 제과점에서 만든 빵, 케이크는 식당용 쇼트닝을 사용했을 것이고, 아직 모든 쇼트닝은 트랜스지방이 들어있다고 생각해야 된다.

이 충고는 우리나라에서도 물론 적용되는 충고다. 따라서 외식할 때 돈가스, 새우튀김, 야채튀김, 닭튀김, 탕수육 등은 가급적 피해야 된다.

포장된 음식을 잘 골라 먹어서 트랜스지방을 피한다 해도, 예를 들어 아침에 도넛 한 개(5그램), 그리고 점심때 프렌치프라이 한 봉지(8그램)를 먹으면 간이식당에서 눈 깜짝할 사이에 13그램이라는 어마어마한 양의 트랜스지방을 섭취하게 된다는 계산이 나온다. 보건당국과 학계 권위자는 포화지방과 콜레스테롤의 최대 1일섭취량을 설정해 놓았지만 트랜스지방에 대해서는 아직 확정된 기준치가 없는 상태이다. 그러나 최근 미 심장협회는 하루에 4그램 이하만 섭취하도록 강력히 권장했고, 세계보건기구(WHO)는 2.5그램을 초과하면 건강을 해칠 것이라고 경고하고 있다. 여하튼 '되도록 최소량만' 을 섭취해야 된다는 것은 분명한 사실이다.

유럽과 미국의 학계와 소비자보호단체는 정부에 식당용 기름 제조업체들을 하루빨리 감독하고 설득하여 트랜스지방이 섞인 기름을 식당에 판매하지 못 하도록 하고, 또 식당업자도 메뉴에 트랜스지방을 썼는지 안 썼는지를 조목조목 명시하는 것을 의무화해야한다고 압력을 가하고 있다. 식당업체의 감독 책임은 각 지방자치단체에 있는 만큼 학계와 소비자단체에서 종용하고 있는 규제가 전국적으로 시행된다는 것은 미국이나 한국이나 쉬운 과제가 아닌 것 같다. 그래서 패스트푸드식당이나 제과점, 도넛가게 등을 자주 이용하는 젊은 세대가 섭취하는 트랜스지방 때문에 그들의 장래 심장건강과 암의 발생을 걱정하지 않을 수 없는 형편이다.

다음 표는 우리가 흔히 먹는 음식의 트랜스지방 함유량을 보여주고 있다

〈음식물의 지방 함유량〉

(단위 : 콜레스트롤 – 밀리그램, 기타 – 그램)

음식 \ 구분	평균 한 번에 먹는 양	전체 지방	포화 지방	트랜스 지방	포화+ 트랜스지방	콜레 스테롤
프렌치 프라이	147그램	27	7	8	15	0
버터	1 큰스푼	11	7	0	7	30
마가린(경질)	1 큰 스푼	11	2	3	5	0
마가린(연질)	1 큰 스푼	7	1	0.5	1.5	0
쇼트닝	1 큰 스푼	13	3.5	4	7.5	0
감자 칩	42.5그램	11	2	3	5	0
우유(탈지 안한)	1 컵	7	4.5	0	4.5	35
우유(탈지)	1 컵	0	0	0	0	5
도넛	1 개	18	4.5	5	9.5	25
케이크	한 쪽(80g)	16	3.5	4.5	8	0

소위 패스트푸드를 전문으로 파는 식당들, 특히 미국에 본점을 둔 식당들은 그래도 비교적 빠른 시일 안에 대체 방법을 찾아낼 가능성이 높다. 여러 방면에서 들어오는 압력도 무시 못하지만 자기들의 이미지와 신용도를 생각하지 않을 수 없기 때문이다. 그러나 그들이 얼

마나 빨리 트랜스지방의 사용을 전적으로 안하느냐는 해당 사회에서 그것에 대하여 얼마나 많은 관심과 압력을 표현하느냐에 있다고 본다. 좋은 예로 맥도날드는 정부가 법적 압박을 경고하고 나온 몇몇 유럽국가의 모든 점포에서는 트랜스지방의 사용을 금지했지만, 정작 자기네 나라인 미국에서는 계속하여 쓰고 있는 것이다. 한편, 한국 정부가 아무소리 안 하고, 한국의 소비자보호단체들이 일언반구 없는데 그 고소한 기름을 그들이 쉽게 내버릴 리가 없다. 2006년 6월에는 미국의 한 소비자보호단체가 트랜스지방을 아직 사용하고 있는 켄터키치킨회사를 소비자의 건강을 고의적으로 상해하고 있다는 이유로 고발했다. 아마도 음식업계 전체에 경종을 울리는 의미에서 그랬을 것이다. 마치 그러한 법적 행동에 반응이나 하듯이 최근 켄터키치킨회사는 2007년 4월 1일까지 모든 트랜스지방의 사용을 중단하고 새롭게 개발한 콩기름으로 대체한다는 중대한 결정을 발표하였다.

정말로 걱정스러운 것은 수천수만 개의 국내 식당들이다. 효율적이고 공평하고 일괄적인 행정조치만이 이들을 점차 협력하게 만드는 데 성공할 것이다. 그것이 얼마나 긴 시일이 걸릴지는 예측조차 하기 어려운 문제이기 때문에 소비자, 특히 청소년이 있는 가정에서는 당분간 앞에서 인용한 미 심장협회의 권고를 심각하게 받아들여야 한다.

그야말로 산 넘어 산이라고 독자가 낙심할까봐 두렵지만 지방의 악당은 또 하나 남아있다. 삼인방의 마지막 멤버인 콜레스테롤이다.

TOPIC 2-12

훈장 뺏긴 공신 I
- 콜레스테롤의 정체

지명수배 당한 일등공신

콜레스테롤은 우리 몸에 없어서는 안 되는 일등공신으로 대우를 받았다. 그것도 그럴 것이 우리 몸의 세포벽은 콜레스테롤이 없으면 구조상의 안정성을 잃게 되어 세포가 망가지고 만다. 세포가 망가지면 몸도 살아남을 수가 없다. 콜레스테롤이 없으면 우리가 안팎으로 받는 여러 가지 스트레스를 이겨내지 못한다. 스트레스를 이길 수 있게 돕는 코르티손이란 호르몬의 모체가 바로 콜레스테롤이기 때문이다. 그뿐만이 아니다. 남성을 남성으로, 그리고 여성을 여성으로 각각 만드는 소위 남성호르몬과 여성호르몬도 역시 콜레스테롤 없이는 생산이 안 된다. 그 호르몬이 없었으면 엄마도 아빠도 없고 물론 애기도 없다. 이것도 안 되고 저것도 안 되니 소주나 마시자 한다면 그것마저 콜레스테롤 없이는 어려운 일이다. 모든 안주를 비롯해 기름기 있는 음식을 소화하려면 담즙이 있어야하는데 그것 역시 콜레스테롤 없이는 간에서 생산을 못하기 때문이다. 사실 저자가 의대생이었을 때만해도 그 어려운 콜레스테롤의 화학적 생성과정을 외우느라고 땀을 흘리던 생각이 난다. 아마 요즘 의대생은 그것보다는 콜레스테롤의 악행을 배우고 어떻게 하여 그 나쁜 물질을 우리 몸에서 축출하느냐를 배우기에 바쁠 것이다. 그렇게도 인정받던 일등공신이 몇 년 사이에 훈장도 다 빼앗기고 악당의 두목으로 수배되었으니 딱한 일이 아닐 수 없다. 어찌하여 그런 일이 생길 수 있나? 그것은 모두 몰지각한 일부 나쁜 콜레스테롤 때문이다. 아니 일부 콜레스테롤이 교통수단을 잘못 선택하여 저밀도지단백질(LDL)이라는 택배회사에 운송을 맡겼기 때문이다.

콜레스테롤의 운반

콜레스테롤은 혈액에 녹지 않기 때문에 지단백질이라고 불리는 특수교통수단을 이용해야 된다. 대부분의 콜레스테롤을 생산하는 간에서 몸의 여러 곳 세포로 이동할 때 이용하는 교통수단(지단백질)이 대체로 저밀도지단백질이다. 그것을 타자마자 승객(콜레스테롤)은 나쁜 콜레스테롤로 변하여 혈관의 내벽에 달라붙어 플라크를 형성할 수 있게 된다. 대체로 간 조직으로 돌아가는 교통수단은 고밀도지단백질인데 거기에 타고 있는 콜레스테롤은 좋은 콜레스테롤이어서 혈관을 보호하는 선행을 하게 되는 것이다. 사실은 저밀도지단백질(LDL)은 콜레스테롤을 싣고 갔다가 세포에게 배달이 안 되는 경우 발송지까지 반송을 해야 되는데도 불구하고 콜레스테롤을 혈관 속에 마구 버려서 도로(혈관)를 훼손하고, 그 상해된 내벽에 콜레스테롤이 들러붙게 한다. 그와 반대로 고밀도지단백질(HDL)은 훼손된 도로(혈관)를 수리하고 그곳에 붙어있는 콜레스테롤까지 떼어갖고 간으로 돌아가니 보통 선행이 아니다. 그러나 고밀도지단백질의 수가 저밀도지단백질에 비하면 너무 적어서 훼손상태를 완전히 고치는 데는 역부족이다. 이 설명을 더 복잡하게 할지도 모르겠지만 여기에 관한 최근 발견에 관한 자세한 정보를 원하면 추가정보의 설명을 참조하기 바란다.

추가정보 EXTRA INFORMATION

요즘 학자들은 지단백질의 악행을 재촉하는 것은 저밀도지단백질(LDL) 자체의 크기에 있다고 믿기 시작했다(2006년). 그 크기가 작고 수가 많으면 악행을 하고 그렇지 않을 때에는 그 행위가 나쁘지 않을 수도 있다고 믿기 시작한 것이다. 또 하나의 신학설은 저밀도지단백질 중에서도 산화된 저밀도지단백질이 혈관 내벽에 염증을 일으키는 장본인이라고 주장하고 있다. 반면 고밀도지단백질(HDL)의 크기가 작고 수가 적으면 그 고밀도지단백질에 타고 있는 콜레스테롤의 선행은 그렇게 뚜렷하지 않을 수 있다는 게 그들의 새 주장이다.

그러나 아직까지는 고밀도지단백질(HDL)을 탄 콜레스테롤은 좋은 콜레스테롤, 저밀도지단백질(LDL)에 탄 콜레스테롤은 나쁜 콜레스테롤로 취급하면 된다.

콜레스테롤의 수치

우리가 피검사를 할 때 콜레스테롤 수치를 재는 것은 피 속에서 순환하고 있는 콜레스테롤을 측정하는 것이다. 간 속에 있는 콜레스테롤과 세포 속에서 작업 중인 콜레스테롤의 수치는 재지 못한다.

콜레스테롤의 정상적인 수치와 위험한 수치는 다음과 같다.

콜레스테롤 \ 수 치	정상적인 수치	위험한 수치
전체 콜레스테롤	200mg(1cc당) 이하	240mg 이상
저밀도지단백질 (나쁜)콜레스테롤	130mg 이하	160mg 이상
고밀도지단백질 (좋은)콜레스테롤	45mg 이상	35mg 이하
나쁜 콜레스테롤 나누기 좋은 콜레스테롤	3 이하	5 이상

콜레스테롤 수치는 왜 올라가나?

콜레스테롤의 혈중치가 올라가는 이유는 여러 가지가 있다.

• **선천성**: 선천성으로 저밀도지단백질을 많이 생산하는 유전자를 갖고 태어난 사람은 아무리 음식을 주의해도 콜레스테롤의 혈중치가 좀처럼 내려가지 않는다. 체중을 정상화하고도 그 혈중치가 내려가지 않으면 약을 복용하여 내리는 수밖에 없을 때가 많다. 이런 사람 중 집안에 나이가 비교적 젊었을 때 돌연사를 했던지 심장병을 앓은 병력을 가진 사람이 있으면 서둘러 치료를 받는 것이 바람직하다. 또 이런 선천적 문제는 비교적 젊었을 때 나타나므로 콜레스테롤 검사는 어릴 때 한 번 측정해 보는 것이 필요하다.

• **후천성**: 극소수의 선천성환자를 제외한 대부분의 환자가 후천성이다. 후천성환자 중 소수는 치료를 안 받은 갑상선기능저하증 환자다. 이런 환자는 적당량의 갑상선 호르몬을 복용하면 콜레스테롤 문제는 완전히 치료된다. 그리고 나머지 환자는 체중이 너무 많거나, 콜레스테롤이나 포화지방의 함유량이 높은 음식 또는 트랜스지방을 많이 섭취하여 콜레스테롤이 올라간 사람들이 대부분이다. 콜레스테롤 검사는 35세부터는 매 5년에 한 번씩 받아보는 것이 좋다. 요즘에는 높은 콜레스테롤을 가진 청소년이 늘고 있기 때문에 고교 재학 중 적어도 한 번은 검사를 받는 것이 좋다는 의견이 늘고 있다.

콜레스테롤 수치를 올라가게 하는 위험인자

• **운동부족**: 운동은 확실히 나쁜 콜레스테롤을 운반하고 다니는 저밀도지단백질(LDL)의 양을 내려 줄 뿐만 아니라 좋은 콜레스테롤

수치를 높여준다. 여기서 이야기하는 운동은 매일 30~40분 정도 걷는 운동으로 충분하다. 제자리자전거를 15~20분씩 하루에 두 번 타면 그것으로도 넉넉하다. 매일 못하겠으면 한 주일에 서너 번으로 시작해도 좋다. 이렇게 우수한 효과가 증명이 된 운동은 적어도 약물치료를 시작하기 전에 2~3개월 간 집중적으로 해 보는 것이 바람직하다. 만일 운동을 하고 체중관리를 잘 하여 콜레스테롤이 정상으로 내려갔다면 그만한 득이 또 어디 있겠는가? 그러지 않고 직접 약물치료를 받기로 결정했다면 너무 안타까운 일이다.

• **흡연**: 흡연은 좋은 콜레스테롤을 상당히(15%) 감소시킨다. 흡연은 또 나쁜 콜레스테롤을 올린다. 그야말로 양쪽에서 쥐어짜는 격이다.

• **성별**: 적어도 50세 이전에는 남성의 저밀도지단백질이 여성에 비하여 높고, 좋은 콜레스테롤은 여성에 비하여 낮다. 그러나 여성의 갱년기 이후에는 남녀의 차이가 거의 없어진다. 50세 이전에 남자들의 심장병 발생률이 여성보다 훨씬 높다는 사실을 잘 설명해 주는 차이점이기도 하다.

• **스트레스**: 여기저기서 나쁜 인자로 등장하는 스트레스도 콜레스테롤 수치가 올라가게 하는 위험인자다. 심한 스트레스는 전체 콜레스테롤 수치를 올린다.

• **체중**: 몸무게가 많으면 많을수록 거기에 정비례하여 나쁜 콜레스테롤 수치는 올라가고 반대로 좋은 콜레스테롤 수치는 내려간다. 몸무게가 복부에 집중되어 있을 경우는 더욱 그렇다.

• **당뇨병**: 당뇨병은 좋은 콜레스테롤을 내리고 중성지방을 올려 동맥 속의 플라크 형성을 조장하는 것으로 증명이 되었다. 당뇨병환자가 왜 심장병과 뇌졸중을 합병증으로 자주 갖게 되는가를 잘 설명해 주고 있는 것이다.

• **약품**: ① 일반적으로 혈압을 내리게 하는 이뇨제들과 베타차단제

는 나쁜 콜레스테롤을 올릴 수 있고 또 좋은 콜레스테롤을 내리는 부작용을 일으킬 수 있다. 그러나 대체로 사용되는 양이 퍽 적기 때문에 나쁜 콜레스테롤이 심하게 올라가서 그 약을 중지해야 되는 경우는 거의 드물다. 고혈압, 전립선비대증 등에 쓰이는 알파차단제는 나쁜 콜레스테롤을 약 15% 내려주고 좋은 콜레스테롤을 그와 비슷한 비율로 올려준다. 에스트로겐은 대체로 좋은 콜레스테롤을 올려주는 선행을 하지만 가끔 중성지방을 엄청나게 높이는 악행도 저지르기 때문에 주의를 요한다.

② 남성 호르몬은 나쁜 콜레스테롤을 올리고 좋은 콜레스테롤을 내린다.

③ 황체호르몬은 대체로 나쁜 콜레스테롤을 올리고 좋은 콜레스테롤을 내린다고 생각하면 틀림없다.

자신이 복용하는 약이 콜레스테롤 수치와 관련이 있을지도 모르겠다고 생각되는 사람은 담당의사와 한번 상의해 보는 것이 바람직하다.

콜레스테롤 수치가 올라가면 무슨 일이 생기나?

콜레스테롤 수치가 높으면 높을수록 동맥 속에 플라크가 생기는 확률은 높아진다. 그리고 플라크가 생겨서 오래 가면 오래 갈수록 그 두께는 더 두터워지게 마련이다. 마치 상수도관 내부에 여러 가지 물질이 딱지처럼 달라붙으면 수압이 점점 약해지듯이 플라크가 두꺼워지면서 혈류가 통과할 수 있는 혈관의 내부 직경은 좁아지고 그런 혈관이 나를 수 있는 혈액의 부피도 적어지게 마련이다. 이런 현상이 심장근육의 영양을 맡은 관상동맥에 나타나면 토픽 1-1에서 이야기했듯이 심장마비나 돌연사 같은 불상사를 일으킬 수 있다. 또 이런 플라크의 일부가 부스러져 혈류를 타고 두뇌로 올라가다가 그 부스러기보다 혈관의 직경이 더 작은 부분에 도달하면 그 조그만 조각이 그 작은 혈관을 완전히 막아버리게 되는 것이다. 그 조그만 혈관이 영양공급을 맡은 뇌세포들은 수 분 이내에 기능을 잃고, 환자는 뇌졸중이라는 어려운 병을 앓게 되는 것이다. 그렇기 때문에 높은 콜레스테롤의 수치는 되도록 신속하게 내려가게 해야 되는 것이다.

콜레스테롤 수치가 올라가지 않게 하는 방법

제일 중요한 것이 체중을 조절하여 적어도 체질량지수가 23 이상으로 올라가지 않도록 해야 된다. 또 청소년의 경우 나이와 성별에 따라서 결정되는 과체중이나 비만의 백분위(토픽 3-5) 범위 내에 속하게 되지 않도록 해야 된다. 일단 체중 조절이 되면 무슨 일이 있어도 그 체중을 유지해야 된다.

다음으로 중요한 것이 앞에서 이야기한 운동이다. 적어도 하루에 30분간의 근육운동을 지속적으로 해야 된다. 앞에 열거한 다른 위험인자를 가능한 한 모조리 제거하는 것도 물론 중요하다. 그 다음으로 중요한 것이 식단을 과감히 재편하는 것이다. 이것은 두 가지 방향으로 접근한다.

식탁에서 쫓아낼 음식

- 기름기가 있거나 구운 쇠고기와 돼지고기, 그리고 그들의 내장.
- 갑각류나 패류에 속하는 해산물, 새우, 바닷가재, 굴, 게, 조개 등 일체

- 지방질이 제거되지 않은 우유와 낙농제품 일체
- 달걀 노른자위
- 닭고기 껍질
- 버터와 마가린
- 트랜스지방을 함유한 모든 식품
- 코코넛과 열대식용유

더 많이 먹어야 되는 음식

- 생선
- 껍질을 벗겨버린 닭고기
- 다양한 색상의 채소
- 과일
- 올리브기름, 콩기름, 참기름, 옥수수기름, 등 식물성 기름과 생선에서만 지방질을 섭취한다.

약물치료

앞에 열거한 모든 조치를 취했는데도 혈중 콜레스테롤 수치가 높다고 진단이 나오면 약물치료를 받아야 되는 경우가 있다. 물론 담당의사와 긴밀한 의논 후에 약물치료를 시작해야 된다. 요즘 가장 효력이 있는 약이 소위 스태틴 계통의 약인데 조코(Zocor), 메바코(Mevacor), 그리고 리피토어(Lipitor) 등의 약이 시판되고 있다. 대체로 효능이 좋아서 몇 주 복용하면 혈중 콜레스테롤 수치가 상당히 정상치에 접근하거나 정상치가 된다. 최근 경향은 약의 양을 전보다 많이 써서 좋은 결과를 내려고 하는데 그렇다고 부작용이 따라서 증가한다는 증거는 아직 없다. 그러나 부작용이 일어나면 곧 담당의사의 지시하에 약을 중단해야 한다. 그렇게 흔하지는 않지만 이 약을 복용하는 환자의 1.6% 정도가 근육통을 경험한다. 이것은 매우 심각할 수 있는 부작용이기 때문에 조속히 약을 끊고 담당의사와 의논을 해야 된다. 약의 부작용으로 근육이 분해되기 때문이다. 이 부작용으로 생긴 물질이 다량 신장으로 내려가면 신장에 큰 상해를 끼칠 수가 있기 때문이다.

앞의 세 가지 스태틴 계통의 약 중 그 대표 격인 리피토어에 대하여 조금 자세히 설명한다.

리피토어(Lipitor, Atovastin)는 신약 중 하나로, 하루에 10~20mg, 1일 1회 복용으로 시작한다. 콜레스테롤의 수치가 상당히 높을 때는 1일 40mg으로 시작할 수도 있다. 부작용은 앞에 설명한 근육통의 부작용 외에는 비교적 가벼운 편이나, 비정상적인 간기능검사 결과와 소화기 계통의 부작용을 일으킬 수 있고, 관절염 같은 증세, 다리가 경련이 일어나는 것 같이 아플 수 있고, 또 50견 같은 증세를 일으킬 수도 있으나 그럴 가능성은 매우 낮다. 이 약은 2003년에 발표된 연구결과 때문에 그 후 굉장히 각광을 받기 시작했고, 2006년에도 콜레스테롤을 내리는 약으로는 미국에서 제일 많이 팔리고 있다. 이 연구는 리피토어를 하루에 80mg 씩 복용한 환자들의 관상동맥(심장근육에 피를 나르는 동맥) 속에 생겼던 플라크가 연구기간 동안(1년 반)에 증대하지 않은 것은 물론, 사실상 약간 줄어들었다는 결과가 나왔기 때문이다. 요즘에는 미국의 당뇨클리닉에서 모든 환자에게 처방하고 있을 만큼 많이 쓰이고 있다. 전문의들은 이 약이 콜레스테롤의 혈중치가 정상이라도 당뇨병환자의 동맥 속에 형성되는 플라크를 줄일 수 있다는 확신을 갖고 이 약을 처방하고 있어 앞으로도 더 많이 사용이 될 가능성이 높다.

이제 나쁜 지방질의 삼인방의 멤버를 모두 만나보았다. 그러나 그 삼인방의 정식 멤버는 못 되더라도 명예 멤버가 되는 지방질이 또 하나 남았다. 그 명예 멤버를 만나보자.

TOPIC 2-13

훈장 빼긴 공신 II
- 중성지방

악당으로 몰린 공신

나쁜 기름의 마지막으로 중성지방에 대하여 알아보기로 하자. 사실 중성지방을 나쁘다고 하는 것은 콜레스테롤 같은 일등공신을 반역자로 몰아붙이는 것과 비슷하다.

지방질 음식이 우리 몸에 섭취될 때 일단 지방산과 글리세롤로 분해되었다가 우리 몸에 들어오자마자 다시 재결합하여 중성지방(글리세리드)으로 바뀐다. 그렇기 때문에 우리가 먹는 대부분의 지방은 중성지방으로 존재한다. 몸이 에너지가 필요할 때 특히 포도당이 모자랄 때 글리세리드 또는 중성지방은 다시 글리세롤과 지방산으로 분해되어 지방산이 에너지가 되는 것이다. 그렇기 때문에 중성지방은 앞에서 탄수화물을 이야기할 때 설명한 글리코겐과 더불어 우리 몸의 에너지 저장을 맡은 중요한 두 물질 중 하나다. 사실은 글리코겐에 비하여 중성지방은 훨씬 더 효율적인 에너지 창고이다. 그것은 같은 무게의 글리코겐에 비하여 두 배 이상의 칼로리를 공급할 수 있기 때문이다. 그러면 그렇게 중요하고 효율적인 중성지방이 왜 악의 삼인방의 명예멤버로 몰리게 되었나?

중성지방이 피 속에서 정상치(1cc 당 150mg 이하)를 유지하면 아무 문제가 없지만 이것이 200mg 이상으로 올라가게 되면 저밀도지단백질(LDL)과 공범이 되어 동맥에 플라크를 붙여놓는 악행을 저지른다는 것이 증명되었기 때문에 중성지방이 나쁜 지방질로 구분되는 것이다. 그리고 중성지방질이 400mg 이상으로 올라가면 급성췌장염 또는 건염(힘줄에 생기는 염증) 등 몸에 좋지 않은 염증을 일으켜서 몸을 중태에 빠트리기도 한다. 그렇기 때문에 중성지방은 반드시 정상수치 범위 내에 유지되어야 한다. 대체로 포화지방을 제한하면 많이 도움이 되지만 당뇨병이 잘 조절되지 않은 상태면 중성지방도 잘 내려가지 않을 때가 있다. 또 탄수화물을 많이 섭취하여 인슐린의 혈중치가 올라가면 몸이 지방을 많이 저장토록 하기 때문에 중성지방이 덩달아 올라가기가 쉽다. 이런 상태는 앞에서 대사증후군을 이야기할 때 설명되었다.

한국인과 중성지방

한국인들의 중성지방은 비교적 높은 편이어서 세계보건기구와 미국학계에서 합의 제정한 정상치의 상한인 150밀리그램(혈액 1CC당) 이상인 경우가 1/5이나 된다는 연구결과가 있다. 여기에는 여러 가지 이유가 있겠지만 네 가지 이유를 들 수 있다.

① 탄수화물을 많이 섭취하면 중성지방이 올라간다. 이것은 특히 혈당지수가 높은 음식일수록 더 그렇다. 한국인은 탄수화물이 대부분인 밥과 면류를 많이 먹기 때문에 중성지방이 올라가기 쉽다.

② 당뇨병환자의 중성지방은 흔히 높을 수 있다. 한국의 당뇨병 발생률은 높은 편이기 때문에 중성지방이 높은 사람의 수도 다른 나라보다 더 많다는 사실은 당연하다.

③ 알코올 섭취는 중성지방을 올린다. 한국인의 알코올 섭취량은

세계에서 몇째 이내에 들기 때문에 중성지방이 높은 사람이 많다는 사실은 놀랄 일이 아니다.

④ 마지막으로 한국인이 중성지방을 올려주는 특별한 유전적 요소를 소유했을지도 모른다고 의심하는 학자도 있지만 아직은 증명된 상태는 아니다.

중성지방은 어떻게 내리나?

① 정상적인 체중을 유지한다.
② 당뇨병을 철저히 관리하여 A1c형 혈색소를 7% 이하로 유지한다.
③ 탄수화물의 섭취를 줄이고 채소의 섭취를 늘린다. 탄수화물은 혈당지수가 낮은 음식을 선택한다.
④ 포화지방의 섭취를 줄인다.
⑤ 알코올의 섭취를 줄인다.
⑥ 정기적인 유산소운동을 한다.
⑦ 앞의 모든 것을 성실히 몇 달 동안 실행했는데도 중성지방이 여전히 200밀리그램 이상이면 담당의사로부터 약을 처방 받아야 할 가능성이 높다.

오메가-3유라는 기름진 생선에서 오는 지방질이 중성지방을 내리게 하는 데 매우 효과적이라는 것은 다음 토픽에서 좋은 기름을 다룰 때 다시 설명이 된다.

외곬 학자의 억측

학자들도 인간이기 때문에 유행이 있고 군중심리에 휩쓸릴 수도 있다. 나쁜 지방질의 위험이 잘 알려진 후 일부 학자들은 우리가 지방질을 먹을 필요가 전혀 없다는 억견까지 내놓기에 이르렀다. 이제는 경제가 개발되어 필요한 열량은 단백질과 탄수화물로 충족시킬 수 있으니 단백질이나 탄수화물에 묻어 들어오는 약간의 지방질만 허용하고 그 밖의 지방질은 절대 섭취하지 말아야 된다고 주장하는 학자도 있었다. 그렇게만 한다면 우리는 심장병은 물론이거니와 암도 정복할 수 있을 것이라는 것이 그들의 주장이고 바람이었다. 소위 저지방 다이어트를 좇는 사람들이 퍽 많은 수에까지 이르렀다. 물론 지방이 다 해로운 것이 아니고 어떤 지방은 우리 건강을 여러 모로 도울 수 있다는 사실을 이 학자들은 깜빡 잊었었던 것이다. 요즘에는 좋은 기름과 나쁜 기름을 분별하여 좋은 기름은 많이 섭취하고 나쁜 기름은 단호히 배척하여 우리 건강을 돌보자는 이성이 다시 한 번 이 학자들한테 되돌아 온 것 같다.

그러면 우리 건강을 도울 수 있고 끔찍스런 돌연사도 예방할 수 있다는 좋은 기름들을 다음 토픽에서 만나보기로 하자.

TOPIC 2-14

빈 방 가진 유공자
- 좋은 기름

빈 방 없음

포화지방의 화학구조식을 보면 탄소가 수소와 더 결합할 수 없는 구조를 가졌다. 수소를 받아들일 수 있을 만큼 이미 다 받아들여서 이젠 포화상태에 이르렀다고 해서 그런 이름이 붙여진 것이다. 미국에서 모텔이 포화상태에 이르러서 빈 방이 없으면 '빈 방 없음(노 베이캔시스, No Vacancies)'의 표시를 내건다. 약간 탈선을 한다면, 휴가(바캉스)를 간다는 말에 빈 방이란 말과 비슷한 단어가 나오는 이유를 아는 사람이 많을 것이다. 그 정답은 이 토픽의 끝에서 설명하기로 하고 본론으로 들어간다.

포화지방이란 수소를 재울 방이 다 나갔다는 뜻이라고 생각하면 된다. 그 반대로 불포화지방은 탄소가 더 많은 수소를 받아들일 수 있는 구조를 가졌다. 아직 포화상태가 아니기 때문에 수소를 받아들일 방이 남아 있어서 불포화지방이라고 불린다. 그 중에서도 방이 딱 하나만 남아 있을 때에는 저도불포화지방산라고 부르고, 방이 둘이나 그 이상 남았을 경우에는 고도불포화지방산이라고 부른다. 이 두 가지 불포화지방질을 골고루 먹는 것이 건강에 좋다는 의견이 지배적이다. 전자는 올리브유, 카놀라유, 땅콩유 등 식물성 식용유와 견과에 더 많고, 후자는 생선과 옥수수유, 콩기름 등 일부 식물성 식용유에 더 많다. 이렇게 수소를 더 받아들일 수 있는 기름은 전부 액체 상태이며, 우리 몸에 들어와서 콜레스테롤을 생산하지 않으면서 필요한 열량을 공급해 주고 중요한 화학작용에 참여하므로 우리의 건강을 촉진하기 때문에 좋은 기름으로 불린다. 이야기를 더 진전하기 전에 트랜스지방으로 잠시 되돌아간다. 건강에 좋은 식물성 기름을 가열하면서 그 기름에 수소를 집어넣어서 고체화 된 것이 바로 해로운 트랜스지방이라는 이야기를 기억할 것이다. 그 과정을 수소화과정이라고 했고, 건강에 좋았던 그 기름이 바로 수소를 더 받아들일 수 있는 불포화지방이었기 때문에 그 '수소화' 과정이 가능했던 것이다. 이러다가 우리가 전부 슬그머니 화학전문인이 되는 게 아닌지 모르겠다. 그것까지는 장담을 못 한다고 하더라도 적어도 포화지방과 불포화지방의 차이점에 관해서는 모두 달인이 되어야만 우리 가족의 밥상을 리메이크하는 데 도움이 되지 않겠는가?

식물성기름은 왜 좋은가?

식물성기름의 대부분이 불포화지방이다. 콩기름, 참기름, 옥수수기름, 올리브유, 면실유, 땅콩기름, 들기름, 홍화씨 기름 등 여러 가지가 있다. 이런 식물성기름은 동물성 포화지방에 비하면 우리 건강에 많은 도움을 주는 것으로 증명이 되었다.

- 첫째 콜레스테롤을 만들지 않아서 좋고 나아가서 이런 기름을 탄수화물 대신 먹었을 때 나쁜 콜레스테롤을 내려주고 좋은 콜레스테롤을 올려준다.
- 또 이런 기름은 엘디엘(LDL)의 산화과정을 조정하여 혈관의 벽에 일어날 수 있는 염증을 소멸하여 혈관 내벽을 깨끗하게 해 준

다는 연구결과가 최근 여러 나라에서 보고되었다.

- 그러나 아직은 이런 식물성지방의 섭취가 건강을 돕는 가장 큰 이유는 포화지방의 섭취를 간접적으로 줄여준다는 데 있다고 보아야 한다.

한국인과 식물성지방

우리나라 사람은 고기에서 섭취하는 포화지방만 줄이면 콩기름과 참기름 등 많은 재래식 식물성기름을 요리하는 데 이용할 수 있기 때문에 주로 좋은 기름만으로 필요한 기름 섭취량을 어렵지 않게 충당할 수 있다고 본다. 그러나 우리나라의 좋은 기름을 제쳐놓고 그렇게도 나쁘다고 서양사람들도 요즘 멀리하려고 안간힘을 다하는 서구식 버터, 마가린 또는 쇼트닝을 사용하면서 우리 자녀들의 장래 건강에 해를 가져오는 것을 옆에서 보고 있으려면 의사로서 너무나 난처하고 답답하다.

한국에서는 별로 유통이 안 되고 있지만 동남아여행 때 흔히 접할 수 있는 식물성 기름 중 에서 코코넛유나 야자유 같은 소위 '열대성 기름' 은 나쁜 포화지방이라는 사실을 기억해야 된다. 휴가철에 서울 등 큰 도시에 사는 사람이 대거 동남아, 일본, 괌, 또는 국내 관광지로 빠져나가면 시내가 텅 빌 때가 종종 있다. 유럽의 큰 도시는 그럴 때 거의 전 도시가 문을 닫은 양 비어버린다. 바로 그 비었다는 말이 바캉스 또는 영어권에서 이야기하는 베케이션(vacation)이다. 전 도시가 '빈 방' 이 되고 마는 격이다. 그야말로 고도의 불포화상태를 형성하게 되는 것이다.

좋은 기름에는 우리에게 잘 알려진 몇 가지 기름이 있다. 이미 여러 토픽에서 소개되었던 오메가 자매를 알아본다.

TOPIC 2-15

환상의 여자 복식조
- 오메가 자매

오메가-3유

최근 오메가-3유가 건강에 좋다는 것을 증명하는 여러 연구결과가 발표되면서 이 기름은 우리 건강에 가장 좋은 기름으로 그 이름을 굳혔다. 거기에 박차를 가하듯이 학계에서 상당히 존경받는 미심장(의)협회(American Heart Association)에서 공식적으로 오메가-3유의 장점을 구체적으로 발표하며 일반인에게 이 기름을 강력히 권장하면서 요즘은 건강기름으로서의 인기를 독차지하고 있는 형편이다.

미 심장협회는 2002년에 다음과 같은 내용의 추천서를 발표한 바 있다.

- 오메가-3 지방산은 다음 여섯 가지 이유로 성인 심장병 예방을 돕는다.

① 심장 박동(리듬)의 비정규화를 막아서 돌연사를 방지한다.
② 혈전(피 덩어리)의 형성을 방지한다.
③ 중성지방 수치를 내리게 한다.
④ 동맥 내의 플라크가 커지는 것을 막는다.
⑤ 동맥의 노쇠를 지연한다.
⑥ 혈압을(약간) 내려준다.

공인 의학자단체의 공문치고는 대단히 고무적인 것이다. 이 추천공문이 발표된 후에도 이 협회는 몇 번 더 이 권장을 재확인하므로 결코 일시적인 인정이 아니었다는 것을 강조하고 있다.

오메가-3유는 어떻게 순환기관의 건강을 돕나?

- 오메가-3유가 중성지방의 높은 수치를 내리게 해 준다는 것은 여러 연구가 확실히 증명을 해 주었다. 토픽 2-13에서도 설명했지만 중성지방이 정상치보다 높으면 동맥경화와 플라크 형성에 참여한다는 사실이 확실히 입증되었기 때문에 오메가-3이 중성지방의 수치를 내려주므로 순환기건강을 돕는다는 것도 입증된 사실이다.
- 또 하나의 괄목할 만한 연구는 오메가-3유가 동맥의 유연성을 증가시킨다는 발견이다. 많은 학자는 이것이 플라크 형성의 저하와 함께 시너지효과를 이루어 순환기관의 어려움을 덜어준다고 본다. 청소년의 과다한 체지방이 동맥의 확장성을 감소하기 때문에 이것이 바로 그들 장래에 순환기질환이 일어날 조짐이라는 이야기를 토픽 1-5에서부터 기억할 것이다. 그 확장성의 감소란 유연성의 감소와 같은 말이다. 동맥이 유연성을 유지할 때 동맥경화증, 플라크 형성이 어려워지고 반대로 그 유연성이 없어지면 동맥은 뻣뻣해지고 뻣뻣한 동맥에는 여러 가지 퇴행성변화가 자리잡기 마련인 것이다.

한편 많은 학자들은 심장에 좋다면 다른 데에도 좋을지 모른다는 생각으로 암을 위시해 다른 병에 오메가-3유가 미치는 장점들을 활발히 추적하고 있다. 류머티즘 계통의 관절염에 도움이 된다는 연구와 우울증을 돕는다는 연구결과, 그리고 이식수술 후 먹는 약(시클로스포린)의 부작용을 감소해준다는 연구결과는 있지만 암에 좋다는 것은 증명하지 못 하고 있다.

오메가-3유가 해로울 수 있나?

오메가-3유를 너무 많이 복용했을 때 출혈할 가능성이 있다. 적어도 하루에 2.5그램 이상을 복용하는 경우이다. 이것은 미 심장협회가 추천하는 양의 약 2.5배가 된다. 그렇기 때문에 권위자들은 식품을 통하여 오메가-3유를 섭취하도록 추천한다. 음식을 통하여 2.5그램 이상 정도의 많은 양의 오메가-3유를 섭취하기란 그리 쉬운 일이 아니기 때문이다. 그리고 아주 드문 일이지만 심장 박동(리듬)이 매우 불규칙한 사람이 다량의 오메가-3유를 복용했을 때 그 박동이 더 악화될 수 있으니 그런 사람은 오메가-3유를 보충으로 복용하기 전에 내과나 심장전문의와 의논하는 것이 필요하다.

오메가-3유가 많은 식품

오메가-3유는 주로 생선에서 온다. 우리가 늘 접할 수 있는 연어, 고등어, 기름진 참치, 청어, 정어리 등 소위 등푸른생선들이다. 생선 말고도 호도, 콩기름, 카놀라유 등도 오메가-3유의 일종인 에이엘에이(ALA)라는 지방산의 좋은 원천이다. 이 밖에도 생선기름이나 오메가-3유의 지방산을 정제하여 만들어진 제품이 시판된다. 미 심장협회가 추천하는 양은 하루에 오메가-3유를 800mg 내지 1,000mg을 섭취하라는 것이다. 한 주에 기름진 생선을 두 번 먹으면 그 정도 오메가-3유가 충당되기 때문에 미 심장협회는 생선 200그램을 한 주 두 번 먹으라고 추천하고 있다. 200그램이면 상당히 큰 생선토막이 되는데, 한꺼번에 혼자 먹기에 좀 부담이 갈 수 있는 경우도 있어서 보충제의 형태로 오메가-3유를 섭취하는 사람도 있다. 그러나 생선에서 직접 섭취하는 것이 제일 좋은 방법이다. 최근 미 식약청과 환경청은 심장협회의 추천에 관하여 임산부와 수유하는 엄마, 그리고 어린아이들은 수은 함유량이 많을 수 있는 황새치, 옥돔, 상어, 그리고 삼치를 피하고 그 대신 수은 함유량이 아주 낮은 연어, 참치, 메기 등을 한 주 두 번씩 먹으라고 권고했다. 생선을 선호하지 않는 사람, 생선이 내포할 수 있는 중금속이 걱정되는 사람은 보충제 형태의 오메가- 3 유를 하루에 1,000mg 복용할 것을 저자는 권장한다.

오메가-6유

오메가-6유는 오메가-3유와 마찬가지로 우리 몸이 생산을 못하는, 그렇기 때문에 우리가 외부에서 흡수해야 되는 것이 필수적인 식물성 기름이다. 이런 지방을 우리는 필수지방이라고 부른다. 오메가-6유도 오메가-3유와 같이 우리 몸에 이로운 기름으로 구분된다. 오메가-6유는 우리가 쉽게 접할 수 있는 여러 가지 식물성 기름에 풍부히 함유되어 있어 우리가 이 지방을 넉넉히 섭취 못 할 가능성은 거의 없다. 콩기름, 들기름, 옥수수기름 등에 풍부한 오메가-6 지방산이 들어있기 때문이다. 요즘 젊은 세대가 아침식사로 선호하는 시리얼, 올리브유, 배아나 껍질을 제거 안 한 곡물로 만든 빵, 닭고기와 달걀,

과자와 케이크 등에도 상당량의 오메가-6 지방산이 들어있다. 그렇기 때문에 요즘 젊은 세대의 오메가-6 지방의 섭취는 점점 늘어나고 있는 형편이다.

오메가-6 지방산과 오메가-3 지방산의 섭취 비례

• 문제점

몇 년 전부터 학계에서 우리의 지방 섭취에 관한 새로운 경종을 울리기 시작했다. 그것은 바로 오메가-6과 오메가-3 사이의 균형을 잃으면 오메가-6이 해로울 수도 있다는 경고이다. 미 메릴랜드대학의 연구팀을 위시한 여러 연구센터에서 여기에 과한 연구를 발표하면서 너무 많은 오메가-6을 섭취하면 오히려 건강에 해를 끼칠 수 있다는 점을 입증한 것이다. 사실 그들의 연구보고를 자세히 분석해 보면 아직 우리나라에서는 이것에 관하여 크게 걱정을 안 해도 될 것 같다. 지금 미국 사람들의 오메가-6 대 오메가-3의 비율은 20~30 : 1이어서 완전히 균형을 잃은 상태이다. 다시 말해서 오메가-3에 비해 20~30배의 오메가-6을 섭취하고 있다는 말이다. 아직은 걱정을 안 해도 될지 모르지만 우리나라 젊은 세대의 서구식으로 지향되는 식사습관의 추세를 감안할 때 우리의 안도감이 과연 얼마나 더 계속될 수 있을까 하는 걱정을 안 할 수 없다.

• 이상적 비례

두 지방산의 이상적 비례는 1 : 1이라고 주장하는 학자도 많지만 그들 자신도 그것이 현실성이 희박한 희망사항이라는 점을 시인한다. 학계에서 합의하는 좋은 비율은 4 : 1이다. 즉 오메가-3의 네 배의 오메가-6을 섭취하는 것이다. 최고 허용비율을 대체로 10 : 1로 정해 놓고 있다. 그 이상의 오메가-6을 섭취하면 건강에 해로울 수 있다는 말이다. 한국의 성인 세대가 재래식 식사를 주로 할 경우 10 : 1을 초과하지 않는다고 본다. 그렇지만 생선과 견과를 선호하지 않고 웰빙을 추구한다며 올리브유, 옥수수유, 포도씨 기름 등 외국산 제품을 많이 쓰는 사람은 나이는 어쨌든 이 비율이 10 : 1 이상이 되는 것이 그렇게 어렵지 않을 것이다.

• **비율이 높으면 무슨 일이 일어날 수 있나?**

사실은 무슨 일이 일어나는 것이 확실히 증명된 연구보고는 찾기 어렵다. 그러나 이론적으로는 몸속의 염증을 촉진할 수 있다는 것이다. 이것은 맹장염이나 후두염 같은 염증이 아니라 특수 세포에 일어날 수 있는 염증이다. 제일 신빙성 있게 연구가 된 부분이 혈관의 내벽을 형성하는 내피세포다. 이 세포들에 염증이 생기면 플라크 형성이 더욱 활발해지고 따라서 심장마비, 뇌졸중 등 여러 가지 심각한 질환이 생길 수 있는 것이다. 또 이 불균형은 염증 말고도 세포의 산화작용을 촉진하여 우리 몸의 노화를 재촉하게 된다는 의견도 있다.

• **어떻게 하면 그 비율을 줄일 수 있나?**

우선 오메가-3이 풍부하다는 음식을 되도록 많이 먹는 것이 중요하다. 아직은 음식을 통해 섭취하는 오메가-3이 해롭다는 증거는 없기 때문이다. 그리고 우리가 건강에 좋다는 식용유를 선택할 때 오메가-3과 오메가-6이 각각 얼마씩 들어있나 살펴보는 습관을 기르는 게 바람직하다. 예를 들어 우리가 요즘 선호하는 올리브유와 포도씨유에는 오메가-3이 거의 없다. 옥수수유도 마찬가지다. 캐놀라유에는 꽤 많은 오메가-3이 함유되어있다. 젊은 세대와 청소년을 돌보는 보호자는 서구식 식사는 대체로 이 비율도 서구화(고비율화)한다는 것을 잊지 않는 것이 중요하다. 우리 자녀들이 되도록 서구화된 식사 습관이 어렸을 때부터 들지 않도록 노력해야 되는 또 하나의 이유가 바로 여기에 있는 것이다. 한편 우리의 재래식 식사는 반대로 그 비율을 낮추어 준다는 사실을 꼭 기억하자.

오메가-3유에 대해서는 이만큼 해 두고 또 하나의 좋은 기름인 올리브유를 만나보자. 이 기름은 몇 천 년 동안 지중해 연안 사람들이 애용해 온 기름이다. 그렇기 때문에 여러 가지 신비로운 전설 속에 싸여서 오늘날까지 내려온 명물이라고도 할 수 있다.

TOPIC 2-16

바르기만 해도 속병이 다 난다는데 - 올리브유의 허와 실

우리나라에서도 올리브유가 한참 건강식용유라고 각광을 받고 있다. 미국도 마찬가지다. 미국의 이런 경향은 약 15여 년 전에 시작되었다. 미국의 국민병이라고 할 수 있는 심장마비, 심근경색, 돌연사와 같은 무서운 순환기질환을 축출할 수 있는 방안을 찾으려고 많은 학자가 집착하고 있었다. 그러다가 지중해 근방에 사는 사람들은 체중도 야윈 편이 아니고 미국사람들에 비하여 감정이 차분하고 냉정한 것 같지도 않은데, 심장병과 뇌졸중에 걸리는 빈도는 미국보다 훨씬 낮다는 점에 감안하여 그들의 일거수일투족을 오랫동안 관찰하고 연구하게 되었다. 그런 끝에 역학자(疫學者: 병의 발생과 원인 그리고 그 진전과 분포를 통계적으로 분석하는 보건학계 전문인)들은 올리브유를 많이 소비하는 것과 그들의 낮은 심장병 발생률과 관계가 있다는 과학적인 확답을 얻어냈다. 그리하여 전에는 올리브유라면 이태리 음식점에 가서 빵을 찍어먹는 것이 고작이었던 미국인들이 요즘은 올리브유를 웬만한 집에서는 주방의 상비품목으로 비치하게 되었다. 역시 건강에 좋다고 하여서 단시일 내에 유행처럼 퍼져 버린 것이다. 올리브유는 식물성 식용유이니까 물론 몸에 좋은 기름이다. 익숙해지면 풍미도 좋은 편이다. 또 가격도 다른 기름에 비하면 비싼 편이어서 '비싸니까 좋겠지' 하는 소비자들의 심리작용도 한 몫 한다고 보아야 한다.

올리브유에는 어떤 종류가 있나?

올리브유는 그 생산과정과 산도(酸度)에 따라 다음 네 가지로 분류된다.

- 엑스트라버진: 산도 0.8% 이하, 뛰어난 맛, 항산화제인 폴리페놀 함유, 제일 먼저 분리된 최고급 제품이다. 또 정제된 기름의 추가는 허용되지 않는다. 여기서 정제란 나쁜 맛이나 고도의 산성을 화학적 처리로 중화시키는 과정을 뜻한다. 그렇게 정제된 올리브유는 저질로 분별된다.
- 버진: 산도 2% 이하, 맛은 양호, 정제된 기름의 첨가 불허.
- 올리브유: 버진과 정제된 기름의 혼합, 산도 1% 이하, 강한 풍미가 없음.
- 올리브 찌꺼기: 올리브유와 정제된 기름의 혼합, 약간의 버진이 섞일 수도 있음. 식당용.

올리브유 병의 라벨을 읽을 때 주의해야 될 일 몇 가지

- 이탈리아 제품(Made in Italy): 이 라벨은 기름이 이탈리아에서 분리되었다는 말이지 올리브가 이탈리아산이란 말은 아니다. 올리브 자체는 스페인이나 다른 지중해 연안 국가에서 수확했을 가능성이 더 높다.
- 100% 순 올리브유: 최고급 같은 인상을 주지만 사실은 저질이다. 버진이란 말과 엑스트라 버진이란 말이 빠졌기 때문이다.
- 정제된 올리브유에서 만들었음(Made from refined olive oils): 올리브 열매의 진수만을 빼서 짠 기름 같은 인상을 주지만 사실

은 맛과 산도가 다 화학적으로 조작되었다는 뜻이다. 거의 최하 급의 제품일 가능성이 높다.

이왕 건강을 위하여 올리브유를 사용한다면 고급 엑스트라버진이나 버진을 사서 적절히 쓰는 것이 좋다. 올리브에 함유된 영양소가 제거되지 않고 혼합물이 섞이지 않은 순수한 형태로 남아 있기 때문에 영양소, 항산화요소가 그대로 남아 있어 건강에 가장 좋다. 물론 풍미면에서도 이 두 고급 종류가 더 우수하다. 그러나 엑스트라버진은 낮은 온도에서도 타기 때문에 가열하여 튀기거나 부침 요리에 사용하는 것은 적절치 않다. 그렇게 소비하는 것은 마치 비싼 것을 사가지고 불에 태워버리는 것이나 다름없다. 또 하나 유의할 것은 올리브유에는 오메가-3유가 별로 들어있지 않다는 사실이다. 앞에서 이야기한 건강한 오메가-6유와 오메가-3유의 비율을 추구한다면 모든 기름을 제쳐놓고 올리브유만 사용하는 것은 금물이다.

옳은가 그른가?

- **'올리브유는 좋고 콩기름은 나쁘다.'**
  이런 말을 종종 접하는데 이것은 아무 과학적인 근거가 없는 것으로 분석된다.
- **'올리브유는 열량이 적어서 다이어트 하는 데 이상적이다.'**
  이 주장도 사실과는 다르다. 식용유는 대체로 1그램이 약 9킬로칼로리를 제공하므로 아무리 비싼 올리브유라도 그것은 마찬가지다.
- **'올리브유는 신비로운 약효가 있어 몸에 발라도 속병이 난다.'**
  이 주장은 몇 천 년 동안 이탈리아나 그리스 같은 지중해 연접

국가에서 끈질기게 내려오는 주장이지만 현대의학이 그것을 받아들일 만한 이유는 찾지 못하고 있다.

- **'몸에 바르면 피부에 좋다.'**

  옳은 말이다. 몸에 발라서 피부를 가습하여 피부 건강을 돕는다는 증거는 충분히 있다.

- **'올리브유는 심장에 좋다.'**

  이것도 옳은 말이다. 최근 미식약청은 올리브유의 병 라벨에 다음과 같은 내용을 써넣는 것을 허용했다.

'올리브유를 매일 큰 수저로 2회 먹으면(23그램) 심장에 유익할 수도 있다. 그러나 그런 혜택을 받으려면 매일 그만한 양의 포화지방을 피해야 된다.'

상당히 미온적인 승인에 불과하지만 여간해서는 그런 승인을 잘 안 하는 미식약청에서 그 정도의 승인을 받았다는 것 자체가 의미 있는 것이다. 또 엑스트라 버진 올리브유를 먹은 사람들의 동맥유연성이 증가했다는 연구도 있다. 앞의 토픽에서도 벌써 몇 번 거론된 바 있는 이 동맥의 유연성(확장성이라고도 함)은 장래 동맥질환의 발생 여부를 예언해 주는 좋은 특징으로 요즘 널리 받아들여지고 있다. 바로 이 변화가 올리브유가 지중해 연안 주민의 심장질환 유발의 빈도를 다른 서양사람들에 비하여 훨씬 낮춰 주는 것이라고 생각하는 학자도 많다. 그것도 그럴 것이 지중해 연안 주민은 전 세계 올리브 생산량의 75%를 소비하고 있고, 그들의 일인당 소비량은 다른 서양사람들과 비교해서 30~40배에 달하고 있다.

TOPIC 2-17

값비싼 연구 값진 정보
- 영양 지침서

5년에 한 번씩 미국과 캐나다의 영양학자들로 구성된 다이어트지침서작성위원회는 양국 보건당국의 위탁을 받고 〈미국과 캐나다 국민의 영양지침서〉라는 공문을 작성하여 발표한다.

이 지침서는 북미 두 나라의 국민을 위하여 그 나라 학자들이 몇 년에 걸쳐 연구와 토론을 한 끝에 작성하는 문서이다. 그러나 이 지침서를 저자가 중요시하는 이유는 간단하다. 건강한 식생활을 통하여 성인병 등 만성질환을 예방해 보겠다는 그 지침서의 목적이 바로 우리가 청소년의 성인병을 방지하고 어른의 성인병을 예방하거나 늦추어 건강을 누리려는 바람과 너무나 잘 맞아떨어지기 때문이다. 그리고 이 문서는 양국의 저명한 학자들이 최근 각국에서 발표된 연구자료를 분석하고 인용하여 작성한 것이기 때문에 그 과학적 정확성이 높고 정보가 신선하다. 우리는 그들이 엄청난 자원과 노력을 들여 작성한 이 문서를 통하여 많은 이득을 얻을 수 있을 것이다.

그들이 2000년에 발표한 지침서에는
'하루 섭취하는 전체 음식의 칼로리 양 중
- 45~65%를 탄수화물그룹에서,
- 10~30%는 단백질에서,
- 20~35%의 열량은 지방질에서 섭취한다.'

라는 칼로리 분포 범위를 명확히 정했었다. 그 분포 범위는 아직도 많은 학자, 영양사, 그리고 개업의들이 수긍하고 있다.

그러나 2005년의 지침서에는 그 분포 범위 대신 꼭 더 먹으려고 노력해야 할 음식, 되도록 피해야 할 음식 등을 더 강조하는 방법을 사용했다. 이것은 이 지침서를 좀 더 실천하기 쉬운 문서로 발전시키기 위한 그들의 노력으로 보여진다. 지침서의 요점을 되도록 원본 그대로 옮겨 현대의학이 최신 연구결과에 바탕을 두고 추천하는 영양관리 지침의 중요한 정보를 발표된 대로 전달한다. 이미 이 책에서 강조한 내용이 많이 반복되지만, 매우 중요한 정보와 권장이기 때문에 다시 요약해 정리하였다. [ ] 안의 내용은 저자의 의견이다.

1. 충분한 영양소를 음식을 통하여 섭취한다.

영양소가 충분한 음식을 기본음식 그룹, 즉 탄수화물, 단백질, 지방에서 선택하되 포화지방과 트랜스지방, 콜레스테롤, 음식에 첨가한 설탕, 소금과 알코올 등을 피하라.

2. 체중관리

① 정상체중을 유지하기 위하여 음식에서 들어오는 칼로리의 양과 운동 등으로 소모하는 칼로리의 양을 맞추어라.

[열량 수지타산에서 이익을 보지 마라.]

② 가까운 장래에 생길 점차적인 체중의 증가를 피하기 위하여 음식의 양을 약간 줄이고 운동량을 조금씩 늘린다.

[정상체중의 상한선에 도달하고 있는 사람들에게 적절한 충고이다.]

3. 신체운동

① 건강과 심리적 웰빙, 그리고 건강한 체중을 촉진하기 위하여 운

동을 안 하는 생활양식을 버리고 정규적으로 운동을 한다.

② 나이 들어서 오는 성인병을 피하기 위하여 보통 직장이나 집에서 일 때문에 행하는 신체운동 외에 그리 힘들지 않은 운동을 거의 매일 적어도 30분씩 한다.

③ 그러나 대부분의 사람은 더 좋은 건강의 혜택을 위하여 ②의 운동보다 더 힘든 운동을 더 오래 할 수 있다.

④ 나이 들면서 체중이 점차 건강체중 이상으로 증가하는 것을 예방하고 현 체중을 유지하기 위하여 보통보다 훨씬 더 활기찬 운동을 거의 매일 60분씩 한다. 그러면서 음식의 섭취량은 한도를 지나치지 않는다. [중년층을 향한 권장으로 받아들이면 좋겠다.]

⑤ 성인이 되어서 체중을 유지하기 위하여 칼로리 제한을 지키면서 거의 매일 보통보다 좀 힘든 운동을 60분에서 90분 까지 한다. 이런 정도의 운동을 시작하기 전에 의사와 상의해야 될 이유가 있는 사람은 꼭 그렇게 하라. [비교적 나이가 젊은 사람에게 적절한 권고.]

⑥ 심장운동, 스트레칭, 저항성 운동과 미용체조 등으로 몸의 좋은 컨디션을 (성취)유지한다.

4. 강조해야 할 음식 그룹

충분한 양의 과일과 채소를 섭취한다. 하루에 2,000킬로칼로리를 섭취한다고 가정하고 두 컵에 가득 찰 양의 과일과 두 컵 반에 가득 찰 양의 채소를 매일 먹는다. 하루 섭취 열량이 2,000k칼로리 이상이면 그 양에 비례하여 과일과 채소를 더 먹는다.

① 매일 여러 가지 과일과 채소를 골고루 먹도록 노력한다. 특히 채소는 다음 다섯 그룹을 골고루 한주에 여러 번씩 먹는다. [채소나 과일을 하루에 다섯 컵 내지 아홉 컵을 먹는 것이 이상적이다.]

• 진한 녹색 채소
• 오렌지 색 채소 [주홍색 호박, 주홍색 피망, 당근, 오렌지, 칸타로프 멜론 등]
• 콩이나 팥 종류
• 전분이 가득 찬 채소 [고구마 등]
• 그리고 기타 채소 [앞 네 종류를 제외한 모든 채소와 과일]

② 매일 적어도 하루에 84그램에 해당하는 표피를 제거하지 않은 곡물 [전곡, whole grain]이나 그런 곡물로 만든 음식을 먹는다. [이 권고는 전에 없던 획기적인 권고다. 혈당지수가 낮고 영양분과 섬유질이 많은 전곡을 권장하는 것은 백색 곡물을 피하라는 권장이기도 하다.]

③ 하루에 세 컵의 저지방이나 탈지우유를 마신다. [이만한 양의 우유는 적어도 300킬로칼로리의 열량을 추가한다는 사실을 기억해야 된다. 하버드 학자들은 이것이 지나친 양이라고 질책한다.]

5. 지방질

① 포화지방에서 섭취하는 열량은 하루 전체 열량의 10%를 초과하면 안 된다.

② 하루에 콜레스테롤 섭취가 300mg 이상이면 안 된다.

③ 트랜스지방의 섭취는 가능한 한 적어야 된다.

④ 지방질 음식에서 얻는 열량이 하루에 섭취하는 열량 전체의 20~35%이어야 한다. [이것은 2000년 지침서의 분포 범위와 동일하다.]

⑤ 대부분의 지방질은 생선이나 땅콩, 캐슈, 호도 같은 견과류와 식물성 기름 등 불포화(고도불포화나 저도불포화)지방산에서 섭취해야 한다. [2000년 지침서에 비하여 식물성지방질을 훨씬 더 강조하고

있다.]

⑥ 고기, 닭고기나 우유를 고를 때는 언제나 기름기가 적거나 없는 것으로 고른다.

⑦ 포화지방이나 트랜스지방의 섭취를 제한한다. 또 그런 기름을 소량으로 포함한 제품만을 사용한다.

6. 탄수화물

① 섬유질을 많이 포함한 과일과 표피를 제거 안 한 곡물을 자주 먹는다.

② 설탕이나 열량이 있는 감미료를 넣지 않은 음식이나 음료수만을 먹는다.

③ 설탕이나 전분을 포함한 음식과 음료수를 줄이고 구강위생을 철저히 유지하므로 충치 예방에 힘쓴다.

7. 나트륨

① 하루에 2,300mg [작은 스푼으로 하나] 이하의 나트륨만을 섭취한다.

② 음식을 준비할 때 소금을 덜 넣는다. 동시에 칼륨이 풍부한 음식을 고른다.

③ 고혈압환자나 중년 이상의 사람은 소금을 하루에 1,500mg 이하 [작은 스푼으로 반 내지 3/4] 로 줄이고 하루에 4,700mg의 칼륨을 음식에서 섭취하도록 계획한다.

8. 술

① 술을 마시는 사람은 분별 있게 그리고 적당량만을 마셔야 한다. 그 적당량이란 남성일 경우 하루에 두 잔, 여성일 경우 하루에 한 잔

으로 정의한다.

② 술의 섭취량을 자기 자신이 억제를 못 하는 사람, 임신한 사람, 임신했을 가능성이 있는 여성, 그리고 젖을 먹이는 엄마, 미성년자, 술을 마시면 부작용을 일으키는 약을 먹는 사람과 술을 먹으면 안 되는 병을 가진 사람은 술을 마시면 안 된다.

③ 술이 안전성을 해칠 가능성이 있는 자동차나 기계 등을 작동하는 사람들은 술을 피해야 된다.

9. 안전한 음식

균에 의한 식중독을 피하기 위하여 다음 사항을 주의한다.

① 손과 도마 등 음식과 접촉하는 주방기구를 깨끗이 씻는다. 채소와 과일을 깨끗이 씻는다. 고기나 포장된 닭고기를 헹구거나 씻지 않는다. [모든 날 육류식품은 표면에 균이 붙어있다고 간주한다. 물로 헹구면 균이 주방의 조리대에 옮겨질 가능성이 있기 때문에 가열하여 요리할 때 제거될 균을 쓸데없이 주방에 퍼트리지 말라는 뜻이다. 도마나 행주 등에는 세균 등 미생물이 번식하기 쉽기 때문에 사용하기 전과 후에는 반드시 더운물과 세제로 철저히 닦는 것이 중요하다. 꺼림칙한 음식은 절대로 먹지 말고, 냉장고를 너무 믿지 않는 것이 좋다.]

② 슈퍼에서 식품을 살 때 날것과 요리가 되어있는 식품, 그리고 당장 먹을 수 있게 되어있는 식품을 옮길 때, 요리할 때, 그리고 저장할 때 각각 따로 취급한다. [날고기 등에서 다른 음식에 균이 묻는 것을 방지하라는 충고다.]

③ 균을 죽이기 위하여 안전한 [적정한] 온도로 요리를 한다.

④ 살균이 안 된 생우유, 그런 우유로 만든 식품, 날달걀이나 덜 익은 달걀, 또 그러한 달걀로 만든 식품, 생고기와 생닭고기, 그리고 덜

익은 고기와 닭고기, 날 또는 덜 익은 생선이나 갑각류 해산물, 그리고 살균이 안 된 주스를 피한다.

이상이 2005년 초에 미연방정부 보건복지부와 농무부가 공동 발표한 미국인들을 위한 영양지침서의 요약이다. 물론 미국이란 식생활문화와 환경에서 우리와 상당한 차이점이 있기는 하지만 이 지침서의 권장은 우리국민에게도 거의 그대로 적용된다고 본다.

TOPIC 2-18

농무부 대 하버드
- 건강하게 먹는 피라미드(Healthy Eating Pyramid)

미연방농무부(USDA)

미연방정부 농무부(USDA)는 농산물과 축산물, 그리고 국립산림을 관리하는 부처이다. 1870년 링컨 대통령 집권 당시 창설된 농무부는 그 당시 전국 인구의 80%에 이르는 미국농민들을 돕는 것을 이 부서의 제일 사명으로 설정했고, 그 사명은 오늘에 이르기까지 변하지 않았다. 농민들의 생산품이 주로 곡식과 고기, 그리고 낙농산물이기 때문에 이 부서는 옛날부터 국민의 먹거리 전체에 대한 책임을 지고 있다. 따라서 곡물, 고기, 닭고기, 달걀, 과일, 낙농식품 일체 등 모든 식품의 생산과정, 유통, 안전도 영양가치의 평가 등을 총책임지고 있는 대규모 정부기관이다. 그렇기 때문에 보건복지부와 함께 매 5년에 한 번씩 발표되는 국민영양지침서를 책임지고 있다.

약 10년 전 USDA가 독자적으로 〈영양의 피라미드〉라는 것을 창안하여 발표했다. 그 당시 이 피라미드는 많은 국민들을 효율적으로 교육할 수 있는 좋은 도구라는 호평을 학계에서 받았고, 초등학교와 중학교를 통해 학교 영양교육의 교재로도 각광을 받았었다. 그러나 그 후 몇 년 동안 새로운 연구결과를 제대로 반영시키지 못 한다는 이유로 학계 지도자들의 질책을 받기 시작했다. 그 후 USDA는 〈나의 피라미드〉라는 새로운 피라미드를 내놓았으나 학계에서는 '먼저 있던 묵은 피라미드를 밀어서 옆으로 세워 놓은 것밖에는 아무것도 달라지지 않았다.' 하며 냉대하기에 이르렀다.

농무부와 일부 학계 사이에는 어느 정도의 의견 차이와 대립이 존재하는 것이 사실이다. 왜냐하면 학자들은 농무부가 150년 전에 설정된 그들의 사명에만 집착하여 농민의 이익을 우선적으로 보호하려고 하기 때문에 전 국민의 건강을 등한시 할 수도 있다고 걱정하기 때문이다. 결국 'USDA만 믿고 있다가는 안 되겠다' 하며 하버드대학교 보건대학의 권위자들이 2002년에 〈건강하게 먹는 피라미드(Healthy Eating Pyramid)〉라는 새로운 피라미드를 발표하기에 이르렀다. 2005년 농무부 지침서가 발표된 후에 하버드 학자들은 이 지침서의 새 내용을 반영하여 자기들이 발표한 2002년 하버드 피라미드를 수정해서 최근 새로 발표하였다.

피라미드는 밑이 넓고 위로 올라갈수록 점점 좁아져 정점으로 끝난다. 그렇기 때문에 제일 중요하고 많이 먹어야 할 음식은 제일 밑에 넣고, 그 다음으로 중요한 음식은 그 다음 층에 넣어 각 음식물의 중요성의 차이점을 육안으로 금방 인식할 수 있게 하기 때문에 매우 유용한 교재가 되는 것이다.

다음 피라미드는 하버드대학의 최근 피라미드를 저자가 우리나라 사람에게 맞게 수정하여 개조한 것이다. 이 피라미드를 주방이나 식탁 옆에 붙여두고 있으면 우리가 의식적으로 피해야 될 사항들을 쉽게 지적해 줄 수 있는 유용한 시각 가이드가 될 수 있을 것이다.

제일 꼭대기에 포함된 사항들은 되도록 삼가야 할, 그리고 섭취하는 것이 불가피하면 그 양을 가능한 한 줄이도록 노력해야 되는 사항들이다. 얼핏 보더라도 우리나라 사람들이 장래의 건강을 미리 걱정해야 된다면 우리의 현재 식사 패턴을 상당히 뜯어고쳐야 된다는 것을 알 수 있다.

〈한국형 건강하게 먹는 피라미드〉

햄버거, 구운 고기나 기름진 고기, 흰밥, 흰 떡, 흰 빵, 감자, 설탕, 설탕으로 만든 음료수 일체, 과자, 라면과, 인스턴트 국물이나 우동, 버터, 마가린, 쇼트닝, 트랜스지방이 들어 있는 음식은 가능한 한 안 먹는다.

탈지 우유 한 컵, 혹은 칼슘정(500mg)을 하루 2~3회 먹는다. 두 항목을 섞어 먹어도 칼슘의 1일 섭취권장량(1000mg-1200mg)만 충당하면 된다.

생선, 닭고기를 하루에 1 ~ 2 회, 달걀을 하루에 하나를 0 ~ 1 회 먹는다.

콩자반, 된장찌개, 두부, 비지, 녹두부침 등 콩류로 만든 반찬을 하루에 1 ~ 2 회, 땅콩, 캐슈, 잣 등 견과류를 한 줌씩 하루에 0 ~ 1 회 먹는다.

다량의 채소를 색색으로 매일 적어도 2 회, 각종 김치, 깍두기와 각종 나물을 매일 2 ~ 3 회, 채소국을 하루에 1 ~ 2 회 먹는다.

과일을 매일 2 ~ 3 회, 김, 다시마, 미역을 매일 1 ~ 2 회 먹는다.

흰 쌀과 흰 밀가루가 안 들어간 밥, 각종 잡곡밥, 떡이나 국수를 하루에 2 ~ 3 회, 통보리 같은 전곡으로 만든 빵을 하루에 0 ~ 1 회, 오트밀 또는 밀기울로 만든 시리얼, 하루에 0 ~ 1 회 먹는다.

오메가 3-유 지방이 많은 생선과 옥수수 기름, 올리브유, 카놀라유, 등 식물성 기름, 그리고 콩기름, 들기름, 참기름 등 전통적인 식물성 기름을 음식을 조리할 때 매일 사용하는데, 국산과 수입 식용유를 골고루 사용한다.

하루에 적어도 30분씩 나이와 건강 상태에 걸맞는 전신운동, 스트레칭, 미용체조를 지속적으로 한다. BMI를 23 이하로 유지할 수 있는 한도 내에서 충분한 열량을 공급할 수 있는 음식을 세 기본 그룹에서 균형을 맞춰 골라 비슷한 열량을 하루에 세 끼 먹는다.

1층은 우리의 장래 건강에 가장 큰 영향을 줄 두 가지 사항을 제시하고 있다.

① 우리가 만일 과체중상태를 못 고친다면 중년 이후의 건강 전망은 밝지 않다. 모든 성인병의 중요한 위험인자 중 하나가 과체중이나 비만이라는 것을 잊으면 안 된다. 체중을 철저히 관리하고 유지하는 사람들이 이 피라미드 지침을 지킬 때 얻는 혜택은 그렇지 않은 사람에 비하여 현저히 크다는 것은 의심의 여지가 없다. 특히 청소년의 경우 그들의 과체중상태가 가져올 수 있는 질병과 어려움은 성인에 비하여 훨씬 더 심각하다.

② 적절한 운동을 지속적으로 실행한다는 것이 장래 건강을 위하여 매우 중요하다. 이것은 운동이 체중관리에 이바지하기 때문만은 절대 아니고 체중조절 말고도 헤아릴 수 없을 만큼 많은 혜택을 갖다 주기 때문이다.

2층에서는 속껍데기를 제거하지 않은 쌀과 다른 전곡(곡물)들을 강조하고 있다.

이것은 세계의 모든 학자들이 열량 충당에 탄수화물보다 더 경제적이고 실용적인 식품그룹이 없다는 것을 인정하기 때문이다. 우리는 1일 섭취 열량의 거의 반을 탄수화물에 의존하고 있는 것이다.

그러면 탄수화물에서 오는 식품을 열거하면서 왜 갑자기 흰 곡물을 제쳐놓고 새삼스럽게 속껍질이 붙어있는 쌀이나 곡물만을 먹으라고 2층에 넣고 강조를 하는가? 그것은 흰쌀이나 껍질을 벗겨 깔끔한 밀로 제조된 흰 밀가루는 전분만 남은 탄수화물인 대신, 현미나 희지 않은 밀가루는 전분 이외에 껍질과 씨눈에서 얻는 다른 성분을 포함하고 있기 때문이다. 이들은 우선 영양가치가 더 있고, '타 물질'이 섞여있기 때문에 소화과정이 지연된다. 탄수화물은 소화과정이 빠를수록 혈당을 급히 올린다. 다시 말해 혈당지수(토픽 2-4)가 높아진다는 말이다. 또 혈당지수가 높을수록 많은 양의 인슐린을 생산할 가능성이 높아진다. 인슐린이 높아질 때 생기는 여러 가지 부작용은 다른 토픽에서 설명되었다. 따라서 현미와 잡곡밥은 소아와 청소년이 과체중 상태를 피하여 후년의 심장병과 당뇨병을 예방하는 데 매우 중요한 역할을 한다는 결과가 나온다.

흰 쌀밥과 흰 국수를 많이 먹는 우리나라 사람들은 잡곡밥과 통밀가루로 된 식품을 지금보다 훨씬 더 먹어야 하기 때문에 2층 사항들은 한국인에게 특히 더 중요하다.

2005년 지침서에서 처음으로 지방을 좋은 지방과 해로운 지방으로 구별하였다. 몸에 섭취되는 지방이 한결같이 해롭다는 구식 관념에서 탈피한 것이다. 그래서 나쁜 지방은 제일 위층에다 가둬놓고, 몸에 좋다는 지방질은 2층에다 배정하였다. 여기에는 두 가지 의미가 있다.

첫째로 지방질을 음식에서 섭취하는 것은 피할 수 없다는 것을 인정하는 것이다.

둘째로 식물성 기름과 생선에서 오는 기름이 우리 몸에 이롭다는 중요한 연구결과를 최신 지침서를 통하여 처음으로 반영한 것이다.

3층은 채소와 과일 코너이다.

미국 의료계에서 요즘 많이 쓰는 캐치프레이즈 중 '하루에 다섯 내지 아홉 번(Five to nine a day.)'이라는 말이 있다. 보건당국과 의료계에서 국민이 채소와 과일을 되도록 많이 먹게 하느라고 만들어낸 구호이다. 적어도 하루에 채소나 과일을 다섯 컵 내지 아홉 컵씩 먹으라는 소리다. 과일이나 채소를 토막을 내서 컵에 담아 하나 가득 채우는 양을 '한 컵' 이라고 표현한 것이다. 보통 중간 크기의 과일 하나가 한 컵에 해당한다. 이 피라미드에서는 과일을 두 번 내지 세 번, 그리고 채소는 하루에 두 번이라고만 명시하고 있다. 그러나 채소는 '다섯 번 내지 아홉 번' 을 충족시키려면 적어도 세 컵 내지 여섯 컵에 해당되는 양을 먹어야 된다는 계산이 나온다. 채소는 색에 따라서 섭취되는 영양소와 비타민이 약간씩 다르다는 것은 증명된 사실이다. 따라서 되도록 매일 여러 색소를 지닌 채소를 의식적으로 골고루 챙기는 것이 중요하다. 각종 김치와 나물과 채소로 된 국을 더 많이 먹으면 이 피라미드를 실행하는 데 큰 문제가 없다고 본다. 바다의 '채소' 라고 할 수 있는 김, 미역과 다시마 등 우리가 즐겨먹는 해조류 식품도 3층에 포함했다. 이들 식품은 모두 섬유질, 그리고 요도와 칼륨이 풍부하여 영양가치가 뛰어나다.

4층은 콩마을이다.

콩, 팥과 너트는 탄수화물뿐만 아니라 식물성 단백질, 섬유질, 그리고 다양한 비타민과 광물질을 공급해 주는 훌륭한 원천이다. 호도는 그 외에도 심장에 특히 좋다고 공인 받은 오메가-3유도 풍부히 포함하고 있기 때문에 더욱 각광받는 식품이다. 우리나라 사람들은 콩과 팥을 밥에 섞어서 먹을 수 있기 때문에 4층의 식품을 다량 섭취하는 데 아무 어려움이 없다. 거의 매일 콩과 팥을 섞어서 밥을 지어 먹는 것이 영양분이 풍부한 곡물을 먹을 수 있는 가장 좋은 방법이다. 그 밖에도 팥죽, 콩자반, 비지, 된장찌개, 두부, 녹두부침 등 다양한 음식으로 이 성분을 섭취할 수 있다는 것은 우리나라 사람들의 복이다. 땅콩, 캐슈, 아몬드, 피칸, 개암, 잣, 호도 같은 너트들은 하루에 한 번 한 줌씩 스낵으로 먹으면 좋다.

5층은 흰 고기·단백질 코너이다.

하루에 필요한 단백질을 되도록 이곳에서 고르면 좋다. 지방이 많은 생선은 오메가-3이 풍부해서 좋다. 굽거나 찜, 찌개 모두 좋다. 닭은 껍질을 벗기는 것이 중요하다. 닭 껍질에는 포화지방이 매우 많이 들어있기 때문이다. 달걀은 하루에 하나 정도 먹으면 역시 좋은 단백질의 원천이 된다. 2, 3년 전까지만 해도 달걀은 콜레스테롤이 많기 때문에 1주일에 세 번 이상 먹으면 안 된다고 일종의 악마 취급을 당했었다는 이야기를 기억할 것이다. 최근 명예회복을 한 달걀의 입장에서 보면 분명한 사필귀정이다. 그러나 콜레스테롤에 대한 걱정을 완전히 저버릴 수는 없다. 콜레스테롤을 걱정해야 할 사람에게는 아직도 1주일에 세 개를 넘으면 안 좋고, 그렇지 않은 사람도 하루에 하나 이상은 피하는 것이 좋다.

6층은 낙농·칼슘 코너이다.

우유는 단백질과 칼슘의 훌륭한 원천이다. 큰 흠이 하나 있다면 포화지방을 많이 포함하고 있다는 점이다. 그렇기 때문에 우유를 마실 사람은 반드시 저지방우유나 탈지우유를 마셔야 한다. 만약 우유를 안 마시기로 결정을 했으면 뼈의 건강을 위하여 칼슘을 따로 복용해야 된다. 칼슘은 나이에 따라 약간 다르지만 하루에 적어도 1,000~1,200mg을 섭취해야 된다. 우유 한잔에 약 400mg의 칼슘이 들어있기 때문에 하루에 우유 세 컵이면 충분한 양의 칼슘을 섭취하는 데 문제가 없다. 하루에 우유를 한 컵밖에 안 마신다면 칼슘을 별도로 1,000mg을 섭취해야 된다. 비타민 D가 만일 칼슘 알약이나 우유에 들어있지 않으면 별도로 복용해야 된다. 필요량은 어렸을 때와 노년기에는 40iu, 그렇지 않으면 하루에 20iu로 족하다. 탈지가 안 된 우유만 고집하는 사람은 다음의 사실을 기억하자. 하루에 두 컵의 우유를 마시면 맥도널드에서 햄버거를 한 개 먹었을 때 섭취하게 되는 나쁜 지방의 양 이상의 포화지방을 섭취하게 된다.

꼭대기 층에는 우리가 좋아하는 음식이 모두 몰려있다.

마치 탐나는 것들은 위로 쳐다보기만 하라는 듯 그 높은 골방에 우리가 선호하는 음식 모두를 가둬놓은 것이다. 도대체 왜 그런지는 몰라도 우리가 좋아하는 음식은 모조리 건강을 해친다는 낙인이 찍혀진 상태이다. 쇠고기와 돼지고기는 포화지방이 많기 때문에 많이 먹으면 오래 못 산다. 흰 쌀밥, 흰 국수와 감자는 혈당지수가 너무 높아 먹자마자 혈당이 올라가고 인슐린이 과잉작용을 하게 된다. 결국은 체지방이 늘고 당뇨병, 동맥경화와 심장병을 일으킨다. 라면은 흰 밀가루 제품이면서 많은 나트륨과 포화지방을 제공하여 건강을 해칠 수 있는 식품이다. 그 고소한 버터는 순 포화지방의 덩어리라고 생각하면 틀림없다. 마가린은 버터보다 더 나쁘다. 쇼트닝은 트랜스지방 범벅이나 다름없다.

물론 우리가 맛이 있어서 또는 편리하기 때문에 좋아하는 고기, 흰밥, 그리고 라면 등 모든 음식을 완전히 단념한다는 것은 불가능할 것이다. 그러나 이런 음식을 계속 전과 같이 먹는다면 절대로 건강한 장래를 기대할 수 없다. 이런 음식은 나이가 어리거나 젊을수록 더 피해야 된다. 해로운 음식이 상해를 저지를 기간이 길기 때문에 몸에 훨씬 더 심한 훼손을 가져 올 수 있기 때문이다. 앉기만 하면 습관적으로 고기를 굽고, 출출하면 으레 라면이나 컵라면을 먹어야 된다는 생각은 바꾸어야 한다. 물론 점차적인 변화를 시도하는 것이 더 현실성 있는 방법일 것이다. 장래 돌연사를 피하기 위하여 고기 먹는 것을 건너뛴다는 마음가짐을 적어도 한 달에 몇 번 씩은 가져야 된다. 흰밥을 전적으로 피한다는 것도 대부분의 사람에게는 거의 불가능한 일일 것이다. 그렇다면 적어도 한 주에 몇 번씩만이라도 현미·잡곡밥을 먹는 습관을 시작해야 한다. 흰밥이 나쁘다고만 생각하는 것보다는 흰밥이 우리 건강을 어떻게 해칠 수 있나 하는 것을 잘 이해하고 기억하면 새로운 식사습관이 자리잡는 데 큰 도움이 된다.

2005년에 나온 지침서와 피라미드 둘 다 알코올과 비타민에 대하여 최근 학계의 입장을 반영했다

알코올에 대해서는 대체로 부정적인 이야기다. 영양학적으로 볼 때 하루에 소량(남자 2잔, 여자 1잔) 이상 마시면 결국 몸에 부담이 가고, 이것이 계속되면 건강을 해친다는 것에 동의 안 하는 학자는 없다. 또한 하루에 소량을 마시면 좋은 콜레스테롤이 올라가서 좋다는 보고에 대해서 이들은 언급을 회피했다. 단지 마시고 싶으면 소량만을 마시라고 충고한다. 저자의 의견은 하루에 두 잔까지는 여러모로 건강에 도움이 될 수 있다는 생각이다. 지침서에서 거론한 '마시면 안 되는 사람' 은 물론 예외다.

비타민에 대하여는 다음과 같은 충고를 실었다. 우선 지침서 자체에서는 특정한 사람이 복용해야 할 비타민만을 열거했다.

• 50세 이상의 사람은 비타민 B12를 음식을 통해서, 그렇지 않으면 보충제로 복용한다.

• 임산부나 임신이 가능한 여성은 철분이 풍부한 음식을 섭취하고, 철분 흡수를 돕는 비타민 C가 풍부한 음식을 찾아 먹는다.

• 임신 제1삼기(임신 후 3 개월 이전)에 있는 산모는 폴산(엽산)을 보충으로 복용하기를 권한다. 물론 엽산이 풍부한 음식을 골라먹어야 한다.

• 65세 이상인 사람과 피부가 유달리 검은 사람, 그리고 햇볕에 별로 노출이 안 되는 사람은 비타민 D를 복용해야 된다.

영양학자들은 골고루 균형 잡힌 식사를 취하면 비타민의 섭취는 특정한 사람의 경우를 제외하고는 대체로 필요하지 않다는 의견이다.

하버드대 학자들의 의견도 별로 다르지 않다. 그들은 혹시 필요할 수도 있으니까 종합비타민제를 안전하게 하기 위하여 복용하는 것이 바람직하다는 의견이다. 그들은 그럴 경우 비싼 상품보다는 믿을 만한 회사가 제조한 약 중에서 싼 것을 고르라고 충고한다. 이것은 대부분의 내과전문의의 공통된 의견이다. 비타민을 복용하면 엄청나게 좋은 결과를 기대할 수 있다고 주장하는 학자가 몇 년에 한 번씩 나타난다. 노벨상까지 받은 아주 저명한 학자도 그런 주장에 가담한 적이 있었다. 그러나 불행히도 시간이 어느 정도 지나면 그 몇 사람은 약을 팔아, 또는 책을 팔아 부자가 되고 소비자를 포함한 모든 사람이 실망하게 된다. 물론 비타민의 중요성을 인정 안 한다는 말은 절대로 아니다. 단지 대부분의 비타민은 균형 잡힌 식사를 취하면 음식을 통하여 섭취할 수 있다는 말이다.

다음에 나오는 비타민 토픽에서 더 많은 학자의 다양한 의견을 수렴하여 더 포괄적으로 다루기로 한다.

TOPIC 2-19

색색으로 돕는 서민의 벗
- 채소

이 책에서 채소란 말이 여러 군데에서 나온다. 채소가 건강에 좋다느니, 채소 속엔 무엇이 들어있어서 좋다느니 하는 소리들이었다. 이 토픽에서는 채소에 대하여 좀 더 자세히 알아 본다. 채소를 모르고 채소를 도외시하면 우리 모두의 건강을 지켜나가기가 매우 힘들어진다. 더구나 우리가 자랑할 만한 전통 한식의 바탕을 이루고 있는 것이 채소이기 때문에, 건강에 백방으로 좋은 그 한식 밥상으로 돌아가려면 채소에 대하여 더 자세히 알아야 된다.

채소는 사람들이 재배한 풀 같은 식물이다. 처음에는 야생식물 중에 독성이 없고 입맛에 맞는 것을 선택하여 지역별로 재배하기 시작했을 것이라고 고고학자는 추측한다. 지구상 여러 지역들이 서로 왕래를 시작하면서 지식과 물품의 교류가 시작되었고, 채소도 그렇게 하여 서로 전파했을 것이다. 전 세계에는 약 250여 종류의 채소가 있는 것으로 알려졌다. 우리나라는 주로 김치용 채소에 치중했었기 때문인지 지금은 외부에서 여러 가지 채소를 들여왔는데도 아직 재배하는 종류는 고작 100종을 밑돌고 있다. 그러나 요즘같이 활발한 국제 교류가 계속되는 한 그 숫자는 단시일 내에 상당한 증가를 보일 것으로 기대된다.

채소의 종류

채소는 여러 방법으로 구별하고 있으나 대체로 잎, 줄기, 열매와 뿌리의 네 종류로 구분하는 것이 편리하다.

- 잎 채 소: 배추, 양배추, 상추, 갓, 시금치, 셀러리, 파슬리, 쑥갓, 양상추 등이 있다.
- 줄기채소: 두릅, 죽순, 아스파라가스 등이 있다.
- 열매채소: 딸기, 옥수수, 완두, 잠두, 가지, 고추, 콩, 토마토, 오이, 호박, 수박, 멜론 등이 있다
- 뿌리채소: 무, 당근, 감자, 연근, 토란, 양파, 마늘 등이 있다.

채소의 영양분

비타민

비타민 A: 이 비타민은 등황색 고추, 당근, 고구마 등 등황색 채소와 무청, 고춧잎, 시금치 같은 녹색 채소에 많이 들어있다. 섭취될 때는 베타카로틴이지만 몸속으로 들어와서 곧 비타민 A로 변한다.

비타민 B: 비타민 B1은 시금치, 단(sweet) 옥수수에 다량 들어있다. 비타민 B2는 시금치, 양배추, 상추 등 녹엽채소에 다량 들어있다.

비타민 C: 배추, 양배추, 상추, 갓, 시금치, 셀러리, 파슬리, 쑥갓, 양상추 등 잎채소와 각종 과일에 많이 들어있다. 그리고 딸기, 옥수수, 완두, 잠두, 가지, 고추, 콩, 토마토, 오이, 호박 같은 열매채소에도 많이 들어있다. 특히 쑥갓, 파슬리, 무청, 피망, 딸기, 상추, 토마토 등에 다량 들어있다. 비타민 C는 상당히 불안정하여 마르거나, 시들

거나, 끓이거나 하면 파손될 위험이 있으므로 가급적 신선하고 마르지 않은 상태에서 먹어야한다.

채소 속에 있는 비타민의 특징

- 대체로 채소의 신선도가 낮으면 비타민의 함량도 낮아진다.
- 잎의 녹색이 짙으면 짙을수록 비타민의 농도가 높다.
- 하얀 속잎에는 비타민이 적거나 또는 아주 없는 경우도 많다.
- 온실에서 자란 채소는 일반적으로 밖에서 재배한 채소보다 비타민 함량이 적다. 특히 비타민 C의 경우 이 차이가 더 현저하다.
- 오래 저장되었던 채소의 비타민 함량은 그렇지 않은 채소보다 적다.
- 저장시간은 똑같더라도 온도가 높은 곳에 저장되었던 채소가 온도가 낮은 곳에서 저장 되었던 채소보다 비타민 농도가 더 낮다.

광물질

채소는 여러 가지 중요한 광물질의 공급원이다. 토픽 3-9에서 뼈의 건강을 이야기하면서 더 언급되지만 우리는 뼈의 건강을 위하여 충분한 칼슘과 인을 섭취하지 않으면 뼈의 리모델링에 차질이 생기고 뼈가 약해진다. 각종 채소는 이런 무기광물질의 훌륭한 공급원이다. 또 철분과 요오드도 각종 채소에 많이 들어있다.

항산화물질

산화작용에 저항하는 물질을 항산화제라고 부른다. 토픽 2-25 에서 더 자세히 설명되는 항산화물질은 자연공급원에서 취하는 것이 가장 바람직스럽다. 그리고 그 자연공급원이 바로 우리가 이야기하고 있는 채소인 경우가 대부분이다.

채소는 우리 건강을 어떻게 돕나?

채소와 과일이 식품으로 좋다는 말을 많이 듣는데 그 이유는 어디에 있을까?

① 혈당지수가 낮아서 혈당을 급히, 그리고 많이 올리지 않는다.

② 그뿐만 아니라 혈당지수가 높은 음식도 채소와 함께 조리하여 먹으면 흡수가 늦어져서 사실상 혈당지수가 낮은 음식이 된다. 흰밥만 먹는 것하고 흰밥에다가 채소를 듬뿍 넣어서 볶든지 비벼 먹으면 채소의 분량에 따라서 밥의 혈당지수는 내려간다.

③ 당뇨 조정과 예방을 돕는다.

④ 몸에 중요한 섬유소를 공급한다.

⑤ 노화를 늦추고 암을 예방하고 퇴행성 질환을 저지해 준다는 항산화제는 거의 모두 채소와 과일에서 온다.

⑥ 채소를 많이 먹는 사람은 그렇지 않은 사람과 비교하여 암의 발생률이 훨씬 낮다.

⑦ 대부분의 중요 비타민의 자연 원천은 역시 채소와 과일이다.

⑧ 줄거리가 풍부한 채소와 과일들은 정상적인 변을 보는 것을 돕는다.

⑨ 줄거리가 많은 채소와 과일은 위의 포만상태를 조성함으로 소식(小食)을 돕는다.

⑩ 채소의 열량은 그 부피에 비하여 매우 낮다.

⑪ 체중관리에 크게 공헌한다.

⑫ 지방질 함유량이 거의 없다시피 낮다.

⑬ 그러면서도 소장에서 지방질의 섭취를 방해하여 타 음식물에 함유된 지방질의 섭취를 어느 정도 감소시킨다.

⑭ 콜레스테롤의 섭취를 여러모로 제한해 줌으로 동맥경화증을 예방하는 데 큰 몫을 한다.

⑮ 칼슘이 풍부하여 칼슘섭취를 돕는다.

⑯ 채소는 알칼리성이기 때문에 단백질 등 산성 음식을 중화하여 몸에 이로운 산도를 유지해 준다.

⑰ 골다공증에 도움이 된다.

⑱ 호흡기 장애를 돕는다.

⑲ 고혈압 조절과 예방을 돕는다.

⑳ 뇌졸중 예방에 한몫을 한다.

㉑ 일반적으로 채소를 많이 먹는 사람은 장수한다.

채소에 대한 구체적인 정보가 없으면 우리가 밥상을 리메이크하는 데 성공하기 어렵다. 농촌진흥청 자료를 토대로 하여 우리가 흔히 접할 수 있는 70여 가지 채소가 함유하고 있는 중요한 영양소를 열거한 일람표는 다음 표와 같다.

〈채소식품의 100그램당 영양소 함유량 일람표〉

[일러두기] 비A; 비타민 A, 베타; 베타카로틴, 비B1; 비타민 B1, 비B2; 비타민 B2, 비C; 비타민 C, RE; 레티놀 대등성

구분 / 음식	열량 (k칼로리)	단백질 (그램)	지방질 (그램)	탄수화물 (그램)	섬유소 (그램)	칼슘 (mg)	철분 (mg)	칼륨 (mg)	비A (RE)	베타 (ug)	비B1 (ug)	비B2 (ug)	비C (ug)
가지 (삶은)	19	1.1	0.1	4.2	0.6	13	0.3	240	3	15	0.05	0.03	1
고사리	21	3.2	0.3	3	1.4	15	1.4	185	7	41	0	0.02	0
붉은고추	221	11	1	28.6	22	58	6.8	2,930	4,623	27,735	0.3	1.1	26
풋고추	12	2.3	0.5	0.4	12.7	15	1.1	236	1,350	8,100	0.2	0.32	52

구분 음식	열량 (k칼로리)	단백질 (그램)	지방질 (그램)	탄수화물 (그램)	섬유소 (그램)	칼슘 (mg)	철분 (mg)	칼륨 (mg)	비A (RE)	베타 (ug)	비B1 (ug)	비B2 (ug)	비C (ug)
근대	23	2.3	0.1	4.5	1.5	60	1.2	175	195	1,170	0.05	0.14	9
배추김치	18	2	0.5	2.6	1.3	47	0.8	300	48	290	0.06	0.06	14
깍두기	33	1.6	0.3	6.7	0.7	37	0.4	400	38	226	0.14	0.05	19
당근 (생)	34	1.1	0.1	7.8	0.8	40	0.7	395	1,270	7,660	0.06	0.05	8
당근 (삶은)	32	1.3	0.1	7.2	0.7	40	0.7	300	1,120	6,720	0.05	0.05	7
더덕 (생)	55	3.8	0.3	10.8	1.5	24	2	203	0	0	0.13	0.2	6
도라지 (생)	83	1.7	0.4	19.6	1.8	39	2.2	460	0	0	0.08	0.13	12
들깻잎 (데친)	23	3.2	0.2	3.9	1.6	230	2.1	0	1,350	8,100	0.09	0.12	30
딸기 (재래종)	26	0.8	0.2	6.2	1	13	0.4	156	2	12	0.02	0.02	82
마늘 (생)	200	9.2	0.2	24.2	0.8	14	1	652	1	3	0.1	0.2	9
마늘쫑	51	2.6	0.4	11.5	2	24	0.9	273	47	281	0.26	0.22	56
마늘장아찌	53	3.8	0.2	10.7	0.8	32	0.8	323	0	0	0.09	0.05	0
마늘쫑장아찌	113	2	0.9	28.2	2.2	24	0.9	193	149	891	0.14	0.06	4
조선무청(잎)	19	2	0.2	3.5	1	249	3	36	368	2,210	0.05	0.1	75
조선무(뿌리)	18	0.8	0.1	3.8	0.6	26	0.7	13	8	46	0.03	0.02	15
부추	21	2.9	0.5	2.8	1.1	47	2.1	446	516	3,094	0.01	0.18	37
미나리 (생)	16	1.5	0.1	3.3	1	24	2	28	250	1,149	0.06	0.12	10
미나리 (데친)	28	2.3	0.4	4	1	57	1.1	45	136	818	0.06	0.16	2
배추 (생)	13	1.3	0.2	2.4	0.7	51	0.3	230	9	56	0.05	0.06	46
배추 (소금절인)	20	1.5	0.1	3.8	0.6	50	0.4	24	3	17	0.04	0.03	22
브로콜리 (삶은)	35	4	0.1	5.8	1	38	1.1	189	106	630	0.03	0.07	50
상추 (개량종)	18	1.2	0.3	3.5	0.8	56	2.1	238	365	2,191	0.07	0.08	19
생강 (국산)	53	1.5	0.2	12.3	1.6	13	0.8	344	0	0	0.03	0.04	5
셀러리	12	0.7	0.1	2.7	0.9	56	0.2	310	35	210	0.02	0.02	10
수박 (씨없는)	30	0.8	0.1	7.4	0.1	4	0.7	86	23	140	0.03	0.02	6

구분 / 음식	열량 (칼로리)	단백질 (그램)	지방질 (그램)	탄수화물 (그램)	섬유소 (그램)	칼슘 (mg)	철분 (mg)	칼륨 (mg)	비A (RE)	베타 (ug)	비B1 (ug)	비B2 (ug)	비C (ug)
숙주 (삶은)	7	2.2	0.2	0.1	13	12	0.9	160	4	25	0.05	0.06	10
시금치 (삶은)	20	3.4	0.1	3.1	0.7	48	2.2	306	487	2,920	0.02	0.12	40
쑥 (삶은)	21	3.2	0.4	2.8	3.3	75	4.4	278	740	2,820	0.05	0.04	3
쑥갓 (삶은)	16	2.3	0.2	2.5	0.9	123	8.6	359	525	3,150	0.12	0.3	9
아스파라가스 (삶은)	21	3.1	0.1	3.5	0.7	3	1.2	97	54	324	0.11	0.14	59
아욱	20	3.6	0.6	1.7	0.9	94	2	546	1,143	6,559	0.11	0.19	59
양배추 (삶은)	24	1.2	0.1	4.9	9.7	40	0.4	150	3	20	0.03	0.03	24
양파 생	34	1	0.1	2.3	0.5	32	0.6	167	16	96	0.04	0.05	7
양파 (삶은)	36	1.2	0.1	8.4	0.3	16	0.5	120	0	0	0.03	0.01	4
연근 (삶은)	64	1.6	0.1	15.2	0.9	26	0.9	363	0	0	0.13	0.01	27
열무	26	2	0.6	4.5	0.9	15	1.7	320	263	1,578	0.06	0.27	46
오이	12	0.9	0.1	2.4	0.5	24	0.2	140	21	125	0.05	0.04	11
우엉 (삶은)	65	1.6	0.1	15.3	1.4	60	1.1	338	0	0	0.06	0.04	0
죽순 (통조림)	13	1.3	0.3	2	0.6	17	0.2	4	0	0	0.02	0.01	0
취나물 (삶은)	21	3	0.4	3	1.6	48	2	149	339	2,032	0.03	0.05	0
케일	16	2.9	0.4	1.6	1.2	320	1.2	324	303	1,817	0.14	0.25	83
콩나물 (삶은)	30	4.5	0.5	3.1	0.6	27	0.6	66	0	0	0.05	0.05	3
토마토 (날것)	14	0.9	0.1	2.9	0.4	9	0.3	178	90	542	0.04	0.01	11
토마토 (삶은)	74	2	2.7	13.1	0.8	26	0.1	247	67	400	0.11	0.08	18
파 (대파)	26	1.5	0.3	5.5	1	81	1	186	129	775	0.06	0.09	21
파 (쪽파)	25	2	0.2	4.7	1	96	1.1	226	106	638	0.05	0.09	18
파슬리	31	3.2	0.5	5.4	1.4	206	1.5	680	490	2,941	0.17	0.24	139
피망 (붉은)	24	1.8	0.3	5.1	1.1	8	0.7	218	389	2,336	0.06	0.09	191
피망 (푸른)	17	0.7	0.2	3.7	1	10	0.5	210	64	383	0.03	0.07	53
늙은호박 (삶은)	26	1	0.1	6.4	0.8	27	0.6	312	318	1,908	0.05	0.05	35

음식 \ 구분	열량 (㎉칼로리)	단백질 (그램)	지방질 (그램)	탄수화물 (그램)	섬유소 (그램)	칼슘 (mg)	철분 (mg)	칼륨 (mg)	비A (RE)	베타 (ug)	비B1 (ug)	비B2 (ug)	비C (ug)
애호박 (날것)	36	1.1	0.2	9.4	0.6	15	0.3	285	27	163	0.07	0.04	35
서양호박 (삶은)	28	1.1	0.1	6.8	0.4	70	2.8	136	122	725	0.05	0.08	33
강낭콩 (삶은)	16	9.8	0.7	25.7	1.5	28	3.3	470	0	0	0.16	0.05	2
녹두 (삶은)	130	10.2	0.6	20.6	1.6	32	2.2	320	14	85	0.15	0.06	0
대두 (노란콩)	175	17.8	7.7	9.5	1.7	75	3.2	505	0	0	0.25	0.1	1
두부	75	8.4	3.5	3	0.2	155	2.6	1	0	0	0.05	0.04	0
순두부	47	4.7	3.2	1	0.1	46	98	95	0	0	0.02	0.02	0
팥 (삶은)	191	11.3	0.2	35.3	2.4	26	2	420	0	0	0.43	0.11	0
느타리 버섯 (삶은)	22	3.6	0.1	3.5	1	3	0.9	243	0	0	0.06	0.04	0
참나무 표고버섯 (삶은)	26	24	0.2	0.3	1	7	0.6	143	0	0	0.08	0.21	0
땅콩 (볶은)	567	25.6	8.2	18.4	3.2	52	1.6	795	0	0	0.36	0.6	0
해바라기씨 (조미된)	588	19.5	4.8	15.2	2.9	85	4.9	598	3	15	1.81	0.19	0
감자 (삶은)	72	1.7	0.2	16	0.4	4	0.5	250	0	0	0.03	1	0
군고구마	120	1.5	0.2	28.4	0.9	22	0.8	438	0	0	0.13	0.04	21
토란 (삶은)	60	2.9	0.1	12.7	0.3	16	0.5	317	0	0	0.06	0.03	0

TOPIC 2-20

문전박대 당해도 주인 몸에 충실한 줄거리

-섬유질

섬유질이 건강에 좋다는 소리는 누구나 들어보았을 것이다. 이야기는 약 30년 전으로 거슬러 올라간다. 서방 특히 미국에서 그들 역사에 전무후무한 경제적인 호황을 누리기 시작한 지 30여년이 지나면서 점점 앉아 있는 자세를 위주로 육체적 활동을 멀리하는 생활양식(Sedentary lifestyle)으로 바뀌게 된 80년대의 일이다. 한참 성인병이 기승을 부리고, 의학계는 그 추세를 바로잡아보려고 안간힘을 쓰며 연구에 매달렸다. 학자들은 가만히 앉아만 있는 자세에도 문제가 있지만 식생활이 너무 육식 위주로 변해버린 것이 더 큰 문제라고 경종을 울렸다. 물론 육식을 줄여야 하지만 동시에 섬유질을 많이 먹어야 한다고 주장했다. 섬유질 음식의 결핍 현상이 콜레스테롤의 상승, 심장병의 만연, 그리고 여러 가지 암의 증가 현상과 직접 연결이 된다는 것이었다. 즉 섬유질 음식을 많이 먹으면 대장암 같은 병은 많이 없어지리라는 것이 그들의 신념이었다. 그 당시 그들이 그렇게 믿었던 이유 중의 하나가 동양사람들의 식생활 양식이었다는 사실을 우리는 의미 있는 아이러니로 받아들여야 한다. "동양사람들은 섬유요소를 비교적 많이 먹고 육식을 덜 하기 때문에 우리같이 암에도 많이 안 걸리고 심장병도 많이 유발하지 않는다." 하며 그들이 설득에 나섰던 것이다. 그러나 이제는 우리나라사람들도 섬유요소가 모자란다고 야단이니 마치 모범기사가 자기도 모르는 사이에 반칙기사가 되어버린 셈이다.

우리나라의 재래식 음식, 특히 서민들이 즐겨먹던 음식처럼 섬유질이 많이 들어있는 음식도 드물다. 김치, 깍두기, 배춧국, 시래깃국, 산나물, 들나물, 보리밥, 된장찌개 등 각종 음식에서 섬유질을 빼면 뭐가 남겠나. 물론 이 말은 좀 과장된 말이지만 우리가 우리의 재래밥상을 멀리하면서 건강의 견지에서 볼 때 득보다 실이 더 많다는 것을 강조하기 위해서 하는 말이다.

그렇기 때문에 우리의 재래밥상을 지키는 사람은 아직도 충분한 섬유질을 먹고 있으며, 따라서 성인병을 앓을 가능성이 그렇지 않은 사람보다 훨씬 적다. 문제는 이 책에서도 여러 번 이야기했듯이 불행히도 젊은 세대와 소아, 그리고 청소년층을 포함한 많은 사람의 식사 취향이 점차 서양음식, 그렇지 않으면 건강과는 좀 거리가 먼 우리나라 음식 쪽으로 치우치고 있다는 점이다. 그렇게 되면 옛날 우리가 좋은 줄도 모르며 먹던 우리 음식 속에 들어있는 그 건강 요소들을 상실하게 된다.

섬유질이란 무엇인가?

섬유질은 우리가 먹는 식물성 음식에 붙어있는 껍데기, 또는 줄거리 등으로 형성된 물질을 일컬어 하는 말이다. 한편 섬유소란 말은 섬유질 물질이 제공하는 중요한 요소와 성분을 뜻한다. 이 토픽에서는 이 용어를 섬유소라고 통일한다. 초식성 동물은 창자가 길고, 섬유소를 분해하는 효소를 생산하기 때문에 껍데기, 줄거리 등이 전부 분해되어 몸속으로 흡수되지만, 사람은 창자가 짧고 그 분해 효소도 못 만들기 때문에 섬유소를 흡수하지 못한다. 다시 말해서 섬유소는 뱃속에 들어오자마자 그야말로 문전박대를 당하고 밑으로 쫓겨 내려가게 되는 것이다. 그렇기 때문에 섬유소는 우리 소화기관 속을 통하여 다른 찌꺼기와 함께 합쳐져 아래로 내려가게 된다. 그렇게 쫓겨서 아래로 이동하는 와중에 창자를 지나면서 기특하게도 무언가를 몸을 위하여 공헌하기 때문에 섬유소가 우리 몸에 좋다고 하는 것이다.

섬유소에는 물에 녹지 않는 비수용성(非水溶性)과 물에 녹는 수용성(水溶性)으로 분류되는데 통밀, 밀기울, 견과, 그리고 모든 채소에 비수용성 섬유소가 풍부하게 들어있는 한편, 귀리(oat), 완두, 콩, 사과, 오렌지, 레몬, 당근과 보리 등은 수용성 섬유소의 좋은 원천이다.

섬유소의 공헌

● 대변의 부피와 무게를 형성한다.

물에 녹지 못하는 섬유소는 원상태로 위장을 통과하여 주로 대변의 부피와 무게를 형성한다. 그래서 소화기관 속의 찌꺼기의 하향 이동을 부추긴다. 음식 찌꺼기는 일단 찌꺼기가 된 이상 되도록 한눈을 팔지 않고 목적지인 직장으로 내려가야 한다. 그렇지 않으면 결장 속 이곳저곳에서 서성거리다가 여러 가지 대장 질환을 일으킬 수 있다. 섬유소는 치질, 결장주머니(결장 속에 생기는 조그만 주머니 같은 결함)의 형성, 그리고 과민성대장증후군 같은 어려운 결장 질환의 예방에 큰 몫을 한다. 만약 섬유소가 우리 음식에 없으면 음식 찌꺼기, 즉 대변이 부피와 무게를 충분히 형성하지 못 해 원활히 직장을 향하여 이동한다는 것이 매우 어려워진다. 이동을 못 하는 찌꺼기는 점점 건조해져서 변비를 일으키게 된다. 반면에 부피와 무게가 없는 찌꺼기가 예민해진 결장의 꿈틀운동(연장운동이라고도 불리는 정상적인 창자

근육의 움직임)에 밀려서 너무 빨리 직장으로 내려가면서 설사를 일으킬 수도 있다. 이런 경우에는 섬유소가 건더기 역할을 하여 묽은 찌꺼기를 건조하게 만든다. 그렇기 때문에 섬유소는 변비와 비감염성 설사 양자를 다 돕는 우수한 요소인 것이다.

- 학자들은 오랫동안 불규칙적인 대변의 배출이 결장암의 유발과 관계가 있을 것이라고 믿어왔다. 아직은 섬유소가 결장암에 좋다는 연구결과가 우세하지만, 별로 돕지 않는다는 결과, 나아가서는 결장암의 발생률이 오히려 더 높아졌다는 결과마저 발표되자 학계는 현재 결론을 보류하고 있는 상태다.
- 섬유소가 많이 들어있는 음식은 세 가지 방법으로 과식을 훼방하여 체중관리를 크게 돕는다.

  ① 이런 음식은 위(胃) 속에 오랫동안 머문다. 따라서 속이 찼다고 느끼는 포만감을 일으키기 때문에 과식을 피할 수 있게 한다.

  ② 또한 줄거리가 많기 때문에 오래 씹어야 한다. 오래 씹으면 늦게 먹게 되고 늦게 먹는 동안에 포만감을 두뇌가 느끼게 되기 때문에 과식하지 않을 가능성이 높아진다.

  ③ 섬유소가 많은 음식은 그 부피에 비해서 열량이 적기 마련이다. 섭취하는 열량이 적으면 본인도 모르게 소식을 하는 것이기 때문에 사실상의 과식을 피하게 되는 것이다.
- 섬유소가 수용성(물에 녹는)이면 일단 위를 떠나면서 걸쭉한 미음 같은 물질로 변한다. 이런 형태로 섬유소는 소장에서 콜레스테롤의 섭취를 방해한다. 콜레스테롤 섭취의 감소는 혈중 콜레스테롤 수치를 저하시켜 여러 가지 순환기질환의 예방을 돕는다. 이런 섬유소도 결국은 대장으로 내려가서는 다른 섬유소와 합세하여서 대변의 부피와 무게를 형성한다. 그러니까 수용성 섬유소는 비수용성 섬유소에 비하면 두 배로 공헌을 하는 셈이다.

- 수용성 섬유소는 또 하나의 중요한 일을 한다. 그것은 바로 당분이 섭취되는 과정에서 당질 음식에 섞여서 흡수를 방해한다. 결과는 당분의 '입국수속'이 늦추어지고 이것은 사실상 혈당지수를 낮추게 된다.
- 바로 앞에서 설명한 기능 때문에 섬유소는 제2형 당뇨병을 비롯하여 모든 성인병의 발생을 예방하는 데 큰 몫을 한다고 말 할 수 있다.
- 특히 심장질환을 예방하는 데 크게 공헌하는 것으로 여러 연구가 보여주고 있다. 하버드대 한 연구팀은 섬유소를 많이 먹는 사람이 그렇지 않은 사람에 비하여 심장병 발생률이 40%나 감소했음을 보여 주었다.
- 청소년건강의 견지에서 매우 중요한 결과가 최근에 발표되었는데 그것은 충분한 섬유소의 섭취가 청소년의 대사증후군의 발생을 방지한다는 연구발표다.

얼마나 많은 섬유소를 섭취해야 하나?

미국학자들은 50세 이상의 남성은 하루에 약 30그램, 여성은 약 20그램, 16세 부터 50세 미만의 남성 성인은 38그램, 여성 성인은 25그램, 2세 부터 15세까지는 나이+적어도 5그램을 먹으라고 권고하고 있다. 예를 들어 11세의 소녀나 소년은 하루에 적어도 16그램의 섬유소를 먹는 것이 좋다는 말이다.

앞에서도 이야기했듯이 우리의 전통밥상을 가까이 하는 사람은 별로 섬유소에 대하여 신경을 쓸 필요가 없다는 것이 저자의 의견이다. 그러나 식사 패턴이 많이 서구화가 되었다든지, 그렇지 않으면 양 쪽

식사를 다 하면서 불규칙적인 패턴을 유지하는 사람은 의식적으로 섬유소가 많이 들어있는 음식을 골라 먹는 버릇을 갖는 것이 장래 건강을 위하여 바람직하다. 그런 사람을 위하여 섬유소가 많은 음식을 아래에 나열한다. 그리고 토픽 2-19에 실린 채소의 영양소 일람표를 보아도 어떤 채소가 특별히 많은 양의 섬유소를 함유하고 있는가를 쉽게 알 수 있다.

〈음식의 섬유소 함유량〉

각종 콩, 팥 반 컵	7~10그램
갈색 밀가루(도정 안 된 밀)로 만든 스파게티 한 접시	6.3 그램
데친 브로콜리 한 컵	5.1그램
군고구마 중간 크기, 껍질 벗기지 않고 먹으면	4.8 그램
찐 감자 중간크기, 껍질 벗기지 않고 먹으면	3.8 그램
현미밥 한 공기	3.5그램
사과 중간 크기, 껍질 벗기지 않고 먹으면	3,3그램
오렌지 중간 크기	3그램
바나나 중간크기	3그램
통밀빵 한 쪽	1.9 그램

섬유소를 많이 먹는 요령

- 쌀이나 밀가루나 흰 색을 피한다. 흰밥보다는 현미나 잡곡밥이 훨씬 더 많은 섬유소를 제공하고 흰 밀가루보다는 통밀가루에 훨씬 더 많은 섬유소가 들어있다.
- 서구식으로 아침식사를 하는 사람은 보리빵이나 통밀로 만든

빵을 먹는다. 시리얼을 먹는 사람은 브랜(Bran, 겨, 밀기울)시리얼을 먹는다.

- 하루에 사과, 오렌지, 바나나 등 섬유소가 많은 과일을 적어도 두 개 먹는다. 단, 사과는 껍질을 벗기지 말아야 섬유소와 영양소가 훨씬 더 많다.
- 해조류를 반찬으로 자주 먹는다. 미역, 다시마, 김 등에 많은 섬유소가 포함되어있다.

섬유소를 섭취할 때 주의해야 될 일

- 너무 갑자기 많은 양의 섬유소를 먹기 시작하면 소장과 결장을 자극하여 거부 증상을 일으킬 수 있다. 소화가 잘 안 되고 결장 내의 가스 증상이나 과다 가스배출로 불편을 느낄 수 있다. 따라서 점차적으로 섬유소의 섭취를 늘리는 것이 바람직하다.
- 수용성 섬유소는 물이 없으면 작용을 잘 못 한다. 그뿐만 아니라 오히려 상황을 악화시켜 변비를 일으키거나 설사를 일으킬 가능성도 있다. 그렇기 때문에 섬유소를 섭취할 때는 반드시 보통 때보다 물을 더 많이 마셔야한다.
- 수용성 섬유소가 콜레스테롤과 당분의 섭취를 방해한다는 말을 앞에서 했다. 섬유소의 바로 그 능력이 복용하는 약의 섭취를 방해할 가능성이 있다는 사실을 기억해야 된다. 약을 복용하기 한 시간 전이나 후에 많은 섬유소를 먹는 것은 피해야 된다. 이것은 특히 보충제로 제조된 섬유소를 복용할 때 더욱 더 명심해야 된다.
- 섬유소 섭취는 절대로 다다익선은 아니라는 점을 명심해야 된다.

TOPIC 2-21

너무 많아도 큰일나는 비타민
- 비타민 A

정상적인 건강의 유지는 우리가 늘 먹는 탄수화물, 단백질과 지방질만으로는 불가능하다. 이 사실을 20세기 초반 여러 유럽 학자들이 깨닫기 시작했고, 결국 1912년 폴란드의 생화학자 펑크(Funk)가 각기병을 방지하는 화학요소인 티아민(Thiamine)을 분리하는 데 성공한 후 비타민(vitamine)이라는 이름을 제안하기에 이르렀다. 그는 이 여러 요소가 생명(vita)에 중요한 아민(amine)종류의 화합물질이라고 생각했기 때문에 그렇게 제안했고, 당시의 모든 학자는 그 제안을 점차 받아들여서 수 년 후에는 비타민이란 술어가 서방학계에서 보편화되었다. 그런데 1920년에 괴혈병을 방지할 수 있는 또 하나의 생명의 요소인 아스코르빈산을 발견하고 보니 그것은 아민 화합물과는 거리가 먼 화합물이 아닌가? 사소한 것이라도 틀리면 마음이 편치 않은 영국 학자들이 가만히 있을 리 없다. 드르몬드라는 영국 생화학자가 "이 용어가 이미 어디서나 사용하게끔 되어버렸지만 틀린 것은 틀린 것이니 바로잡아야한다." 며 적어도 "아민"의 마지막 이(e)는 떼어버리자고 제언을 해서 영어로 비타민 이름이 vitamin으로 변했다. 물론 한글을 쓰는 우리 세종의 후예들과는 아무 상관없는 논란이다.

비타민은 아주 적은 양만이 필요하고, 대부분 너무 많으면 오히려 탈을 일으킨다. 그리고 또 하나 중요한 것은 우리가 필요로 하는 비타민 전부가 여러 가지 음식에 들어있기 때문에 이론상으로는 음식만 잘 골라 먹으면 별도로 비타민을 사 먹을 필요가 없다. 그 대신 음식으로 모든 비타민을 충당하려면 앞에서 다룬 채소를 비롯해 여러 음식을 골고루 먹어야 한다.

중요한 비타민들의 작용, 결핍증세, 필수 섭취량, 그리고 제일 중요한 출처를 알아보기로 한다.

비타민 A

● 기능

- 정상적 시각유지
- 야맹증 방지
- 상피 세포의(모든 조직의 제일 외면에 위치한 세포) 건강유지
- 특수 단백질의 생성
- 정상적인 세포의 분화(세포의 구조와 기능이 여러 방면으로 특수화 되는 과정)의 조절
- 면역체제 유지
- 적혈구 생산과정의 촉매 역할(촉매란 화학작용에 직접 참여는 않지만 그 화학작용을 촉진하는 역할을 하는 물질이다.)
- 정상적인 성장호르몬 분비
- 정상태아 형성의 조절

● 부족할 때 생길 수 있는 문제

- 야맹증
- 각질 연화증
- 기형 태아
- 마르고 창백한 피부
- 빈혈

● 1일 필수 섭취량(RAE)*과 초과하면 안 되는 양

구분 \ 양	필수 섭취량	하루에 초과하면 안 되는 양
신생아	400마이크로그램	600마이크로그램
7개월~12개월	500마이크로그램	600마이크로그램
1세~3세	600마이크로그램	600마이크로그램
4세~8세	700마이크로그램	900마이크로그램
9세~13세	(성별에 따라 아래 참조)	1,700마이크로그램
4세~18 여성	700마이크로그램	
4세~18세 남성	900마이크로그램	
14세~18세	(성별에 따라 아래 참조)	2,800마이크로그램
남성 성인	900마이크로그램	3,000마이크로그램
여성 성인	700마이크로그램	3,000마이크로그램
임산부, 18세 미만	750마이크로그램	3,000마이크로그램
임산부, 19세부터	770마이크로그램	3,000마이크로그램
수유하는 엄마, 18세미만	1,200마이크로그램	3,000마이크로그램
수유하는 엄마, 19세부터	1,300마이크로그램	3,000마이크로그램

* RAE 또는 RE(Retinol Equivalence)는 레티놀 대등성이라는 뜻으로 여러 베타카로틴으로부터 생성되는 비타민 A의 양을 레티놀의 양으로 바꿔서 통일해 놓은 것이다. 대등성이란 관념을 이해하기 쉽게 예를 들면 유로, 엔, 그리고 달러의 세 지폐로 각각 보수를 받는 세 사람의 수입을 쉽게 비교하기 위하여 그 금액을 각각 원의 가치로 바꾸어 '유로로 받는 A씨는 400만원(대등의 가치)을 받고, 엔으로 받는 B씨는 250만원, 그리고 달러로 받는 C씨는 200만원의 대등가치를 받는다.' 라고 표시하는 것과 같다.

● 과다섭취가 일으킬 수 있는 문제

- 간세포의 파괴
- 머리카락 감소
- 기형 태아 발생 가능성
- 골다공증

● 비타민 A가 풍부한 식품

- 동물의 간
- 달걀
- 우유
- 시금치
- 당근
- 고구마
- 칸탈루프 멜론
- 주홍 호박(pumpkin)

동물의 간을 제외하고는 고구마가 반 컵에 959마이크로그램, 칸탈루프 멜론이 반 컵에 385마이크로그램, 그리고 주홍호박이 반 컵에 466마이크로그램이 들어있어 함유량이 많다. 모두 주홍색 채소다.

● 섭취에 관한 학계의 권고

이 비타민은 덜 먹는 것보다는 너무 많이 복용할 것에 대하여 더 걱정이다. 종합비타민 중에는 5,000마이크로그램의 비타민 A를 함유한 제품이 있다. 이것은 비타민 A의 양이 너무 많다는 것이 학계의 의견이다. 종합비타민을 복용할 때 비타민 A가 2,500마이크로그램 이상이 안 들어있는 것을 반드시 확인하고 복용할 것을 권장한다.

TOPIC 2-22

대가족 비타민
- 비타민 B

티아민(Thiamin), 비타민 B1

● 기능

정상적 대사과정의 진행, 그리고 신경과 근육기능을 유지하는 데 티아민이 없어서는 안 된다. 자세한 내용은 추가정보를 참조하기 바란다.

추가정보 EXTRA INFORMATION

- 대사과정에 매우 중요한 두 효소의 보조역을 한다. 효소는 대사과정의 화학변화에 없어서는 안 되는 단백질이다. 그런 효소가 작용하는 데 보조역으로 도와주는 물질이 있어야 되는 경우가 많은데 그 보조역을 하는 물질을 보조효소라고 부른다.
- 신경세포와 근육세포에서 자극을 전도(한 지점서 다른 지점까지 전기신호를 전달하는 것)하는 중요한 역할을 하는 것으로 알려졌다.

● 부족할 때 생기는 문제

각기병

● 1일 필수 섭취량

구분 \ 양	1일 필수 섭취량
• 신생아	200마이크로그램
• 7~12달	300마이크로그램
• 1~3세	500마이크로그램
• 4~8세	600마이크로그램
• 9~13세	900마이크로그램
• 14~18세, 남성	1,200마이크로그램
• 14~18세, 여성	1,000마이크로그램
• 19세부터, 남성	1,200마이크로그램
• 19세부터, 여성	1,100마이크로그램
• 임산부	1,400마이크로그램
• 수유하는 엄마	1,400마이크로그램

● 하루에 초과하면 안 되는 양은 아직 정해지지 않았다.

● 과대섭취가 일으킬 수 있는 문제

과대섭취가 일으키는 문제는 아직 관찰되지 않았다. 다만 다량의 티아민을 정맥을 통해 투약을 받은 환자가 초과민 알레르기 반응으로 숨진 일이 기록되었을 뿐이다.

● 티아민을 많이 포함한 식품

• 보리빵	• 편두	• 완두
• 현미	• 돼지고기	• 시금치
• 우유	• 오렌지	• 칸탈루프 멜론
• 조개	• 브라질너트(Brazil nuts)	• 피칸
• 밀 엿기름 시리얼		

이들 중 밀 엿기름 시리얼이 한 컵에 1,890마이크로그램, 돼지고기 85그램에 740마이크로그램이 들어있어 티아민이 가장 풍부한 식품이다.

● 섭취에 관한 학계의 권고

남성은 하루에 1.2밀리그램, 여성은 하루에 1.1밀리그램의 섭취를 권장한다. 종합비타민을 복용하는 사람은 대개 1.5밀리그램을 섭취하게 되니까 그것으로 넉넉하다.

니아신, 비타민 B3

● 기능

니아신은 세포 속에서 에너지를 생산하는 화학변화에 필요한 약 200개 효소의 보조역할을 한다. 그 외에도 DNA의 복제와 복구에 중요한 효소 생산의 원료이기 때문에 암의 예방에 중요한 역할을 한다.

● 부족할 때 생기는 문제

대체로 개발된 사회에서는 찾아보기 힘든 질환이지만, 만성 알코올 중독으로 인한 영양결핍 등 특수한 경우에만 일어나는 펠라그라라는 병이다. 이 병은 피부가 빨갛고 거칠어지는 피부염(Dermatitis), 설사(Diarrhea), 정신박약(Dementia), 그리고 치료를 안 하면 죽음(Death)으로 끝난다는 무서운 병이라고 일찍이 4 D의 병이라고 알려졌던 병이다. 요즘 이야기하는 3D니 4D니 하는 현상과 비교하면 펠라그라는 분명히 그 원조격이 된다.

● 1일 필수 섭취량과 초과하면 안 되는 양

구분 \ 양	필수 섭취량	초과하면 안 되는 양
• 신생아	2밀리그램	정해진 양이 없음
• 7~12개월	4밀리그램	정해진 양이 없음
• 1~3세	6밀리그램	10밀리그램
• 4~8세	8밀리그램	15밀리그램
• 9~13세	12밀리그램	20밀리그램
• 14~18세, 남성	16밀리그램	30밀리그램
• 14~18세, 여성	14밀리그램	30밀리그램
• 성인, 남성	16밀리그램	35밀리그램
• 성인, 여성	14밀리그램	35밀리그램
• 임산부	18밀리그램	35밀리그램
• 수유하는 엄마	17밀리그램	35밀리그램

● 과대섭취가 일으킬 수 있는 문제

음식물에서 섭취한 니아신에 의한 문제는 관찰된 바가 없다. 흔히 약방이나 건강식품점에서 파는 니아신은 니코틴산의 형태이다. 이 형태의 니아신은 설사, 욕지기나 구토 등 소화기장애의 증세를 일으킬 수 있으며, 간기능검사에서 비정상적인 결과를 일으킬 수 있다.

● 니아신 섭취가 가져올 수 있는 다른 혜택

정규적인 니아신 섭취는 암을 예방할 수 있을 것이라고 믿고 있는 학자가 많다. 최근 유럽에서 발표된 연구결과도 니아신의 별도 섭취가 구강, 인후, 그리고 식도암의 발생률을 감소시켰다고 보여주었다.

● 니아신이 많이 들어있는 식품

- 닭고기
- 칠면조
- 쇠고기
- 도정 안 한 밀로 만든 빵
- 연어
- 참치
- 땅콩
- 라이마빈스
- 커피

이들 중 참치, 닭고기, 연어 80그램에 각각 11.3밀리그램, 10.6밀리그램, 8.5밀리그램의 니아신이 들어 있어 이 비타민의 훌륭한 원천이다.

● 섭취에 관한 학계의 권고

암이나 다른 만성질환을 니아신이 예방한다는 확실한 증거는 아직 없지만, 만약 그것이 사실일 경우에 대비하여 적어도 하루에 20밀리그램을 별도로 섭취할 것을 추천하고 있다. 이것은 흔히 영양분의 섭취가 부족하다고 나타난 노인층에게 더 중요하다.

비타민 B6

● 기능

- 중요한 화학변화에 필요한 약 100개의 효소를 보조하는 피엘피(PLP)라고 부르는 보조효소 역할을 한다.
- PLP가 없으면 글리코겐에서 포도당이 분리되지 못하고, 아미노산에서 포도당을 생산하는 화학변화도 일으키지 못한다.
- PLP가 없으면 신경에서 신경으로 또는 신경에서 근육으로 가는 정보가 전달되지 못한다.
- PLP는 또 적혈구의 혈색소 생산에 필요하고 면역체계기능과 체내 니아신 생산과정에도 필요하다.

● 부족할 때 생기는 문제

발작증세는 관찰되었지만 결핍증상이나 질환은 드물다.

● 1일 필수 섭취량과 초과하지 않는 것이 좋은 양

구분 \ 양	필수 섭취량	초과하지 않는 것이 좋은 양
신생아	0.1밀리그램	정해진 바 없음
7~12개월	0.3밀리그램	정해진 바 없음
1~3세	0.5밀리그램	30밀리그램
4~8세	0.6밀리그램	40밀리그램
9~13세	1.0밀리그램	60밀리그램
14~18, 남성	1.3밀리그램	80밀리그램
14~18세, 여성	1.2밀리그램	80밀리그램
19~50세, 남여	1.3밀리그램	100밀리그램
51세 이상, 남성	1.7밀리그램	100밀리그램
51세 이상, 여성	1.5밀리그램	100밀리그램
임신부	1.9밀리그램	100밀리그램
수유하는 엄마	2.0밀리그램	100밀리그램

● B6의 추가 섭취가 가져올 수 있는 혜택

B6는 여러 가지 중요한 단백질의 대사과정에 참여하고 있기 때문에 최근 순환기질환의 예방, 월경전증후군, 손목굴증후군이라고 불리는 손목의 신경이 눌려서 생기는 병, 우울증 등 많은 질환과 증세 치료에 사용되었다. 그리고 좋은 결과도 보고되었기 때문에 아직 많은 의사들이 처방하고 있는 상태다. 비타민과 단백질의 대사과정을 더 자세히 알고 싶으면 다음 추가정보를 참조하기 바란다.

추가정보 EXTRA INFORMATION

단백질이 대사과정에서 분해되면 호모시스틴이란 아미노산이 생긴다. 호모시스틴은 엽산이나 B12의 도움 아래 다시 메티오닌으로 변화하든지 B6(PLP)의 도움으로 시스틴으로 바뀌지 않으면 호모시스틴의 혈중치가 높아진다. 높은 호모시스틴의 혈중치는 심장질환과 뇌졸중의 발생을 돕는다. 그렇기 때문에 이 비타민들이 순환기질환을 예방하는 데 중요하다고 믿는 학자가 많은 것이다.

● B6가 풍부한 식품

- 닭고기
- 칠면조
- 연어
- 달걀
- 바나나
- 시금치
- 감자
- 헤이즐너트

이들 중 바나나 중간 크기 하나에 0.68밀리그램, 감자 중간 크기 하나에 0.70밀리그램, 연어 80그램에 0.48밀리그램이 들어 있어서 B6의 가장 풍부한 원천이다.

● 과대섭취가 일으킬 수 있는 문제

음식을 통해서 B6를 과대섭취하여 문제가 된 기록은 없다. 그러나 B6를 하루에 몇 백 밀리그램씩 별도로 섭취한 사람이 신경기능에 장애를 일으켜서 매우 심각한 신경질환이 생긴 사례는 많기 때문에 하루에 100밀리그램 이상의 섭취는 절대로 안 된다.

● 추가 섭취에 대한 학계의 의견

균형 잡힌 식사를 하루 세 번 먹으면 1일 필수 섭취량을 충족시키는 데 충분하다. 그러나 이 비타민을 많이 먹었을 때 별 부작용이 없기 때문에 어떤 혜택을 기대하는 의미에서 보충 종합비타민의 형태로 섭취하면 대개 2.0밀리그램의 B6를 섭취하게 되는데 1일 필수 섭취량을 웃돌게 된다. 60세 이상에게는 보충섭취가 더욱 중요하다.

엽산, 비타민 B9

● 기능

비타민 B9이라고도 불리는 엽산은 세 가지의 중요한 화학변화에 없어서는 안 될 보조효소 역할을 한다. 그 화학변화에 관한 자세한 설명은 다음 추가정보를 참조하기 바란다.

추가정보 EXTRA INFORMATION

① DNA가 그 전구체(前驅體, 화학변화 과정에서 변하기 바로 전에 존재하는 물질)에서 생성되는데 엽산의 보조효소 역활이 필수다. 따라서 엽산이 없으면 DNA의 생성이 불가능하다.

② 엽산은 메티오닌이라고 불리는 아미노산 생성에 필요하다. 메티오닌의 생성은 다음 두 가지 이유로 우리 몸에 매우 중요하다.

첫째, 메티오닌은 SAM이라는 물질의 원료이다. SAM은 DNA구조의 여러 위치에서 일어나는 메틸화 작용에 필요한 메틸기를 공급한다. DNA의 메틸화과정은 암의 예방에 매우 중요한 역할을 한다고 믿어진다. 그러므로 엽산이 결핍하면 이 메틸화과정이 순조롭지 못해지고 암의 예방이 어려워진다.

둘째, 메티오닌은 호모시스틴이라는 아미노산에서 생성되는데 만일 메티오닌의 생성이 감소하면 그 전구체인 호모시스틴이 축적된다. 마치 김치공장의 작업이 중단되면 계속 배달되는 배추가 공장에 축적되는 것과 같다. 호모시스틴의 축적은 여러 순환기 질환의 발생을 일으킨다고 믿어지기 때문에 메티오닌의 생성 감소는 뇌졸중과 심장병 등 어려운 질환의 발생을 촉진하게 되는 것이다.

● 부족할 때 생기는 질환이나 비정상상태

이 요소의 결핍은 대개 두 가지 이유로 발생하는데 하나는 영양실조, 즉 균형 잡히지 않은 식사를 하는 경우나 알코올중독의 경우 영양소 섭취가 충분치 않은 경우, 그리고 임신이나 암 질환 때문에 엽산의 수요가 증가하는 경우이다.

• 제일 먼저 일어나는 일이 호모시스틴의 혈중치의 증가다.

• 대적혈구성빈혈(큰적혈구빈혈)이라는 특수빈혈증이 생긴다. 이 빈혈증은 비타민 B12 결핍 때문에 생기는 빈혈과 같은 독특한 빈혈증이다.

• 임산부가 이 비타민이 부족하면 무뇌증(신생아의 뇌가 없는 이상상태)이나 척추갈림증(신생아의 척추 뼈가 완성되지 않아 척추신경이 노출된 이상상태) 등 선천적 기형아가 태어날 수 있다. 그 밖에도 임신중독과 태반이 너무 일찍 분리되는 임신 합병증에 걸릴 수 있다.

• 장기간 결핍상태가 지속되는 경우 호모시스틴 혈중치가 올라가서 순환기질환의 발생률이 증가한다. 또 최근 연구결과에 의하면 대장암이나 유방암의 발생률도 증가한다.

● 1일 필수 섭취량과 초과하면 안 되는 양

구분 \ 양	1일 섭취량	초과하면 안 되는 양
신생아	65마이크로그램	정해진 바 없음
7~12개월	80마이크로그램	정해진 바 없음
1~3세	150마이크로그램	300마이크로그램
4~8세	200마이크로그램	400마이크로그램
9~13세	300마이크로그램	600마이크로그램
14세 이상	400마이크로그램	800마이크로그램
성인 남녀	400마이크로그램	1,000마이크로그램
임산부	600마이크로그램	1,000마이크로그램
수유하는 엄마	500마이크로그램	1,000마이크로그램

● 과대 섭취할 경우 생길 수 있는 문제

음식을 통해서 과다한 양의 엽산을 섭취하여 문제가 된 경우는 아직 관찰되지 않았다. 엽산 과다섭취가 일으킬 수 있는 문제는 단 하나다. 앞에서도 이야기했지만 엽산 결핍 때문에 생기는 특수 빈혈증은 비타민 B12 결핍에서 생기는 빈혈과 동일하기 때문에 엽산을 많이 섭취하면 둘 중 어떤 비타민이 결핍했든 빈혈상태는 시정된다. 그러나 빈혈증세가 없어지기 때문에 B12 결핍 때문에 생기는 신경질환의 진단이 늦어질 수 있다. 그렇게 되면 치료 시기를 놓쳐 치료가 불가능하게 될 수 있는 것이다. 이런 불상사를 방지하기 위하여 1,000마이크로그램 이상의 섭취를 피하도록 권고하는 것이다.

● 엽산이 풍부한 식품

• 아스파라가스	1/2컵에 131마이크로그램
• 편두	1/2컵에 179마이크로그램
• 시금치	1/2컵에 131마이크로그램
• 가반조빈스	1/2컵에 141마이크로그램

위의 네 가지 채소에 풍부히 들어있고 다음 채소에서도 많은 양을 섭취할 수 있다.

• 라이마빈스
• 그린빈스
• 완두콩
• 현미
• 오렌지
• 무청
• 상추
• 배추

● 섭취에 관한 학계의 권고

충분한 양의 엽산 섭취가 신생아의 기형 형성의 방지는 물론이거니와 순환기질환의 예방을 돕는다는 증거가 많이 있기 때문에 모든 성인이 하루에 별도로 400마이크로그램을 섭취할 것을 권한다. 아무리 엽산이 풍부한 음식을 먹는다 해도 별도로 섭취하는 것과 합쳐서 1,000마이크로그램을 초과하기는 어렵다는 것이 학계의 의견이다. 그러나 어떤 형태를 통해서라도 하루에 1,000마이크로그램을 초과하는 것은 금물이다.

비타민 B12

● 기능

이것 역시 보조 효소로 여러 가지 중요한 화학변화에 필수물질이다. 메티오닌이라는 아미노산 생산에 엽산과 더불어 B12가 필요하고, 메티오닌은 한편 암의 발생과 관련된다. 자세한 설명은 앞에 나온 엽산의 추가정보의 ②를 참조하기 바란다. 또 B12는 혈색소를 생산하는데 필수 요소다.

● 부족할 때 일어나는 질환

악성빈혈(Pernicious anemia)이라는 질환은 B12 결핍에 의하여 생기는 병인데 신경조직의 기능이 점차 저하되는 증세도 병행하므로 일종의 증후군을 일으키는 나쁜 병이다. 주로 나이가 많은 남성에게 생기는 병이고, 아직도 65세 이상의 백인 노인의 15% 정도가 이 병을 앓고 있으니 개발된 사회에서 일어나는 비타민 결핍 질환 중 가장 흔히 일어나고 있는 병이다. B12의 섭취가 모자라거나, 대부분의 환자가 그렇듯 자가면역질환(면역체계의 오류로 자신의 몸 일부를 공격하여 기능을 잃게 하는 병) 등의 이유로 섭취하는 B12의 체내 흡수가 불가능하여 이 병이 생긴다.

● 1일 필수 섭취량과 초과하면 안 되는 양

구분 \ 양	섭취량	초과하면 안 되는 양
신생아	0.4마이크로그램	이 비타민의 최고 섭취량은 아직 정해져 있지 않다.
7~12개월	0.5마이크로그램	
1~3세	0.9마이크로그램	
4~8세	1.2마이크로그램	
9~13세	1.8마이크로그램	
14~18세	2.4마이크로그램	
19~50세	2.4마이크로그램	
51세 이상	2.4마이크로그램	
임신부	2.6마이크로그램	
수유하는 엄마	2.8마이크로그램	

● 과대섭취하면 일어날 수 있는 문제들

상당히 많은 양의 B12를 복용해도 무슨 문제가 일어났다는 보고가 없어서 학계는 최대 섭취량을 정해놓지 않았다.

● B12가 풍부한 식품

• 조개(80그램에 84마이크로그램) • 홍합(80그램에 20.4마이크로그램) • 게(80그램에 8.8마이크로그램) 등이 매우 풍부한 원천이다. 그 외에도 다음 음식에서도 많은 B12를 섭취 할 수 있다.

• 닭고기
• 칠면조
• 쇠고기 등 육류
• 연어
• 오렌지
• 우유
• 달걀

● B12의 추가섭취로 기대할 수 있는 혜택

기능에서도 지적했듯이 B12가 부족하면 호모시스틴의 혈중치가 올라갈 수 있기 때문에 B12의 추가섭취로 순환기질환의 예방을 기대할 수 있다. 또 DNA와 RNA의 메틸화과정과 B12가 관계가 있기 때문에 B12의 추가섭취로 암의 예방을 기대할 수 있다. 사실상 유방암 환자의 B12혈중치가 암을 유발치 않은 같은 조건의 여성보다 낮다는 연구발표가 있었다.

우울증환자와 치매환자도 B12의 혈중치가 비교적 낮다. 그러나 그런 환자가 B12 치료를 받고 증세가 개선되었다는 기록은 아직 없다.

● 추가섭취에 관한 학계의 권고

• 1일 필수 섭취량은 음식에서 섭취하는 것으로 충분하다.

• 그러나 50세 이상의 사람과 임신을 계획하고 있는 사람, 그리고 철저히 식물성 음식만 먹는 사람은 보충제의 형태로 하루에 6~30마이크로그램의 섭취를 권한다.

• 65세 이상은 음식 속에 있는 이 비타민의 섭취 기능이 흔히 완전치 않기 때문에 보충제의 형태로 하루에 적어도 100마이크로그램의 추가섭취를 권한다.

TOPIC 2-23

감기도 쫓고 뼈도 굳히고
- 비타민 C와 D

비타민 C

● 기능

- 비타민 C는 혈관, 힘줄, 인대와 뼈의 구성에 중요한 아교질을 생산하는 데 필수물질이다.
- 비타민 C는 주요한 신경전달물질(신경을 타고 왕래하는 메시지를 전달하는데 필요한 물질)인 노에피네프린의 생산에 필수물질이다.
- 지방질을 에너지로 변화시키는 데에도 비타민 C가 없으면 안 된다. 또 콜레스테롤 대사과정에도 비타민 C가 있어야 된다.
- 비타민 C는 강력한 항산화제의 역할도 한다.

● 부족할 때 나타나는 질환

괴혈병이라는 질환이 생긴다. 기운이 없고 정신상태가 흐려진다. 여기저기서 출혈을 시작하고 뼈의 이상도 나타난다. 이 병은 몇 백 년 전부터 잘 알려진 병으로 영국 해군 병사들이 몇 달 동안 항해 도중에 이 병이 생기기 시작했다. 무슨 병인지는 몰랐지만 레몬이나 라임을 먹으면 낫는다는 사실을 알아내어 항해 전부터 수병들은 괴혈병을 예방하기 위하여 레몬과 라임을 빨아먹어야 했다. 아직까지도 영국의 수병들은 '신 것(라임) 먹는 자' 를 뜻하는 라이미(limey)라고 불린다.

● 1일 필수 섭취량과 초과하면 안 되는 양

구분 \ 양	섭취량	초과하면 좋지 않은 양
신생아	40밀리그램	
7~12개월	50밀리그램	
1~3세	15밀리그램	400밀리그램
4~8세	25밀리그램	650밀리그램
9~13세	45밀리그램	1,200밀리그램
14~18세, 남성	75밀리그램	1,800밀리그램
14~18세, 여성	65밀리그램	1,800밀리그램
19세 이상, 남성	90밀리그램	2,000밀리그램
19세 이상, 여성	75밀리그램	2,000밀리그램
흡연자, 19세 이상, 남성	120밀리그램	2,000밀리그램
흡연자, 19세 이상, 여성	110밀리그램	2,000밀리그램
임산부, 18세 미만	80밀리그램	2,000밀리그램
임산부, 19세 이상	85밀리그램	2,000밀리그램
수유하는 엄마 18세 미만	115밀리그램	2,000밀리그램
수유하는 엄마, 19세 이상	120밀리그램	2,000밀리그램

● 비타민 C가 풍부한 식품

- 고추 반 컵에 141밀리그램)
- 오렌지주스(3/4컵에 75밀리그램)
- 딸기(한 컵에 82밀리그램)

그 밖에도 아래 채소나 과일에서 많은 양의 비타민 C를 섭취할 수 있다.

- 오렌지
- 자몽
- 자몽주스
- 맵지 않은 붉은 고추
- 감자
- 브로콜리

● 과다섭취가 일으킬 수 있는 문제

다량의 비타민 C의 장기간 섭취가 유전자 돌연변화, 암의 발생, 동맥경화증 등과 관계가 있다는 여러 주장은 결국 모두 사실무근으로 결론이 났다. 2000년에 학계에서 처음으로 초과하지 말아야 할 상한치를 설정한 이유는 설사 등 소화기 증상 때문이었다.

● 추가섭취가 가져올 수 있는 혜택

많은 연구는 비타민 C의 추가섭취는 다음 질환을 예방하는 데 도움이 된다는 결과를 보여주고 있다.

- 심장질환
- 뇌졸중
- 식도암, 대장암과 폐암 등 악성종양
- 당뇨병환자의 뇌졸중 유발
- 백내장
- 감기예방

● 추가섭취에 관한 학계의 권고

하루에 400mg의 비타민C를 복용할 것을 권하고 있다.

비타민 D

● 기능

비타민 D의 중요한 기능은 부갑상선호르몬과 함께 칼슘의 혈중치를 조정하는 일이다.

● 부족할 때 생기는 문제

비타민 D가 결핍하면 칼슘의 섭취가 감소되어 칼슘의 혈중치가 감소된다. 그렇게 되면 부갑상선이 호르몬을 더 많이 분비하게 되고 이 자극으로 뼈 속의 칼슘이 분리되어 혈류로 들어가게 된다. 이런 상태가 계속되면 뼈가 연해지고 약해진다. 옛날에 비타민 D가 결핍했던 지역에는 많은 사람들이 구루병과 골연화증으로 고생했다. 이들은 비타민 D가 부족해서 뼈의 성장이 부족할 뿐만 아니라 뼈에 칼슘이 부족해서 연해지고 잘 부러지게 되는 병이다.

● 1일 필수 섭취량과 초과하면 좋지 않은 양

구분 \ 양	필수 섭취량	초과하면 좋지 않은 양
신생아	200iu	1,000iu
1~8세	200iu	2,000iu
9~18세	400iu	2,000iu
19~50세	200iu	2,000iu
51~70세	400iu	2,000iu
71세 이상	600iu	2,000iu
임산부	200iu	2,000iu
수유하는 엄마	200iu	2,000iu

● 과대섭취가 가져올 수 있는 문제

비타민 D의 과다섭취가 가져올 수 있는 문제는 칼슘의 혈중치가 비정상적으로 높아지는 것이다. 이 상태가 오래 계속되면 심장과 신장 등 중요한 기관들에 칼슘이 침착하여 석회화하므로 그들의 기능을 떨어지게 한다.

● 추가섭취가 가져올 수 있는 혜택

• 골다공증의 예방. 토픽 3-9 에서 더 자세히 설명되지만 비타민 D와 칼슘의 섭취는 골다공증 예방에 크게 공헌한다는 것이 증명되었다.

• 암의 예방. 역학자(疫學者)들은 일찍이 대장암, 직장암, 그리고 유방암 환자의 지역분포도가 옛날 비타민 결핍 때문에 생겼던 구루병의 분포도와 흡사하다는 점을 주시해 왔다. 이런 암을 가진 환자들을 조사해 보면 비타민 D의 혈중치가 낮은 사람이 많다.

• 혈압의 높이와 비타민 D의 혈중치는 반비례의 관계를 보인다. 비타민 D를 복용하여 혈압이 떨어졌다는 보고도 있다.

• 자가면역질환의 지역분포도도 암의 경우와 같이 옛날 구루병의 분포도와 비슷하다. 비타민 D를 추가로 복용한 사람이 자가면역질환의 하나인 류마티스 관절염의 유발이 비교적 낮다는 보고도 있다.

● 비타민 D가 풍부한 식품

• 연어(80그램에 530iu) • 고등어(80그램에 214iu) • 정어리 (80그램에 231iu) 등이 풍부한 원천이나 다음 식품에서도 많은 B12를 섭취할 수 있다.

• 달걀
• 비타민 D를 첨가한 오렌지주스
• 비타민 D를 첨가한 우유
• 비타민 D를 첨가한 시리얼

● 추가섭취에 관한 학계의 의견

모든 성인은 하루에 400iu의 비타민 D를 보충제의 형태로 복용하고, 일주일에 세 번 이상 오전 11시부터 오후 2시 사이에 적어도 15분간 팔과 다리 또는 얼굴과 팔을 태양에 노출할 것을 권한다. 65세 이상은 보충제를 하루에 800iu를 복용할 것을 강력하게 권한다.

TOPIC 2-24

심장의 두 보호자 - 비타민 E 와 K

비타민 E

● 기능

비타민 E는 항산화제로 잘 알려져 있다. 화학적으로 비타민 E라고 하면 여덟 개의 화합물질을 함께 묶어서 이야기하는 것이다. 그러나 우리 몸속에 가장 많이 들어있는 비타민 E는 알파 토코페롤이라는 물질이다. 우리가 여기서 비타민 E라고 하면 바로 알파 토코페롤을 의미하는 것이다.

• 알파토코페롤은 강력한 항산화물질로서 활성산소가 세포막에 있는 지방질이 산화하는 것을 막는다.

• 알파토코페롤은 저밀도지단백질(LDL)의 지방질이 산화되는 것도 방지한다. 그리고 최근 연구는 그 LDL의 지방질이 산화되었을 때 가장 파괴적이다(토픽 2-12).

• 알파토코페롤은 혈전이 뭉치는 것을 방해하며, 혈관의 유연성을 촉진하여 플라크 형성을 막는 데 공헌한다.

● 비타민 E 가 부족할 때 생길 수 있는 문제

소장질환 중 지방질 흡수 기능이 없어지는 질환이 있다. 비타민 E는 지방질에 섞여서 흡수되기 때문에 이런 질환은 비타민 E의 흡수부족 때문에 생기는 비타민 E의 결핍상태를 일으킬 수 있다. 그런 환자가 불평하는 증상은 대부분 말초신경병증으로 몸 각 처가 아프고 조화운동불능으로 몸의 균형을 못 잡고 망막이 상해되어 시각장애가 생긴다는 것이다. 그러나 영양부족으로 알파토코페롤이 결핍하여 이런 증후군을 나타내는 환자가 생겼다는 보고는 아직 없다.

● 1일 필수 섭취량과 초과하면 좋지 않은 양

구분 \ 양	섭취량	초과하면 좋지 않은 양
신생아	6iu	
7~12개월	7.5iu	
1~3세	10.5iu	300iu
4~8세	16.5iu	450iu
9~13세	22.5iu	900iu
14~18세	22.5iu	1,200iu
19세 이상	22.5iu	1,500iu
임산부	22.5iu	1,500iu
수유하는 엄마	28.5iu	1,500iu

● 추가섭취가 가져올 수 있는 혜택

비타민 E가 강력한 항산화물질이기 때문에 이 비타민이 순환기질환과 암의 예방에 한 몫을 하리라고 믿는 학자가 많다. 추가로 비타민 E를 복용했을 경우 다음 질환에 좋다는 연구가 있었다.

- 급성 심근경색 발생률의 감소
- 목 동맥의 플라크 형성의 감소
- 면역력 증가
- 흡연자의 전립선 암 발생률 감소

• 투석 치료를 받는 환자의 급성심근경색 발생의 감소
• 치매환자의 증세 진행의 지연

● 비타민 E가 풍부한 식품

• 식물성 기름: 올리브유, 콩기름, 옥수수기름, 카놀라유, 해바라기씨 기름, 홍화씨 기름
• 견과류: 헤이즐너트, 호도, 아몬드
• 채소와 과일: 땅콩, 시금치, 당근, 아보카도

이들 중 아몬드(30그램에 11iu), 해바라기씨 기름(큰 수저로 하나에 8.4iu), 홍화씨 기름 (큰 수저로 하나에 6.9iu) 등이 가장 풍부한 원천이다.

● 과다섭취가 가져올 수 있는 문제

많은 양(2,000iu)을 매일 복용하여 문제가 된 기록은 확실치 않다. 그러나 학자들은 그렇게 많은 양의 비타민 E를 복용하면 혈전기능 상실로 인한 출혈이 제일 큰 문제가 될 것으로 보고 있다.

● 추가 섭취에 관한 학계의 의견

여러 가지 혜택의 가능성을 고려할 때 학자들은 연령에 관계없이 모든 성인은 하루에 200iu의 비타민 E를 추가로 섭취하라고 권장한다.

비타민 K

● 기능

혈액이 응고하는 데는 비타민 K가 필수다. 복잡한 혈액 응고 과정

의 어느 한 부분도 비타민 K 없이는 진행되지 않는다. 그리고 비타민 K가 뼈 속에서 칼슘 등 광물질을 침착시키는 작용을 한다는 사실이 최근 알려졌다. 침착이란 어느 물질이 어느 곳에 자리잡고 가라앉는 현상을 말한다.

● 비타민 K가 부족할 때 생길 수 있는 문제

실제로 성인이 비타민 K가 결핍하여 큰 문제를 일으킨 경우가 기록된 바는 없다. 물론 비타민 K의 결핍상태가 계속된다면 틀림없이 출혈을 할 것이다. 그러나 비타민 K의 섭취가 용이하기 때문에 그런 일이 생기는 일이 없다. 그러나 모유만 먹는 아기는 비타민 K의 결핍 상태가 올 수 있기 때문에 비타민K를 주사로 한 번 맞게 된다. 신생아의 출혈을 방지하기 위해서다.

● 과다섭취가 가져올 수 있는 문제

이것 역시 기록된 바가 없다. 따라서 학계는 아예 섭취 상한치를 설정하지 않은 상태다.

● 추가섭취가 가져올 수 있는 혜택

• 뼈에서 칼슘의 침착과정을 촉진하여 뼈를 튼튼히 해 주기 때문에 골다공증의 유발을 방지한다

• 대동맥의 석회화과정을 감소시켜 심장질환의 유발을 방지한다.

이들 두 과정이 모두 칼슘의 침착과정인데 왜 비타민 K가 두 조직체에서 상반되는 작용을 하느냐에 관해서는 아직 밝혀지지 않았다.

● 비타민 K의 1일 섭취에 충분한 양

구분	충분한 양
신생아	2마이크로그램
7~12개월	2.5마이크로그램
1~3세	30마이크로그램
4~8세	55마이크로그램
9~13세	60마이크로그램
14~18세	75마이크로그램
19세 이상, 남성	120마이크로그램
19세 이상, 여성	90마이크로그램
임산부, 18세 미만	75마이크로그램
임산부, 19세 이상	90마이크로그램
수유하는 엄마, 18세 이하	75마이크로그램
수유하는 엄마, 19세 이상	90마이크로그램

● 비타민 K가 풍부한 식품

- 식물성 기름: 올리브유, 콩기름, 카놀라유
- 채소: 브로콜리, 케일, 시금치, 상치, 파슬리

이들 중 케일(한 컵에 547마이크로그램), 브로콜리(한 컵에 420마이크로그램), 파슬리 (한 컵에 324마이크로그램) 등 세 가지 채소가 비타민 K의 가장 풍부한 원천이다.

● 학계가 권하는 1일 섭취량

심장병과 골다공증 예방이 사실상 얻을 수 있는 혜택이라고 생각하여 모든 성인이 종합비타민 보충제를 하루에 한 번씩 복용할 것을 권장한다. 그 외에도 진한 녹색 채소를 하루에 한 컵 씩 먹을 것을 권장하고 있다.

이상으로 비타민의 토픽을 전부 마친다. 비슷비슷한 말들이 계속 반복되는 듯한 혼동마저 느꼈을지 모른다. 비타민에 대한 개념을 이해했으니까 앞으로 정보가 필요할 때 다시 찾아 보면 도움이 될 것이다. 비타민 토픽 중에서 가장 중요한 정보를 편리하게 참조할 수 있게 하기 위해 전체적으로 다음과 같이 정리한다.

비타민의 정리

● **과다섭취를 반드시 피해야 되는 비타민과 그 이유**

• 니아신: 간기능을 해칠 수 있다.

• 비타민 A: 간기능을 해칠 수 있다. 기형아 출산의 가능성, 탈모, 그리고 골다공증을 일으킬 가능성이 있다.

• 비타민 E: 출혈 가능성을 걱정해야 된다.

• 비타민 D : 혈중의 칼슘 수치가 올라갈 수 있어 심한 경우에는 심장과 신장을 석회화하여 기능을 해칠 수 있다.

• 엽산: 기형아 출산의 가능성을 높일 수 있다. 또 엽산의 과다섭취는 악성빈혈의 신경질환을 은폐할 수 있어 진단을 늦추어 치료를 불가능하게 할 수 있다.

● **보충섭취가 여러 가지 이유로 권장되고 있는 비타민**

모든 비타민의 1일 섭취 권장량이 들어있는 종합비타민의 섭취를 많은 권위자가 권장하고 있다. 이 권장은 몸무게를 줄이려고 다이어트를 하고 있는 모든 사람, 하루에 균형 잡힌 세 끼를 챙기지 못하는 사람, 임산부, 중년 이상의 사람에게 가장 적절하다.

● 1일 섭취 권장량 이상의 보충섭취가 권장되고 있는 비타민

여러 연구결과를 토대로 많은 학자는 다음 여섯 가지 비타민의 추가섭취를 권장하고 있다. 그들의 권장 이유가 아직 모두 확실히 증명이 되지는 않았지만 권장하기에는 충분한 이유가 있다고 그들은 믿고 있다.

비타민	1일 권장량	권장 이유
엽산	400마이크로그램	순환기질환과 암의 예방
니아신	20밀리그램	암, 만성질환의 예방
B12	6~30마이크로그램	순환기질환과 암의 예방
C	400밀리그램	뇌졸증 등순환기질환의 예방
D	400iu	뼈의 건강, 심장건강촉진
E	200iu	순환기질환과 암의 예방

TOPIC 2-25

망나니 산소를 잠재우다
- 항산화물질

산화작용과 활성산소

우리 몸속에서는 잠시도 쉬지 않고 세포 속에서 대사과정이 진행되고 있다. 이것은 생명을 유지하려면 없어서는 안 되는 필수 과정이다. 비타민을 이야기하면서 우리는 효소라는 말을 배웠다. 모든 비타민이 그 효소의 보조역할을 한다는 바로 그 효소다. 모든 대사과정에서 일어나는 화학변화는 효소가 없으면 못 일어나고 효소는 비타민 없이는 작용을 못 한다.

그 대사과정에서 일어나는 또 하나의 현상이 산화현상이다. 새로 들어온 산소를 필요로 하는 대사과정에서 자연히 생기는 것 중 하나가 몸에 해롭다는 활성산소다. 그 양이 많지만 않으면 활성산소는 세포 속에서 강력한 살균작용을 일으키기 때문에 우리 몸에 대단히 유익하다. 문제는 우리가 이 활성산소를 너무 많이 생산한다는 데 있다.

활성산소(자유산소기, 유해산소라고도 부름)는 외톨이가 된 전자를 갖고 있기 때문에 매우 불안정하다. 그래서 누군가에서 전자를 하나 빼어야만 직성이 풀린다. 그러기 위해서는 닥치는 대로 아무나 습격하여 그 필요한 전자를 약탈해야 된다. 그렇게 당하여서 전자를 하나 잃게 된 희생자(화학물질)는 산화 되었다(당했다)고 한다. 이런 봉변을 핵산 등 중요한 화합물이 당했을 경우 우리 몸은 상당한 피해를 면치 못하게 된다. 노화와 암을 포함한 많은 퇴행성질환의 촉진도 이러한 산화작용이 일으킨다고 학계는 믿고 있다.

무엇이 활성산소의 생산을 부추기나?

그렇게 해롭다는 활성산소는 사람들의 행동 때문에 일어나는 여러 가지 일들과 우리들이 노출된 여러 가지 환경 요인에 의하여 촉진된다.

- 마음속에 쌓고 있는 여러 가지 스트레스
- 임의로 몸속으로 들여오는 유해물질인 술, 담배, 염색소 등
- 우리들이 노출된 여러 가지 유해물질인 자동차 배기가스, 농약, 살충제, 그리고 여러 원천에서 우리 몸에 들어오는 중금속물질, 음식에 추가된 여러 유해 첨가물질
- 편리한 전자제품들이 퍼트리는 전자(電磁) 에너지
- 자외선
- 방사선 에너지

요즘 사람들은 옛날보다 다음 세 가지 이유 때문에 활성산소에 더 시달리고 있다.

첫째, 옛날에는 걱정할 필요도 없었던 많은 유해 요인이 현세대에 사는 사람들을 귀찮게 하고 있다. 앞에 나온 여러 유해 요인 중에서 옛날에 있었던 요소는 아마 담배와 술 정도뿐이었을 것이다.

둘째, 스트레스야 말로 활성산소 생산의 가장 강력한 촉진제이다. 옛날과 지금을 비교해 보면 요즘의 스트레스 레벨은 전과 비교할 수도 없게 높다.

셋째가 고령화의 현상이다. 나이가 많은 사람이 요즘같이 이렇게 많이 살고 있던 시대가 없었다. 나이가 많아질수록 활성산소에 대한 방위능력이 저하된다. 따라서 많은 사람이 속수무책으로 늘어만 가는 활성산소에 당하고만 있는 것이다.

어떻게 활성산소를 줄일 수 있나?

앞에 열거한 유해 요인 중 되도록 많은 부분을 제거해야 된다. 의사의 입장에서 볼 때 가장 중요한 두 요인은 스트레스와 흡연이다. 이 두 요인이 우리 몸에 계속 들어오는 한 활성산소의 생산은 계속 늘어날 것이다. 물론 다른 요인들을 가능한 한 철저히 제거하는 것도 매우 중요하다. 특히 우리 힘으로 제거가 가능한 부분을 집중적으로 줄여야한다. 채소와 과일을 철저히 씻는 것, 주방에서 작동중인 전자레인지와 거리를 두고 일하는 것, 자외선을 되도록 차단하는 일, 품질이 확실치 않은 음식이나 식수를 피하는 것 등 우리가 할 수 있는 것은 항상 의식적으로 대처해야 된다.

우리 몸이 활성산소에 완전히 무방위 상태에 놓여있는 것은 절대 아니다. 아직도 우리 몸속에 있는 여러 가지 항산화물질이 활성산소의 많은 습격을 막아내고 있는 것이 사실이다. 문제는 범인이 너무 많아져서 모든 습격을 막아내지 못한다는 데 있고, 우리는 해결책을 찾아보지도 않고 그 방위태세가 무너졌다고 말한다. 마치 A구에 갑자기 절도범이 몇 배가 늘어서 경찰이 그 반밖에 못 잡는다면 시민은 잡은 반보다는 못 잡은 반에 비중을 두고 무능한 경찰이라고 독설부터 퍼붓는 것과 같다.

이렇게 질책을 받고 있는 경찰을 도와서 더 많은 범인을 처리할 수 있는 지원대가 바로 체외에서 들여올 수 있는 항산화물질인 것이다. 이 항산화제는 자연 원천인 식품에서 섭취할 수 있고, 그것이 여의치 않으면 보충제의 형태로 섭취할 수도 있다. 그리고 자연 원천에서 섭취하는 항산화제가 보충제 약으로 섭취하는 항산화제보다 훨씬 더 효율적이다. 많은 동물연구는 항산화제의 효력을 의심의 여지가 없이 증명한 반면, 수없이 많이 시행된 인간을 대상으로 한 연구는 결정적인 결과를 보여주지 못하고 있다.

따라서 우리는 되도록 많은 항산화물질을 음식을 통해서 섭취하여야 한다. 그러기 위해서는 어떤 항산화물질이 어느 식품에 들어있는가 하는 정보를 우리가 알아야 된다.

항산화물질에는 어떤 것이 있나?

항산화물질 중에는 비타민도 있고 비타민이 아닌 요소도 있다. 직접 산화작용에 뛰어들어가서 그 화학과정을 멈추게 하는 물질도 있고, 그 산화작용이 못 일어나게 미리 활성산소를 없애주는 물질도 있다.

비타민 C

우리에게 너무나 잘 알려진 비타민이다. 토픽 2-23에서는 비타민의 역할을 중심으로 자세히 설명되었다. 이 비타민 C는 항산화물질로 백내장을 예방한다고 알려져 있고, 콜레스테롤도 내려 줄 뿐만 아니라, 혈압에도 좋다는 연구결과도 있었다. 눈의 망막에 위치한 매우 예리한 시각을 맡은 작은 점(반점)이 퇴행하여 시각을 잃게 하는 노년기 황반변성(macular degeneration)이라는 안과질환 환자들이 다른 항산화물질들과 더불어 매일 500mg의 비타민 C를 복용하여 그 질환의 이행을 19%나 감소시켰다는 연구는 많은 사람들에게 희망을 주었다. 음식에 의존하지 않고 약으로 복용하려면 하루에 500mg을 추천한다.

베타카로틴(beta carotene)

이것은 비타민 A의 전구물질(적절한 조건하에 특정 물질로 변할 수 있는 물질)로 전립선암을 예방한다는 연구결과가 있다. 이 비타민은 오렌지색을 가진 많은 채소와 과일에 풍부히 들어있다. 고구마, 당근, 속이 오렌지색인 참외, 노란 호박, 살구, 망고 등이 그 예다. 그리고 양배추의 일종인 케일(kale)과 시금치도 풍부한 공급원이다.

한 가지 주의사항은 흡연자와 전에 석면을 취급하는 일을 했던 사람이 이 물질을 계속 다량 복용했더니 그 중 많은 사람이 폐암을 유발했다는 연구가 있다. 적어도 당분간 흡연자와 전에 석면을 취급했던 사람은 음식 외에서는 이 물질을 섭취 않는 것이 좋다.

라이코핀(lycopene)

이것도 비타민 A와 관련된 카로티노이드 가족에 속하는 물질이지만 베타카로틴같이 비타민 A의 전구물질은 아니다. 현재 가장 강력한 항산화물질이라고 학자들이 믿고 있다. 주로 토마토에서 우리들은 이 물질을 섭취하는데, 수박, 과바(열대과일의 일 종), 파파야, 살구와 속이 핑크색의 자몽에도 이 물질이 많이 들어있다. 자궁경부암이 생길 확률을 1/5로 줄여준다는 인상적인 연구결과가 있었다. 이 물질은 인후, 식도, 위, 대장, 그리고 직장암도 방지할 수 있다는 연구결과도 있었다.

루틴(lutein)

이것도 역시 카로티노이드의 일종으로 라이코핀과 흡사하다. 우리는 이 물질을 시금치, 케일, 브뤼셀 스프라우츠(Brussels sprouts) 같은 주로 녹색 채소에서 섭취한다. 달걀 노른자위에도 많이 포함되어 있다. 이 물질은 건강한 눈을 보존하는 데 많은 공헌을 한다는 정평이 있는 항산화물질이다.

셀레늄(selenium)

이 물질은 직접 활성산소를 없애는 작용은 안 하지만 항산화물질들이 활성산소기와 싸우는 항산화과정을 돕는 효소에 필요한 광물질이다. 이 광물질이 풍부한 토양에서 기른 곡물과 가축의 고기에서 우리는 이 물질을 충분히 섭취할 수 있다. 쌀, 보리, 우유, 닭고기, 소고기가 그 예다. 생선에서도 이 물질을 섭취할 수 있고, 대부분의 사람이 별로 선호하지 않는 커다란 견과인 브라질너트는 이 물질의 '곡창' 으로 알려져 있다. 우리나라의 쌀은 셀레늄을 풍부하게 함유하고 있지 않다.

비타민 E

이 비타민의 중요 성분인 알파토코페롤은 노화를 방지하고, 불임을 돕고, 심장병을 방지한다는 소문으로 명성이 높은 항산화물질이다. 미 심장협회는 최근 항산화제에 대한 성명서에서 공식적으로 그런 물질들을 추천할 만한 신빙성 있는 근거가 아직 없기 때문에 시간이 더 필요하다고 하면서도 비타민 E가 심장병을 줄여 줄 가능성은 높은 것이라고 언급하여, 간접적으로 그들의 기대를 표명한 바 있다. 비타민 E의 출처는 콩기름, 참기름, 피넛 버터 등 식물성 지방질, 보리 배아(wheat germ)와 현미같이 도정이 안 된 곡물들, 그리고 잣, 해바라기씨, 호도, 피칸, 캐슈 같은 견과류들이다. 약으로 보충하려면 하루에 200iu를 추천한다.

보조효소 Q10

요즘 제법 많이 팔리고 있는 영양요소 중 하나로 물에도 녹고 기름에도 녹는 쓸모가 많은 보조효소다. 비타민과 비슷하지만 몸속에서의 생산이 가능하기 때문에 비타민 그룹에는 못 낀다. 항산화작용을 비롯하여 여러 가지 생리과정에 관여하기 때문에 많은 이론적인 혜택을 갖다 줄 수 있는 물질이다. 보충섭취하여 기대할 수 있는 혜택으로는 노화지연, 원기회복, 지구력 향상, 심장기능 개선, 당뇨병 개선을 들 수 있다.

● 어떤 사람이 결핍할 수 있나?

여러 음식에서 섭취하고 우리 몸속에서도 만들 수 있기 때문에 결핍할 수 없다.

● 보조효소 Q10이 풍부한 식품으로는 쇠고기, 청어, 닭고기, 콩기름, 카놀라유, 땅콩, 참깨, 브로콜리, 오렌지, 딸기, 달걀 등 다양하다.

1일 권장 섭취량으로는 100~200밀리그램이면 충분하다.

● 기대할 수 있는 혜택은 아마 희망사항이라고 표현하는 것이 더 정확할 것이다. 이론상으로는 전부 가능한 희망사항이지만 실제로 학계는 아직 인정을 하지 못 하는 상태이다. 심장질환이나 다른 이유로 항응고제를 복용하는 사람은 철저히 피검사를 받아 보는 것이 좋다. 보조효소 Q10이 항응고제를 방해할 수 있기 때문이다. 아직은 연구결과가 부족하기 때문에 임산모와 수유하는 엄마가 이 보충제를 섭취하는 것은 삼가는 것이 좋다.

아연

금속물질로 적혈구의 세포막이 다른 금속들한테 산화당하는 과정을 막아주는 역할을 한다.

세포막의 보존은 건강보존을 의미하기 때문에 아연은 항산화물질로서 그 중요성을 인정받는다.

아연 결핍은 성장이 부진한 많은 유아와 청소년에게서 발견되는 상황이다. 당뇨병환자도 아연이 결핍한 경우가 많고 임산부의 합병증도 아연 부족에 기인할 수 있다. 옛날부터 서양에서 건강에 좋고 특히 감기에 좋다는 정평을 얻은 닭 스프(chicken soup)의 효력이 높은 아연 함유량 때문일 것이라고 말하는 학자도 있다.

아연은 굴, 게, 쇠고기, 돼지고기, 닭고기, 우유, 캐슈, 아몬드 등에 풍부하다.

망간

금속물질로 여러 중요한 효소에 없어서는 안 되는 중요한 물질이다. 특히 과산화 디스뮤타제라고 불리는 중요한 효소의 구성분자로 이 효소에 없어서는 안 되는 금속이다. 망간의 항산화작용은 추가정보에서 설명된다. 망간은 파인애플, 피칸, 아몬드, 땅콩, 라이마빈스, 현미, 시금치, 고구마, 녹차, 그리고 흑차(black tea) 등 다양한 원천에서 얻을 수 있다. 하루에 음식에서 섭취하는 양 이외에 2밀리그램 이상은 보충제로 먹지 말라는 것이 학계의 권고다.

추가정보 EXTRA INFORMATION

과산화 디스뮤타제는 세포 속 미토콘드리아라는 중요한 구조를 산화하려는 과산화물질이라는 활성산소의 행동을 방지하는 항산화과정을 가능케 하는 효소이다. 이 효소는 이 중요한 세포 구조를 산화작용에서 보호하는 가장 중요한 역할을 한다.

멜라토닌

멜라토닌은 잠을 불러들이는 자연 호르몬이다. 나이가 들면서 감소되는 이 호르몬의 혈중치가 나이 많은 사람들이 밤에 잠을 잘 못 자는 이유라는 것을 믿는 학자도 있다. 여하튼 이 호르몬이 헌신적으로 활성산소를 물리친다는 사실이 알려진 것은 그렇게 오래 전 일이 아니다. 이 호르몬은 다른 물질과 달리 혈류에서 신경계 속으로, 또 세포 밖에서 세포 속으로 자유롭게 왕래할 수 있기 때문에 '경비'를 하는 데 큰 장점을 갖고 있다. 한 번 적을 탐지하면 용감하게 공격하여 섬멸하지만 그 과정에서 자기도 죽고 마는 그야말로 헌신적인 항산화물질이다. 이 화학물질은 보충제의 형태로 구매할 수 있다. 하루에 얼마를 복용해야 된다는 것은 결정되지 않았지만 3밀리그램은 넘지 않는 것이 좋다.

TOPIC 2-26

물을 끌어들여 일 저지르는 나트륨 - 소금 이야기

소금은 우리 몸에서 없어서는 안 되는 중요한 화학요소이다. 학교에서 화학을 배울 때 우리는 나트륨과 염소를 합친 것이 소금이라고 배웠다. 기초화학을 잠시 복습해 보자.

- 나트륨이나 염소는 원소라고 부른다.
- 원소들이 합쳐서 생긴 물질을 우리는 화합물이라고 부른다. 그러니까 소금은 화합물이다.
- 탄소(C)를 포함한 화합물을 유기화합물, 탄소를 포함하지 않은 화합물을 무기화합물이라고 부른다. 그러니까 소금은 무기화합물이다.
- 나트륨이나 염소 같은 원소에는 그 원소의 원자량이라고 부르는 무게가 있다.
- 나트륨(Na)의 원자량은 22.98977이고, 염소(Cl)의 원자량은 35.453이다
- 화합물의 무게(화학식량)는 그 화합물을 구성하는 원소의 무게를 합한 것이다. 그러니까 소금(NaCl)의 화학식량은 58.443이다.
- 58.443(소금의 화학식량) 중 22.98977이 나트륨이니까 소금의 39.3%가 나트륨이다.
- 58.443(소금의 화학식량) 중 35.453이 염소이니까 소금의 60.7%가 염소다.
- 그러니까 1그램(1,000밀리그램)의 소금에는 393 밀리그램의 나

트륨이 있고, 607 밀리그램의 염소가 있다.

기초화학은 여기까지만 해 두자. 가장 중요한 것은 일정량의 소금 속에 나트륨이 얼마나 존재하나를 계산하는 것이다. 이것은 우리가 또 우리 자녀가 나트륨의 섭취를 제한하는 데 유용한 계산이기 때문이다.

소금은 우리 몸에서 무슨 일을 하나?

소금은 우리 몸에 필요한 나트륨을 공급하는 화합물질이라고 해도 과언이 아니다. 염소도 나름대로 중요한 요소이지만 나트륨과 같이 중요하지는 않다. 나트륨은 여러 가지 중요한 생리과정에 필요한 요소이다. 더 자세한 설명은 추가정보를 참조하기 바란다.

추가정보 EXTRA INFORMATION

• 우리 몸을 흔히 세포 속과 세포 밖의 두 칸으로 나눈다. 나트륨은 몸속 세포 밖 수분의 양을 조절하여 우리 몸의 수분의 균형을 유지하는 데 가장 중요한 요소다. 그것은 나트륨이 있는 곳에 물이 따르기 때문이다. 며칠 동안 매우 짠 음식을 많이 먹은 후 복사뼈 근처가 부어오른 경험을 한 사람이 있을 것이다. 나트륨이 너무 많이 몸에 들어와서 물을 붙잡고 있기 때문에 일어나는 현상이다.

• 나트륨은 우리 혈관 속에 있는 혈액을 형성하는 혈청의 중요한 요소다. 혈청은 혈세포를 몸 각처로 나르는 중요한 일도 하지만, 혈압을 유지하는 생리적 기능도 맡고 있기 때문에 혈청이 모자라면 정상적인 혈압을 유지할 수 없게 된다. 혈청의 90%는 수분이고, 그 수분의 양을 조절하는 물질이 바로 나트륨이다.

• 나트륨은 신경자극의 전도에 중요한 역할을 담당한다.

• 나트륨은 근육수축에 중요한 요소이다.

• 삼투압(滲透壓, oncotic pressure)이란 어려운 술어는 두 구획(칸) 사이를 가르는

막을 통하여 용액이 한 칸에서 다른 칸으로 스며드는 현상을 일으키는 압력을 뜻한다. 두 칸에 존재하는 용액의 농도가 높은 쪽으로 용액이 스며들게 되는데 그 농도를 나트륨이 결정하게 되는 것이다. 이 삼투압의 균형이 잡혀 있어야 우리 몸속의 여러 칸에 남아 있어야할 용액이 제자리를 지키게 된다. 그 균형이 깨지면 용액이 다른 구획으로 스며들어 문제를 일으킨다. 예를 하나 들자면 배에 물이 차는 복수라는 현상도 이 균형이 상실되어 일어나는 현상이다.

하루에 얼마나 많은 양의 나트륨이 필요한가?

우리 몸이 필요로 하는 나트륨의 양은 매우 적은 양에 불과하다. 하루에 2~5세까지는 300밀리그램, 6~9세는 400밀리그램, 그리고 10세부터 성인도 고작 500밀리그램을 필요로 하고 있을 뿐이다. 중요한 것을 그렇게 많은 역할을 하는 물질치고는 매우 적은 양에 불과하다는 사실이다.

우리는 하루에 얼마나 많은 양을 섭취하나?

옛날에는 소금이 퍽이나 귀한 적이 있었다. 간신히 가족의 생명만을 유지하는 데 필요한 양의 소금을 구하는 것도 쉽지 않은 때도 있었나보다. 요즘에도 월급을 샐러리(salary)라고 부르는 나라가 많다. 그 말의 원천은 로마시대 병정들이 급료로 돈 대신 소금덩어리를 받았을 때로 거슬러 올라간다. 바로 라틴말로 소금이 쌀(sal)이다. 아직도 라틴계의 언어로 소금은 쌀(sal), 영어권에서는 약간 변하여 솔트(salt)가 되었다.

그렇게 귀하던 소금을 과학이 발전하여 이제는 얼마든지 생산할 수 있게 되면서 그 물질의 부족현상은 자취를 감추게 되었다. 요즘에는 그 반대로 우리는 너무나 많은 양의 나트륨을 섭취하고 있는데, 거기에는 여러 가지 이유가 있다.

● 첫째, 우리의 맛봉오리는 짠 맛에 너무도 쉽게 적응을 한다는 사실이다. 점점 짠 것을 먹으면 그 맛봉오리가 짠 맛에 둔해져서 웬만큼 짜지 않으면 짠 맛을 감지 못하게 된다. 그 둔해빠진 맛봉오리를 만족시키기 위하여 우리는 점점 더 짜게 먹게 되는 것이다. 팁을 받는 직종에 종사하는 종업원한테 터무니없는 금액의 팁을 주는 무지한 고객이 생기면 보통 팁은 돈같이 보이지도 않는다는 현상과 별로 다르지 않다.

● 사회가 바빠지면서 많은 사람은 간편하게 생활하는 것을 추구하게 된다. 음식도 간편하게 준비하고, 외식을 하더라도 시간낭비 없이 간단히 먹을 수 있는 곳을 선호하게 된다. 취사를 간편하게 준비하려면 미리 조리가 다 되어서 깡통이나 다른 용기에 들어 있거나 또는 냉동이 되어있는 식품을 쓰는 것이 제일 편리하다. 그러나 그렇게 미리 준비하여 팔려면 맛이 있어야하고 변질되지 않아야 한다. 맛을 내는 조미료, 변질을 막는 방부제, 그리고 이런 저런 이유로 음식에 추가되는 첨가물질은 그 대부분이 나트륨을 포함하는 화합물질이다. 간이식당에서 파는 음식도 마찬가지로 많은 나트륨을 포함하고 있다.

이러한 이유로 우리는 요즘 너무 많은 양의 나트륨을 섭취하고 있다. 여러 자료를 종합해 볼 때 선진국에서 하루에 섭취하는 나트륨은 약 3,000~5,000밀리그램으로 추산된다. 우리 몸이 필요로 하는 나트륨 양의 거의 10배나 되는 양을 섭취하고 있다는 말이 된다. 한편 우리나라의 실정은 선진국에 비하여 훨씬 더 심각하다.

나트륨의 과다섭취는 어떻게 해로운가?

앞에서 열거한 나트륨의 기능 중에서 혈청과 수분에 대한 기능을 다시 한 번 생각해 보자. 어느 정도의 혈청의 용량은 우리의 혈압을 유지하는 데 절대로 필요하다는 말은 이미 했다. 심한 탈수상태에 있는 사람이 혈압이 떨어져 실신상태에 빠지는 것을 우리는 병원에서 자주 본다. 그런 환자는 수분과 염분이 섞여 조성된 링거용액 등을 투입하면 재빨리 회복한다. 혈청의 용량이 보충되기 때문이다.

혈압과 심장

앞에서와 정 반대로 나트륨을 과다 섭취하여 혈청의 용량이 증가한 상태, 그러니까 혈액의 용량이 증가한 상태가 오랫동안 계속된다면 우리의 혈압은 올라가게 된다. 이것은 나트륨에 예민한 사람에게는 더 두드러지게 나타나는 현상이다. 전 인구의 60% 이상은 나트륨에 예민한 사람이니까 예민하지 않을 가능성보다는 예민할 가능성이 더 높다. 최근 발표된 국내자료는 집에서 아침을 거르는 사람들의 혈압이, 집에서 한 주에 적어도 네 번 아침을 챙겨먹는 사람보다 아래 혈압이 높다고 나와 있다. 저자는 그 사실을 아침을 거르고 낮에 배가 고프니까 나트륨이 듬뿍 들어있는 스낵이나 식품을 많이 먹는 사람이 있어서 이런 사람들의 과다한 나트륨 섭취도 이 현상에 기여할 것이라고 분석한다. 이렇게 올라간 혈압은 심장을 과로시킨다. 그 많아진 혈청을 포함한 혈액을 펌프하려니 과로하고, 앞에서 상수도 이야기할 때 설명했듯이 아래 혈압이 올라갔기 때문에 그 압력을 능가하려고 위 혈압(펌프압력)을 더 올려야하니 과로한다. 그러니까 과다한 나트륨의 섭취는 궁극적으로 심장질환과 연결이 되는 것이다.

뼈의 건강

과다한 나트륨의 섭취는 몸으로 하여금 많은 양의 칼슘을 방출하게 한다. 왜 그런 현상이 일어나는지는 아직 분명하게 밝혀내지 못했지만, 세관(細管)이라고 불리는 신장의 부분에서 나트륨과 칼슘이 경쟁을 하여 칼슘이 쫓겨 나가는 것으로 믿는 학자가 많다. 그 세관은 밀수하는 사람을 잡는 기관은 아니지만 슬그머니 흘러나가려는 물질 중에 몸이 필요한 것이 있으면 챙겨서 다시 재흡수하게 하는 임무를 띠고 있다. 그러니까 밀수출을 잡는 역할을 하는 셈이다. 결국 그 '세관' 은 나트륨을 재흡수하고 그 대신 칼슘을 방출한다는 말이다. 그것이 무슨 큰 문제가 되겠는가? 어느 학자의 계산에 의하면 하루에 1그램의 소금(그러니까 1,000×0.393=393밀리그램의 나트륨)을 과다흡수하면 1년에 뼈 전체에서 1%의 칼슘을 잃게 된다. 10년 계속 그렇게 과다섭취하면 10%, 또 거기에다 여성의 경우 갱년기에 필수적으로 잃는 15% 가량의 칼슘을 가산하면 전체 칼슘의 25%를 상실할 수 있다는 어마어마한 계산이 나온다.

동맥의 병변

여러 연구결과는 소금 자체가 큰 동맥의 유연성을 감소시킨다고 주장한다. 이것은 고혈압이나 과체중상태가 아닌 사람한테서도 볼 수 있는 병변(병적으로 생긴 변화)이기 때문에 소금의 '짓' 이 분명하다는 것이 학계의 의견이다.

우리는 얼마나 많은 양의 나트륨을 줄여야 하나?

- 보건권위자나 순환기내과전문의는 건강한 사람의 1일 나트륨

섭취량을 2,400밀리그램으로 추정한다. 그것을 소금의 양으로 계산하면 2,400×2.54=6,096밀리그램, 그러니까 약 6그램이다. 이 계산에서 2.54는 소금의 화학식량인 58.443 나누기 나트륨의 원자량인 22.98977에서 나온 숫자다. 나트륨의 양으로 표현하는 대신에 소금의 양으로 표시하는 경우도 있기 때문에 다음의 숫자적 관계를 기억하면 편리하다.

[소금의 양에서 그 속에 포함된 나트륨을 계산하려면: 소금의 양×0.393]

[나트륨의 양에서 소금 전체의 양을 계산하려면: 나트륨의 양×2.54]

● 또한 혈압이 높거나 심장질환을 걱정해야 되는 사람들은 하루에 1,340밀리그램의 나트륨을 초과하지 말라고 당부한다. 참고로 작은 수저(찻숟가락)로 소금을 잔뜩 담으면 소금이 6 그램, 즉 나트륨이 2,358밀리그램이다. 그러니까 고혈압환자나 심장질환을 걱정해야 되는 사람은 하루에 찻숟가락으로 반이 조금 넘는 양의 나트륨만을 섭취하라는 것이다. 따져보면 매우 적은 양이다.

우리가 자주 먹는 식품에는 얼마나 많은 나트륨이 들어있나?

식탁소금 찻숟가락 하나	2,358 밀리그램
간장 찻숟가락 하나	304 밀리그램
오이지 큰 것 하나	1,731 밀리그램
포테이토칩 28그램	183 밀리그램
아메리칸 치즈 28그램	304 밀리그램

프레첼 28그램	486 밀리그램
소시지 한 개	480 밀리그램
단무지 세 개	328 밀리그램
3분 쇠고기카레 한 봉	1,200 밀리그램
배추김치 60그램	1,957 밀리그램
라면 한 개	2,200 밀리그램

앞에 나온 나트륨의 양을 선진국의 1일 섭취 권장량과 비교할 때 우리 식탁에는 너무 많은 양의 나트륨이 올라오고 있다는 사실을 새삼스럽게 깨닫게 된다. 그렇게 많은 양의 나트륨이 우리 밥상에 오르고 있기 때문에 선진국들이 실천하고 있는 나트륨 섭취 줄이기 노력을 우리나라는 아직 말로만 하고 있는 것이 현실이다. 실제로 우리나라의 나트륨 1일 섭취 권장량은 아직도 한국영양학회에서 제청한 3,450밀리그램으로 되어 있다. 아마도 실천하기가 힘들다고 생각하여 선진국이 추천하는 1일 섭취량의 1.5배정도나 되는 높은 양으로 설정한 것으로 보인다. 우리나라 사람들이 하루에 6,000~8,000밀리그램의 나트륨을 섭취한다고 추정할 때 그 학회의 입장을 이해할 만하다. 그러나 우리 몸의 생리와 병이 생기는 과정은 그러한 우리의 식사습관 때문에 생긴 특수사정을 배려하지 않는다는 것이 우리가 당면한 큰 문제이다.

또 하나 의사로서 답답한 일은 우리나라 국민의 건강을 위협하고 있는 이렇게 중대한 문제점에 관하여 우리 국민의 건강과 식품안전의 보호를 담당하고 있는 정부기관의 대응이 너무도 소극적이란 점이다. 이런 문제는 소비자보호원 등 소비자보호단체들만이 나서서 해결될 문제가 아니라고 본다. 정부 차원에서의 강력한 지도와 조치가 절실히 필요하다.

한편 이 문제에 대한 식품업계의 냉정한 고려가 필요하다. 그들은 세계에서 가장 맛있고 편리한 라면 등을 개발하여 국민의 편의를 도모했고 해외에서 국위선양까지 해 주었다. 이제는 국민건강촉진, 특히 청소년건강의 촉진을 걱정해 주어야 할 때가 되었다. 나트륨은 반드시 대폭 줄여야 된다. 그 과제를 제일 먼저 해결하는 업체는 상당한 포상을 기대할 수 있을 것이다.

우리는 어떻게 하면 나트륨의 섭취를 줄일 수 있나?

우선 마음속으로 우리가 섭취하고 있는 나트륨의 적어도 반은 줄여야 한다는 준비를 해야 된다. 전에 비하여 무척 싱겁게 먹으라는 소리같이 들릴 것이다. 그러나 그것이 절대로 불가능한 일이 아니다. 그 이유는 크게 잡아 두 가지다.

● 첫째로 식품업계가 저나트륨 라면이나 저나트륨 즉석 국, 또는 저나트륨 우동 등을 개발하여 판매할 때까지 혈압이나 심장질환을 걱정해야 되는 모든 사람은 그런 제품을 되도록 피해야 된다. 완전히 피한다는 것이 너무 어렵다고 생각할 사람이 많을 줄로 안다. 그렇다면 우선 전에 먹던 분량의 적어도 1/4로 줄이도록 노력해야 된다. 전에 한 주에 그런 음식을 네 번 먹었으면 지금부터는 한 주에 한 번을 넘으면 안 된다는 말이다. 패스트푸드도 마찬가지다. 전에 그런 식당에 갔던 빈도의 1/4로 줄인다는 말이다. 앞으로 그런 식당도 고객의 건강을 위하여 저나트륨, 무트랜스지방, 무포화지방의 상품을 준비하게 될 것이다. 그리고 깡통에 담겨져 있는 미리 조리된 식품, 냉동된 식품 등을 의식적으로 피해야 된다. 그런 음식에도 많은 양의 나트륨이 여러 가지 식품 첨가제의 형태로 들어가 있기 때문이다. 이렇게 하여

줄인 나트륨은 대체로 짠 맛과는 별로 관계가 없는 나트륨이다.

● 둘째로 우리의 식사습관을 점점 싱겁게 먹는 쪽으로 바꿔야 된다. 우선 주방에서 조리할 때 소금을 덜 친다. 식구들한테 미리 그 취지를 알림으로 식탁에서의 불평을 어느 정도 무마할 수 있을 것이다. 식탁에 있는 소금을 치운다. 옆에 있으면 자꾸 넣게 되기 쉽기 때문이다. 이렇게 싱거운 음식을 어떻게 먹느냐고 항의를 하면 "라면 등에 들어있는 과다한 나트륨 때문에 정신이 나가 버린 맛봉오리가 정신을 차려서 무엇이 짜고 무엇이 싱거운지 다시 한 번 똑똑히 판단할 수 있을 때까지만 참으라." 고 자신있게 말한다. 그 맛봉오리는 약 6주면 정상으로 돌아와 조금만 짜도 바로 느껴져 염분을 훨씬 덜 먹으면서도 맛있게 먹을 수 있게 되는 것이다. 다시 팁 받는 종업원 이야기로 돌아간다면 회사의 새 규칙 때문에 과다한 팁이 자취를 감춰 버린 후 단시일 내에 정상금액의 팁이 종업원들에게 다시 돈으로 보이는 것과 다를 바 없다.

이렇게 두 가지를 실천하므로 우리는 많은 양의 나트륨을 줄일 수 있을 것이다. 시장에 여러 가지 소금이 나와 있다. 그렇지만 포장에 적혀있는 정보를 자세히 분석해 보면 나트륨을 줄인 상품은 별로 없다. 나트륨을 줄이지 않고 건강소금 운운하는 것은 소비자를 우롱하는 것이다. 칼륨 등 다른 무기원소를 나트륨과 혼합하여 만든 소금이 간혹 있지만 한국에서는 본 기억이 없다. 그런 제품은 대개 나트륨을 약 반 정도 줄였기 때문에 도움이 되지만, 개인에 따라서 자신이 기대하는 그런 소금 맛은 아니라고 하는 사람이 많다.

TOPIC 2-27

순환기관을 보호하는 안주인
- 칼륨

칼륨의 기능

나트륨의 기능을 설명할 때 나트륨이 세포 밖의 수분 균형을 유지하는 데 매우 중요하다고 한 말을 기억할 것이다. 반면 칼륨은 세포 속 수분의 균형을 유지하는 데 가장 중요한 원소다. 세포를 방과 비유한다면 칼륨은 분명히 안주인이다. 그러므로 대부분의 칼륨은 세포 속에 있고 세포 속의 대사과정에 참여한다. 또 세포 밖에 있는 바깥사람 격인 나트륨과 협조하며 세포막에 전류를 흐르게 하는 중요한 일을 한다. 바로 이 세포막의 현상이 없으면 신경의 신호도 전도되지 않고 근육도 제대로 수축하지 못한다. 나아가서는 심장의 리듬도 심실로 전도가 안 되어 돌연사를 일으킬 수도 있는 것이다. 이렇게 나트륨과 함께 세포막의 생리작용을 가능케 하는 작업을 하는 데에 우리 몸의 '내무반' 에서 쓰는 전체 열량의 40%까지 소모한다. 그 내무반의 일을 하는 데 체중 1킬로마다 약 20킬로칼로리를 소모한다는 이야기를 기억할 것이다.

칼륨의 결핍상태

칼륨을 풍부하게 함유한 다양한 식품이 우리 주변에 많기 때문에 칼륨의 결핍상태는 약물이나 병이 아니고서는 거의 생기지 않는다. 그러나 많은 약물이 우리 몸에서 칼륨을 잃게 하기 때문에 주의하여야 된다. 어떻게 하여 칼륨을 상실했던 간에 많은 양의 칼륨이 우리 몸에서 빠져나가면 다음과 같은 증상을 경험하게 된다.

• 기운이 없어진다.

• 근육이 약해지고 쥐가 잘 난다.

• 소화기장애, 심하면 장이 마비가 될 수 있고 그렇게 되면 구토, 복통을 일으킬 수 있다.

• 심하면 근육이 마비된다.

• 더 심하면 심장의 리듬이 비정상이 되고 돌연사마저 일으킬 수 있다.

칼륨의 결핍상태를 가져올 수 있는 질환과 약물

• 오랫동안 계속되는 구토증

• 오랫동안 계속되는 설사

• 간경화증

• 신경성식욕부진

• 거식증. 젊은 나이에 아깝게 돌연사를 당한 유명가수 캐런 카펜터의 사망 이유가 바로 거식증 때문에 많은 양의 칼륨을 상실한 것이었다.

• 설사제 과용

• 각종 이뇨제의 장기복용

• 충혈 제거제(예, 수도에페드린)와 기관지 확장제(예, 알부테롤, 테오필린) 등의 장기 복용

• 쿠싱증후군 등 부신선의 기능이 과다한 경우(부신기능항진증)
• 염류코티코이드: 예, 알도스테론 같은 약

칼륨을 보충섭취하여서 얻을 수 있는 혜택

● 뇌졸중 방지

칼륨을 많이(하루에 4,300밀리그램)섭취한 사람이 적게(하루에 2,400밀리그램)섭취한 사람에 비하여 뇌졸중 발생률이 62%나 낮았다는 연구결과가 있었다. 또 하나의 대대적인 연구도 하루에 적어도 1,352밀리그램의 칼륨을 섭취한 사람이 하루에 1,352밀리그램 이하를 섭취한 사람에 비하여 뇌졸중의 발생률이 72%나 낮았다는 괄목할 만한 결과를 발표하였다. 칼륨의 보충섭취가 뇌졸중 예방에 도움이 되는 것은 확실하다. 그리고 다음에 속하는 사람들이 이런 혜택을 더 기대할 수 있다.

• 남자(여자에 비해서)
• 고혈압을 가진 사람
• 원래 칼륨을 많이 섭취 안 하던 사람

● 뼈를 더 단단히 해 준다.

과다한 양의 단백질을 섭취하면 몸의 산성과 알칼리성 균형이 산성으로 기울어진다. 그렇게 되면 몸은 몸속에 있는 알칼리성 물질을 찾아서 산성을 중화시키려고 한다. 가장 풍부하고 만만한 알칼리성 물질이 칼슘이다. 그래서 뼈 속에 있는 칼슘을 빼어내게 되는 것이다. 이런 일이 가끔가다 일어나면 별 문제가 되지 않지만 자주 일어나면 뼈가 엉성해진다. 칼륨, 특히 칼륨중탄산염의 형태인 칼륨은 칼슘의 대타 격으로 산성중화의 임무를 맡아 주기 때문에 칼슘을 뼈 속에 남아 있도록 해 준다. 그리고 칼륨이 풍부한 과일과 채소는 일단 몸속에서 쉽게 중탄산염으로 변화하여 알칼리 역할을 맡게 되어 앞에서 설명한 것처럼 뼈의 건강을 도모한다.

● 고혈압 치료를 돕는다.

여러 연구는 칼륨이 고혈압을 개선한다는 사실을 확실히 보여 주었다. 그 자세한 설명은 추가정보에 있다.

추가정보 EXTRA INFORMATION

매일 과일과 채소를 8.5 몫을 먹고(토픽 2-24 참조), 칼륨을 4,100밀리그램 섭취한 고혈압 환자가 과일과 채소를 3.5 몫을 먹고 칼륨을 평균 1,700밀리그램을 섭취한 고혈압환자에 비하여 수축기혈압이 7.8밀리미터, 그리고 이완기혈압이 2.8밀리미터가 내려갔다는 보고는 매우 고무적이다. 이것이 그렇게 대수롭지 않은 변화라 생각할지 모르겠지만 의사의 입장에서 볼 때는 분명히 중요한 개선이다. 그 차도의 폭은 좀 좁지만 정상혈압을 가진 사람에게도 이런 변화는 역시 나타났다. 이러한 칼륨 섭취에 칼슘을 하루에 800밀리그램 추가섭취하면 혈압이 더 내려갔다는 사실은 미국에서는 잘 알려진 소위 대쉬(DASH)연구가 확인했다.

옛날부터 칼륨, 칼슘, 그리고 망간의 결핍이 고혈압을 일으키는 데 큰 역할을 한다고 의심했다. 그리고 칼륨에 대한 확신은 해가 갈수록 더 분명해지고 있다. 전에는 하루에 약 2,000밀리그램의 칼륨을 섭취하면 충분하다고 생각했는데, 지난 2년 사이에 그 양은 두 배 이상 늘어서 하루에 4,700밀리그램을 섭취할 것을 권장하고 있다. 연령별 1일 섭취 권장량은 다음과 같다.

구분	권 장 량
신생아	400밀리그램
7~12개월	7,00밀리그램
1~3세	3,000밀리그램
4~8세	3,800밀리그램
9~13세	4,500밀리그램
14~18세	4,700밀리그램
성인	4,700밀리그램
임산부	4,700밀리그램
수유하는 엄마	5,100밀리그램

고혈압과 뇌졸중, 그리고 골다공증을 걱정해야 되는 사람은 누구나 의식적으로 매일 칼륨을 보충섭취해야 된다. 특히 이것을 어렸을 때부터 실행하면 우리 자녀들의 장래 건강에 많은 도움이 된다.

어느 식품에 칼륨이 많이 들어있나?

• 과일: 살구, 바나나, 자몽, 복숭아, 오렌지, 석류, 말린 자두 한 개나, 토마토 주스(3/4컵)에 350~499mg의 칼륨이 포함되어있다. 그 밖에 승도복숭아, 참외 한 개나 수박(1과 3/4컵), 건포도(1/4컵), 배, 멜론(1/2 컵) 등이 약 300mg을 공급해 준다.

• 채소 : 버섯, 깍지 콩(1/2 컵)은 200~349mg
시금치, 고구마, 단호박(1/2 컵)은 350~499mg
리마 콩, 감자(껍질째), 호박(1/2 컵) 등은 500mg 이상을 공급한다.

- 고기 : 쇠고기, 돼지고기, 닭고기는 대체로 90그램에 200~349mg
- 생선 : 잉어, 메기, 넙치, 숭어, 대구, 송어, 90그램에 350~499mg
  다른 생선은 대부분 90그램에 200~349mg
- 기타 : 콩과 팥 1/2 컵에 350~499mg
  시리얼, 밀기울(bran) 1 컵에 500mg 이상, 오트 플레이크(oat flake) 1 컵에 300mg
  우유는 1 컵에 350~499mg의 칼륨을 포함하고 있다.

무엇이 몇 밀리그램의 칼륨을 함유했나를 기억해야 되는 것은 아니다. 그러나 대체로 어떤 식품에 칼륨이 풍부하게 들어있는가를 알아두는 것은 중요하다.

예를 들어서 여덟 살 된 자녀를 위하여 하루에 3,800밀리그램을 섭취시키려면 무엇을 얼마나 먹여야 하는가를 연습 삼아 한 번 따져보자. 과일과 채소 다섯 몫, 저지방우유 두 컵, 잡곡밥 한 그릇이면 거의 4,000밀리그램의 칼륨을 챙기게 된다. 그리고 약간의 고기, 생선, 시리얼 등을 추가하면 권장량인 3,800밀리그램을 훨씬 넘게 된다.

어른의 경우 하루에 칼륨을 4,700밀리그램을 섭취하려면 채소와 과일을 하루에 여덟 몫을 택하고, 잡곡밥 두 끼면 거의 5,000밀리그램이 해결된다. 그 외로 고기나 생선에서 섭취하는 것은 덤이 될 것이다.

제 3 부

체중관리와 운동으로 성인병을 차단한다

맙소사! 우리 아이가 성인병을 키우고 있다니!

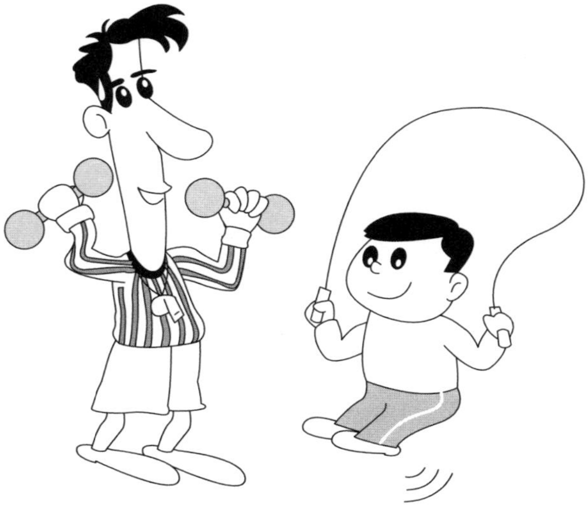

TOPIC 3-1

누가 뚱뚱한 사람인가?
- 체질량지수(體質量指數, Body Mass Index, BMI)

이미 앞에서 체질량지수라는 용어가 몇 번 나왔다. 이것은 다름 아니라 체중상태를 정상과 비정상으로 구별하는 데 따르는 여러 가지 혼동을 없애기 위하여 학자들이 몇 해 동안 고심한 끝에 결정한 방정식에서 얻는 수치다. 약 10년 전(1997)에 세계보건기구(WHO)가 이것을 인정하고 곧바로 미 국립보건원(NIH)이 그것을 받아들이면서 전 세계의 학자들이 사용하기에 이르렀다. 그 후 체중상태를 정의하는 데 야기되었던 많은 혼란과 문제점들이 거의 제거되었다는 것이 요즘 학자들의 통일된 의견이다.

체질량지수의 계산

체질량지수는 체중의 킬로그램 수를 신장의 미터 수의 제곱으로 나눈 숫자이다. 그러니까 체중의 킬로그램의 수를 신장의 미터 수로 두 번 나눈 숫자란 말이 된다.

예를 들어 P씨는 신장이 150 센티미터 체중이 50킬로다. 이 사람의 체질량지수는?

50÷1.5÷1.5=22.22...

그래서 P씨의 체질량지수는 22.22로 계산이 나왔다.

체질량지수의 의미

국제학계에서 정의하는 체질량지수에 의거한 체중상태의 구분은 다음과 같다.

18.5 이하: 저체중(Underweight)

18.5~24.9: 정상(Normal)

25~29.9: 과체중(Overweight)

30 이상: 비만(Obesity)

이것은 남녀 성인에게 종족, 뼈대의 크기, 운동량, 건강상태나 연령과 상관없이 똑같이 적용된다.

체질량지수의 문제점

이 방법은 체중상태를 대단히 간편하게 가늠할 수 있는 편리한 수학공식임에는 틀림없다. 그러나 이 방법이 너무 간단하다 보니까 적지 않은 문제점도 지적되고 있는데 그 문제점의 자세한 설명을 원하는 독자는 추가정보를 참조하기 바란다.

추가정보 EXTRA INFORMATION

- 토픽 1-6 에서도 이야기했듯이 남녀의 체지방 함유량이 다르다. 정상적인 여성 체중의 약 25%가 지방인데 비하여 남성은 체중의 약 20%만이 지방질이다. 이 5%의 차이는 과체중과 비만상태에서도 나타난다. 그렇기 때문에 여성의 체질량

지수는 약 5% 정도 과소 측정되었다고 보아야하고, 계산된 체질량지수에 5%를 보태주어야 더 정확하다는 결론이 나온다. 예를 들어 B양의 체질량지수가 22로 계산이 나왔다면 사실상 그녀의 체질량지수는 1.1을 더한 23.1일 것이다. 그러나 사실상 아직까지는 그런 재계산에 대한 합의는 없는 상태이다.

- 운동을 많이 하여 체지방 함유량이 현저히 저하된 사람들의 체질량지수는 확실히 과대 측정되었다고 생각하는 데 동의하지 않는 학자는 없다. 그러나 그런 케이스를 일일이 수정하다보면 이 공식의 정당성 자체에 문제가 생긴다는 이유로 학자들은 그런 수정을 하지 않고 있다.
- 나이가 들수록 체지방의 비율이 늘어간다는 것은 학계가 인정하지만 앞과 똑같은 이유로 그들의 체질량지수의 수정을 안 하고 있다.
- 마지막으로 동양인들 전체가 체내에 함유한 체지방의 비율이 흑인과 백인에 비하여 현저히 많다는 것이 학계의 정론이다. 다른 문제점과 마찬가지로 이들의 체질량지수를 수정하자는 공식적인 합의는 없지만, 이것은 매우 중요한 문제로 그들의 체질량지수에 적어도 2를 보태서 시정해야 된다고 주장하는 학자가 많다. 저자도 동양인의 체질량지수에는 2를 더해야 된다고 생각한다. 학계에서는 이 유용하고 신선한 새로운 방식에 혼란을 일으키고 싶지 않아서 이런 시정을 실천 안 하고 있다. 따라서 학회 간행물이나 연구발표에 나오는 체질량지수는 하나도 특수문제점을 감안하지 않은 상태이다.

그래도 체질량지수는 유용한가?

정확한 체지방의 측정이 아니라서 문제점이 많다는 것을 앞에서 이야기했다. 그러나 국제학계에서 통일된 방법으로 체중상태를 심도있게 논의할 수 있는 것을 처음으로 가능하게 만든 것이 바로 이 체질량지수라고 많은 학자들은 확신한다. 앞에 거론된 문제점들은 개개인의 상태를 다룰 때에 특별 고려사항으로 취급해 달라는 것이 학계의 권장이다.

청소년의 체질량지수

청소년은 적어도 20세까지는 신체적인 발육이 계속되기 때문에 성인들과 같이 체질량지수만을 가지고 그들의 체중상태를 결정한다는 것이 가능하지 않다. 그러므로 다음의 단계를 거쳐서 그들의 체중상태를 결정하게 된다.

● 체질량지수의 계산은 성인의 경우와 똑같다.

● 일단 체질량지수를 정확하게 계산하면 그 수치를 성별로 따로 작성된 체질량지수-백분위차트(책 뒤 도표 참조)에 해당되는 나이 가로축에다 표시한다.

● 그런 다음 그 교차점(체질량지수 커브와 나이 가로축과의 교차점)이 그 나이 그 성별 내에서 어떤 백분위에 해당하나를 알아낸다.

백분위(percentile)란 어느 특정 부문에서 해당자 아래에 있는 사람의 백분율을 뜻한다. 예를 들어 J 씨의 월급은 그의 회사에서 85백분위에 해당한다면, J씨보다 월급이 적은 사원이 회사 직원의 84%가 된다는 말이다.

● 그 백분위의 수치에 따라서 체중상태를 다음과 같이 결정한다.

- **15백분위 이하: 저체중**
- **16백분위부터 85백분위: 정상체중**
- **86백분위부터 96백분위: 과체중 또는 비만 위험**
- **97백분위 이상: 비만**
- **99백분위 이상: 심한 비만**

이 방법은 청소년 비만을 다루는 토픽 3-5에서 백분위 모의작성 연습과 함께 다시 설명된다.

자신의 체질량지수 계산

계산기를 꺼내놓고 자기 자신의 체질량지수를 계산해 보자. 계산할 때 기억해야 할 두 가지 주의사항이 있다.

① 체중을 되도록 정확하게 잰다. 맨몸의 무게만을 잴 수 있으면 그것이 제일 정확하다. 그러나 차후에 체중의 변화를 측정할 때도 언제나 똑같은 상태에서 재야 된다.

② 키를 정확히 재야 된다. 아직도 우리나라 어른들은 키 크기를 약간씩 과장하는 경향이 있다. 그렇게 하면 체질량지수는 정확성을 잃어 아무 의미 없는 숫자로 변하고 만다. 또 나이가 들면서 키는 줄기 마련이다. 30대 초반 때의 키와 50대 때의 키는 약간 다르기 마련이다. 반면 자녀들의 키는 늘 조금씩 자라나고 있기 때문에 계산하는 날 또다시 새로 재 볼 필요가 있다.

계산한 수치에 둘을 보태서 그것을 국제기준과 비교해 본다. 동양인의 체질량지수가 정확한 체지방 함유량을 과소평가하기 때문에 그 숫자를 조절해야 되는 것이다.

체지방을 직접 측정하는 방법으로 캘리퍼스 같은 기구로 피부를 죄어서 피하의 지방질을 측정하여 체내 지방의 양을 추정하는 방법, 수중에서 체지방을 측정하는 방법, 그리고 제일 정확한 디엑스에이(DXA)라는 X선을 이용한 방법 등이 있으나 모두 체질량지수의 계산에 비하면 간단치 못한 것이 단점이다.

체중을 자신의 체중상태에 따라서 관리하는 것은 본인의 책임이다. 한편 자녀의 체중관리는 부모가 책임져야 될 문제이고 절대로 청소년에게 맡겨서 성취될 문제가 아니다. 체질량지수가 정상인 사람은 그것을 유지해야 되고, 과체중인 성인과 비만의 위험이 있다고 판단된 청소년은 모든 노력을 기울여 정상으로 돌아가야 한다. 비만상태로 판단된 성인과 청소년은 우선 과체중상태 범위로 몸무게를 줄이고, 그 다음 단계에서 정상상태 범위로 줄여야 한다.

TOPIC 3-2

감자님 대 벌님
- 체중관리에 필요한 기본정보

왜 과체중상태가 생겼나?

싸움에 이기려면 우선 적의 활동방식(modus operandi)을 잘 알아야 하듯이 과체중상태를 시정하려면 그 상태가 어떻게 하여 생기게 되었나를 알아야 된다.

체중에 영향을 미치는 세 가지의 체질이 있다.

- 아무리 먹어도 도대체 살이 안 찌는 체질이 있고,
- 아무리 절식을 해도 살이 쉽게 찌는 체질이 있고,
- 열량의 수지타산(토픽 1-7)에 따라서 체중이 결정되는 체질이 있다

첫째와 둘째의 체질은 분명히 존재한다. 양쪽이 각각 독특한 유전자를 갖고 있다고 보는 것이 제일 마음이 편하다. 아직은 불투명한 어떤 화학적인 문제를 그들이 갖고 태어났을 것이다. 전자는 세포가 에너지를 너무도 과격하게 낭비하는 체질이고, 후자는 반대로 세포가 에너지를 너무나 절약하는 구두쇠 체질을 갖고 태어났다고 본다. 둘 다 아직은 못 고친다. 전자는 계속해서 남의 두 배쯤 먹어야 배고프지 않게 살 수 있을 것이어서 돈을 열심히 벌어야하고, 후자는 자기를 도대체 믿지 않는 젊은 전문의와 간호사 눈치를 보며 일생 동안 좀 넉넉

한 체격을 지니고 살아야할 각오를 해야 할 것이다. 언젠가는 그 신비로운 비밀을 누군가가 찾아내서 노벨상을 탈 것이고, 그렇게만 되면 이 두 종류의 체질을 가진 사람들의 가슴앓이는 끝날 것이다.

다행히 대부분의 사람은 마지막 체질을 갖고 있어서 버는 만큼 들어오고 쓰는 만큼 나가게 되어있다. 너무 쓰고 덜 벌면 마르게 되고, 버는 만큼 써버리면 항상 같은 체중을 유지할 것이다. 한편 벌기는 하는데 씀씀이가 헤프지 않아서 늘 은행에 돈을 집어넣어야 한다면 점점 부자가 될 것이다. 불행히도 여기서 부자는 비만 상태, 돈은 체지방이고 돈의 단위는 원이나 달러가 아닌 그램인 것이다. 우리는 토픽 1-7에서 씀씀이가 정 반대인 두 소년의 열량수지타산을 실제로 계산해 본 것을 기억한다.

열량의 소모

우리 몸은 크게 나누어서 세 가지 작업을 수행하는 데에 우리들이 섭취한 열량을 소모한다. 여기서는 그 세 작업부서를 알기쉽게 접수처, 내무반, 그리고 행동대라고 부른다.

● 접수처: 접수처의 임무는 몸으로 들어오는 음식을 받아들여 몸속으로 섭취하는 일이다. 우리가 음식을 섭취할 때 음식 종류에 따라 복잡한 화학절차를 거친다는 설명을 기억할 것이다. 그 모든 절차가 무료로 수행되는 것이 절대로 아니다. 음식에 따라 절차가 쉬운 것이 있고 절차가 꽤 까다롭고 복잡한 것이 있다. 절차가 아주 간단한, 즉 혈당지수가 높은 음식의 접수 절차는 간단하여 지불해야 되는 수수료도 싸다. 한편 복잡한 단백질이나 지방질 음식은 그 수수료가 비싸다. 그 평균을 잡아보면 들어오는 음식 열량의 약 10%를 섭취하는 데 소

모하게 된다. 그만큼을 접수료로 지불하는 격이다. 1,000킬로칼로리 열량의 저녁을 먹었다면 수수료를 100킬로칼로리를 지불하게 되는 것이다.

● 내무반: 우리 몸의 기능은 하루 24시간 동안 멈추지 않는다. 두뇌세포의 기능, 항상 뛰고 있는 심장, 호흡하는 노동, 간의 화학 공단작업, 신장의 필터기능 세포막과 세포 속에서 끊임없이 일어나는 여러 가지 대사기능 등 말로 다 할 수 없을 만큼 다양한 작업은 우리 생명이 살아있는 한 멈추지 않는다. 이런 내무반의 작업을 수행하는 데에 하루에 대체로 몸무게의 킬로그램 당 20킬로칼로리를 필요로 한다. 그래서 토픽 1-7에서 50킬로의 체중을 가진 소년들의 수지타산을 계산할 때 1,000킬로칼로리의 지출을 계산했던 것이다.

● 행동대: 우리가 몸을 움직이는 일을 할 때 그 일의 종류에 따라서 적고 많은 열량을 소모하게 된다. 집을 청소하는 일, 슈퍼에 가서 물건을 사오는 일, 전철을 타려고 오르락내리락 하는 일, 부엌일, 세탁하는 일, 세차하는 일 그리고 건강을 위하여 운동하는 일 등 모든 것이 이 행동대의 작업이다. 우리의 체중을 얼마나 이상적으로 유지할 수 있느냐는 크게 보아서 이 행동대의 작업에 달렸다고 볼 수 있는 것이다.

열량은 얼마나 섭취 하여야 하나?

이것은 간단히 결정할 수 없는 문제로 다음 여러 가지 여건을 고려해 본 다음에야 정확한 결정을 할 수 있다.

몸무게가 정상인 경우

우리가 평균을 이야기할 때 자주 2,000킬로칼로리 내지 2,500킬로칼로리를 하루에 필요로 하는 열량으로 거론하는데 이것은 개개인의 경우에 적용해 볼 때 별로 의미가 없는 숫자다. 몸무게가 정상인 경우 다음 몇 가지 여건에 따라서 열량이 결정된다.

- 체중이 많을수록 필요 열량은 증가한다. 그것은 체중이 많은 사람의 내무반 활동과 행동대 활동에 더 많은 열량이 필요하기 때문이다.
- 직업에 따라서 열량수요가 증가한다. 건설현장에서 벽돌과 콘크리트를 나르는 사람의 일일 수요 열량과 전철역에서 표 파는 사람이 필요로 하는 열량의 비교가 그 좋은 예다.
- 생활 스타일에 따라서 열량 소모량은 많은 차이를 나타내기 마련이다. 주말에는 하루 종일 소파에 누워서 텔레비전을 보든지, 그렇잖으면 낮잠을 자는 것이 하루의 패턴인 사람이 있다. 이런 사람을 소파에서 뒹구는 감자 같다고 하여 영어권에서는 소파감자(Couch Potato)라고 부른다. 그리고 새벽같이 밖에 나가서 동내 주위를 거닐고, 부지런히 여기저기 다니면서 모든 일에 참견하다가 아무 할 일이 없어지면 일감을 만들어서라도 무엇인가를 해야만 속이 풀리는 사람이 있다. 이런 사람을 벌같이 부지런한 사람이라고 하여 영어권에서는 바쁜 벌(Busy Bee)이라고 부른다. 이 두 사람을 비교하면 벌님이 감자님보다 분명히 몇 배가 되는 열량을 필요로 할 것이다.
- 나이가 들면서 행동범위가 좁아지고 신체의 능력 역시 저물어가게 된다. 따라서 노인이 필요로 하는 열량은 젊은이에 비하여 점점 줄어들기 마련이다.
- 일반적으로 거주지역이 아주 더운 데 사는 사람이 시원한 데 사는 사람보다 더 많은 열량을 필요로 한다. 그것은 기온이 높을 때 하

는 모든 행동은 힘이 더 들고, 힘이 더 들면 열량이 더 필요하기 때문이다.

지금의 체질량지수가 정상이면 성인인 경우 지금 먹고 있는 대로 먹으면 된다. 그러나 그런 사람이 현재 운동을 전혀 하지 않고 있다면, 매일 30분 정도 운동을 하면서 그 운동에 필요한 열량을 지금 먹고 있는 열량에 보충해 주어야 한다. 한편 체질량지수는 정상이지만 복부비만이 있다고 판단될 경우에는 아직도 빼야 할 체지방이 있으므로 열량을 좀 줄이든지 운동을 더 많이 하면서 현재의 열량을 유지해 보든지 둘 중에 하나를 택할 수 있다.

청소년의 경우에는 체중이 정상 백분위를 넘지 않는 한도 내에서 나이를 먹으면서 열량을 증가시켜야 된다. 청소년도 운동을 안 하고 있으면 운동을 정규적으로 하게 하면서 필요한 열량을 보충해 주어야 한다.

몸무게를 내려야 할 경우

현재의 체질량지수가 과체중이나 비만 상태를 표시한다면 체중을 얼마나 내려야 하는지를 다음 토픽에서 나오는 방법으로 결정한 다음 그것을 기준으로 하여 열량 섭취량을 계산하게 된다. 청소년의 경우도 이와 마찬가지지만 성장차트를 참조하여 체중이 너무 많이 줄어드는 것은 절대로 방지해야 된다.

TOPIC 3-3

낙하산은 안 된다
- 체중관리

현상유지냐, 체중감량이냐?

우선 현상유지를 해도 좋은지 그렇지 않으면 체중을 줄여야 하는지를 결정해야 된다. 먼저 체질량지수를 계산하여 한국 성인의 경우,

- 20.9 이하면 현상유지
- 21~27.9이면 체질량지수를 21 이하가 될 때까지 체중을 줄인다.
- 28 이상이면 우선 28 이하가 되도록 체중을 줄이고, 그 다음 이것을 다시 21 이하로 줄여야 된다.

여기서 21은 한국인의 과체중상태의 하한치인 23에서 '안전과 여유'를 보장하기 위하여 둘을 뺀 숫자다. 28은 한국인 비만상태의 하한치다.

몸무게를 현상유지해도 되는 경우

근본적으로 지금까지 먹고 있는 양의 음식과 지금까지 먹고 있는 종류의 음식을 똑같이 계속 먹으면 현상유지를 할 수 있을 것이다. 그러나 다음 몇 가지를 반드시 점검해야 된다.

① 전에 운동을 정규적으로 안 했으면 정규적인 운동을 매일 적어도 30분씩 해야 되고, 그 행동대 작업(운동)에 필요한 열량을 전의 열량에 보태주어야 한다. 특수한 운동에 필요한 열량은 본인의 체중과 운동 종류에 따라 다르기 마련이다. 토픽 3-6에 나오는 소모열량 일람표를 참고하기 바란다. 예를 들어 체중이 68킬로인 사람이 30분 간 비교적 빠른 속도로 걷기로 결정했으면 240킬로칼로리를 보충해 주어야 한다. 한편 같은 사람이 테니스를 30분 간 치기로 했으면 하루에 330킬로칼로리를 보충해 준다.

② 지금까지 먹어왔던 식단을 재정리한다. 흰밥, 포화지방이 많은 음식, 콜레스테롤이 많이 들어있는 음식은 다른 비슷한 그룹 중 건강에 좋은 음식으로 교체한다. 예를 들어 흰밥 대신 잡곡밥, 기름기 많은 쇠고기 대신 기름을 다 제거한 고기, 또는 닭고기나 생선 등으로 교체한다. 이것은 아무리 체중이 정상이라도 나쁜 지방질이 많은 음식을 많이 먹으면 나쁜 콜레스테롤이 몸속에 많이 생기고, 따라서 혈관 내벽에 플라크가 형성되어 건강을 해치기 때문이다.

③ 채소에 중점을 두며 식단 재검토를 계속한다. 밥상을 바라볼 때 여러 색색의 채소가 눈에 띄나 확인한다. 만일 그렇지 않으면 밥상에 적어도 세 가지 색깔의 채소가 늘 올라가도록 한다. 짙은 녹색, 초록색, 홍색, 황색, 보라색, 흰색, 오렌지색 등 기타 여러 색에서 고르되 녹색은 늘 있어야한다.

④ 비타민 토픽(2-21~24)에서 권장하는 비타민들을 매일 복용하는 것도 중요하다.

⑤ 체질량지수가 아무리 정상이라도 복부비만이 있으면 연령의 노소를 막론하고 먼저 이것을 반드시 해결해야 된다. 보통보다 더 많은 운동과 식단 재정비를 하여 건강을 해치는 음식물을 단호히 축출하고, 영양분이 충분한 음식을 섭취하여 복부비만을 조속히 해결해야만 된다.

현상유지를 하는 사람들은 대체로 전에 먹던 열량을 유지하면서 앞에 지적한 사항들을 일일이 확인하고 시정하면 정상체중 유지뿐만 아니라 전체적인 건강상태 개선을 성취하게 된다.

낙하산은 안 된다.

몸무게를 줄인다는 것은 쉬운 일은 아니다. 그러나 우리 몸도 열역학법칙을 따르는 기계라는 견지에서 볼 때, 에너지를 사용하는 만큼의 열량을 반드시 잃게 되어있다. 따라서 소모에 의한 열량 지출의 증가는 수지타산에서 결국 잔액감소와 연결된다. 지속적으로 과지출상태를 유지하면 체중은 반드시 감소된다는 말이다. 하루이틀에 되는 일은 물론 아니다. 꾸준히 이것이 나의 또는 내 자식의 건강과 수명을 개선하기 위한 최선의 길이라는 확신과 인내심을 갖고 이 문제에 임해야 된다.

문제는 사람들이 너무 쉽게 몸무게를 줄이려고 하는 데 있는 것이다. 건강에 좋지 않다는 음식을 계속 먹으면서 편안한 '소파감자 생활스타일' 을 고집한다면 무슨 변동이 있겠는가? 그리고 아무 클리닉에나 가서 식욕을 감퇴하는 약을 받아먹고, 정체 모를 주사를 맞고 몇 킬로 빼면 된다는 안이한 생각은 결국 건강을 해치게 된다. 체중감량의 지름길은 있을지 몰라도 낙하산은 없다는 것을 이해해야 된다. 정말로 우리의 건강을 일생동안 도울 수 있는 바람직한 체중감량은 우리가 일생동안 무리 없이 실천할 수 있는 안전하고 건전한 방법에 의해서만 성취할 수 있는 것이다. 물론 우리는 몸에 해로울 수 있는 약과 주사로 일생 동안을 의존할 수는 없는 것이다. '우선 이런 방법으로 급한 대로 10킬로를 줄이고 나서 체중유지를 하는 것이 훨씬 쉽다.' 라는 말을 흔히 듣는다. 이런 말은 카드에 큰 빚을 지고 허덕이고 있는 사람을 도와주며 '우선 이걸로 빚을 갚으면 되니까 계속 전같이 카드를 쓰고 다녀라.' 라는 말과 별 차이가 없다. 중요한 것은 문제의 근본 원인을 시정하지 않으면 문제가 해결되지 않는다는 사실이다. 문제의 핵심과 마주치는 것이 두려워서 핵심의 주위만 찌르는 것을 영어권에서는 관목 속에 숨어 있는 사냥할 목표 짐승이 두려워 '관목 주위만 때린다(Beat around the bush.).' 라고 표현하는데 그래가지고는 우리가 원하는 짐승을 절대로 잡지 못 하는 것이다.

체중감량의 요령

의료생활을 하면서 많은 환자에게 권하여 가장 좋은 결과를 얻은 체중감량의 요령 중 중요한 몇 가지를 들어 본다.

칼로리를 일일이 재고 계산한다는 것은 보통사람이 할 수 있는 일이 아니다. 특정 양의 특정 음식에 얼마나 많은 칼로리가 들어있는가 하는 정보를 쉽게 찾아 볼 수 있는 핸드북이 집에 있거나 그런 정보를 제공하는 인터넷 사이트만 알고 있으면 그것으로 족하다.

그러나 칼로리를 일일이 재지 않는다고 해서 주먹구구식으로 체중을 줄인다는 말은 아니다. 우선 줄여야 할 몸무게와 하루에 빼야 될 열량을 계산한다.

체질량지수를 이용한 간단한 다음 방정식에 의하여 계산을 한다.

X=21×키(m)의 제곱

여기서 X는 목표체중이다. 21은 한국인의 이상 체질량지수의 상한선이다. 실제로 그 한계선은 20.9이지만 편리상 21로 사사오입하였다. 이 방정식은 일반 성인의 체질량지수가(이하 이 토픽에서

BMI라고 표시한다) 21이 되려면 체중이 얼마가 되어야하는가를 계산해 준다.

예를 들어서 계산해 본다. L씨의 신장은 180센티미터(1.8미터), L씨의 현재 체중은 80킬로라고 가정을 하자.

① 우선 L씨의 현재 BMI를 계산한다(BMI=몸무게÷키의 제곱).

BMI=80÷1.8÷1.8

=80÷3.24

그러므로 L씨의 BMI=24.7

② 다음, L씨가 21의 BMI를 가지려면 체중이 얼마가 되어야하는가를 계산한다.

X=21×3.24

X=68킬로

③ 마지막으로 L씨가 현재 체중의 몇 퍼센트를 감소해야 목적 BMI를 달성할 수 있나를 계산한다.

80−68=12

12÷80×100=15%

그러므로 L씨는 현재 체중의 15%를 줄여야 정상 BMI를 갖게 되는 이상 체중을 되찾는다.

몸무게의 15%를 빼려면 지금 먹고 있는 모든 음식을 15% 줄이면 될 것이다. 그렇지만 자기가 먹는 양의 15%를 줄이라고 하면 그것이 얼마만한 양이라는 것을 가늠하기가 쉽지 않다. 차라리 반이나 1/3, 1/4 을 줄인다고 하면 훨씬 그것이 쉽다. 그렇기 때문에 줄여야 할 분량을 다음과 같은 방법으로 추산한다.

● 5%~15% 이하면 탄수화물과 지방질을 지금까지 먹던 양의 1/4을 제거하고,

● 15%~25%면 탄수화물과 지방질을 지금까지 먹던 양의 1/3을 제거한다.

● 25% 이상이면 탄수화물과 지방질을 지금까지 먹던 양의 1/2을 제거한다.

● 단백질은 전과 마찬가지로 먹는다.

● 채소는 전보다 오히려 1/4을 더 먹는데 녹색채소를 위주로 한다.

● 이상과 같이 실천하면서 음식 그룹에 따라 다음의 조정을 추가로 실행한다.

탄수화물: 흰 탄수화물을 대부분(거의 전부) 밥상에서 제거한다. 혈당지수가 70 이상인 탄수화물을 밥상에 올리면 안 된다.

단백질: 전과 같은 양을 계속 섭취하되 식물성 단백질과 닭고기와 생선을 합친 양이 붉은색 고기 양의 적어도 두 배가 되어야한다.

지방질: 모든 포화지방과 트랜스지방을 밥상에서 축출한다. 대신 앞에서 허용된 양의 한도 내에서 지방질 전체를 식물성 지방질과 오메가-3유로 바꾼다.

● 체중은 천천히 빼야 된다. 10킬로 이상을 빼는 데는 적어도 여섯 달을 잡고, 그 이하는 3개월을 잡는다. 무슨 큰일이라고 그렇게 많은 시간을 들이냐고 묻는 사람도 있을 것이다. 쇠뿔도 단김에 빼라는 옛 가르침을 몰라서 이런 이야기를 하는 것은 아니다. 대장간에서 쇠가 빨갛게 달았을 때 두들겨 주어야 칼이고 도끼고 잘 만들 수 있지 식을 때까지 우물우물하면 모든 것이 허사가 된다는 것도 안다. 또 잠시 본문에서 이탈을 한다면 영어권에서는 '쇠가 뜨거울 때 (기회를 놓치지 말고) 두들겨라(Strike it while the iron is hot.).' 라고 하는 말이 있다. 그러

나 몸무게를 빼는 것은 쇠뿔같이 한 번 빼면 다 끝나는 것이 아니고, 뜨겁게 달았다고 재빨리 두들겨서 무엇인가를 급히 완성한다고 일이 다 끝나는 것은 더욱 아니다. 몸무게를 빼는 데 성공하는 가장 확실한 길은 몸을 해치지 않으면서 우리가 일생동안 지켜나갈 수 있는 새롭고 건강한 습관이 자리잡을 수 있도록 지속적으로 노력하는 것이다.

● 하루에 섭취하는 열량을 골고루 삼등분하여 아침, 점심, 그리고 저녁에 똑같거나 적어도 비슷한 양의 열량을 세 번 섭취하는 것이 가장 좋다. 저녁에 1/3보다 약간 더 먹고 싶으면 점심의 1/4이나 1/3을 줄여서 저녁에 보탠다. 아침식사는 적어도 하루 열량의 1/3을 섭취하는 것이 현명하다.

● 다이어트를 시작하기 전에 체중을 올라가게 한 '범인' 을 수색하여 미리 처리한다. 월드컵 축구시합이 시작되기 몇 주 전에 독일 경찰이 잘 알려진 훌리건들을 미리 처리한 것과 같다. 과체중상태인 대부분의 사람은 자기가 무엇 때문에 살이 쪘다는 것을 누구보다도 더 잘 안다. '나는 과자다', '나는 흰 떡에 약하다', '나는 밥이다', '나는 기름진 돼지고기와 맥주다' 이렇게 서슴지 않고 찾아내는 것이다. 일단 범인의 정체를 확인했으면 그 음식을 슈퍼에서 사오는 것을 중지해야 된다. 밥이 범인인 경우 쌀의 구매를 중지하면 집안에 난리가 날 터이니 우선 잡곡과 쌀을 섞어서 먹기 시작한다. 적지 않은 사람들이 이 과정을 철저히 실천한 다음 체중관리에 큰 문제가 없어졌다고 인정한다. 반면, 그 훌리건들로부터 난동을 부리지 않겠다는 약속을 받고 축구장에 몇 백 명을 입장시켜 경기관람을 허락한다면 관중들이 안심하겠는가? 마찬가지로 이런 식품들이 냉장고나 찬장에서 기다리고 있는 한 가족의 다이어트를 성공으로 이끌기는 쉽지 않을 것이다.

● 만일 다이어트를 할 사람이 군것질을 하는 버릇이 있으면 부엌이나 식탁에 앉아서 자기가 지난 한 주 동안 먹거나 마신 스낵 항목을

전부 적어본다. 그리고 늦게라도 생각 난 항목을 그 리스트에 추가하고 앞으로 일 주일 간 스낵을 먹을 때마다 일일이 입력하여 두 주일분의 완전한 스낵 리스트를 작성한다. 그리고는 그 리스트에 적힌 모든 항목의 칼로리를 핸드북을 참조하여 기입하고 그 총계를 14로 나눈다. 그 숫자가 하루에 스낵 때문에 얻는 열량이다.

많은 사람들이 하루에 200내지 500킬로칼로리를 그렇게 덤으로 섭취하고 있는 것이다. 그 리스트에 확인된 스낵 중 과일과 약간의 견과만 제외하고 전부 그 섭취를 중단해야 된다. 콜라 같은 탄산수와 설탕 배합음료, 과일맛을 첨가한 설탕물, 모든 튀김스낵, 당분을 많이 함유한 과자류 등은 영양분은 거의 없이 많은 칼로리를 제공하므로 비만증을 방조하는 제일혐의자일 뿐만 아니라, 동시에 여러 모로 우리의 건강을 해치는 음식이기 때문에 안 먹는 것이 제일 좋다. 그리고 이런 스낵들의 섭취를 중지하면 다이어트하는 일이 월등히 쉬워진다는 사실도 기억해야 된다.

L씨의 경우로 돌아가서 그의 하루 섭취 열량이 2,800킬로칼로리이고 그가 매일 저녁에 맥주 2통(280킬로칼로리)을 마시고, 거의 매일 도넛 한 개(102킬로칼로리)와 커피우유 한 통(140킬로칼로리)을 먹는다고 가정하자. L씨가 하루에 스낵과 맥주로 섭취하는 열량은 무려 520킬로칼로리가 넘는다. 그의 스낵 전부를 중단할 수 있다면 그는 그것만으로도 총열량의 19%를 절약하게 된다. 그렇게만 할 수 있다면 그가 체중을 15% 감량하는 것은 누워서 떡먹기다. 그렇게 쉬운 일을 영어권에서는 떡(케이크) 위에서 걷기처럼 쉽다고 하여 'Walk on cake.' 라고 한다. 저자는 옆으로 누워서 떡을 먹어본 적은 있는 것 같은데 케이크 위를 걸어본 적은 없어 두 표현의 적절성을 정확히는 비교할 수 없지만 우리 표현이 더 정확하다고 생각된다. 그거야 어찌 되었건 떡이나 케이크 둘 다 혈당지수가 높기 때문에 멀리해야 될 스

낵들이다. 스낵을 중지하면 다이어트를 하는 데 큰 도움이 된다는 사실을 잊지 말자.

● 기회 있을 때마다 국을 많이 먹는다. 스프를 먹으면 식사량을 줄일 수 있다는 연구결과가 많은 학자의 관심을 모으고 있다. 서양 사람들은 스프를 메인 메뉴 이전에 먹기 때문에 미리 배를 어느 정도 채우고 나서 식사를 하면 덜 먹을 수 있다는 것이 그 이론이다. 우리는 비록 국을 식사와 함께 먹기는 하지만, 이 방법은 그래도 서양 사람에 비하여 훨씬 더 국을 자주 먹는 우리나라 사람한테 잘 맞아떨어지는 전략이라고 생각한다. 채소국이 이 목적에 제일 적절하다. 보통 먹는 국그릇의 약 두 배가 되는 그릇에 채소가 잔뜩 들어있는 국을 먹으며 식사를 하면 영양분과 섬유질을 많이 섭취하면서 식사의 양을 줄일 수 있어 일석이조가 된다.

● 스낵을 계산할 때도 이야기했지만 설탕이 들어가서 단 음료수나 과자, 그리고 혈당지수가 70 이상인 다른 탄수화물은 모두 제거한다.

● 다음 토픽에서 더 자세히 설명되지만 아침식사를 잘 먹어야 한다. 그리고 밤에 먹는 스낵은 다이어트의 성공을 망친다는 것을 명심하자.

● 후식은 과일로 한다. 철에 따라서 좋아하는 신선한 과일을 선택하여 먹는다.

● 적어도 한 달에 한 번씩 다이어트의 경과를 정확하게 점검하여 기록한다. 만일 목표 달성을 향해서 잘 나가고 있다고 판단되면 아무것도 바꿀 필요가 없다. 예를 들어서 앞으로 6개월 이내에 10킬로를 감량하는 것이 목적인데 한 달에 2 킬로를 뺀 것을 확인했을 경우 이것은 잘나가고 있는 것이다. 그러나 반면에 아직 1 킬로도 빠지지 않았거나 오히려 체중이 약간 늘었다면 모든 것을 다시 검토해 보아야 한다. 열량 섭취를 줄였다고 확신한다면 탄수화물과 지방질을 지금까

지 줄였던 양의 1/3을 더 줄여본다.

● 체중을 줄이고 있는 동안에는 보충 비타민(비타민 토픽 참조)과 미네랄이 꼭 필요하다.

● 지속적인 운동이 건강 유지에 필요한 것은 물론이지만 이것은 몸무게를 줄이는 데도 기본이다. 토픽 3-6~8에서 더 자세히 다룬다.

● 체중관리를 하는 데 가장 중요한 것은 일단 목적을 달성했을 때 그 체중을 유지하는 것이다. 만약 10킬로를 빼고 나서 몇 달 후에 그 10킬로가 다시 늘었다면 아예 처음부터 그 무게를 빼지 않은 편이 건강에 덜 해롭다. 무게가 오르락내리락하는 패턴을 반복하는 다이어트를 요요(Yoyo)다이어트라고 하는데 이것은 몸에 상당한 스트레스를 초래할 뿐만 아니라 몸의 모든 중요 기관을 혹사시킨다. 이런 일이 오랫동안 반복되면 우리의 건강은 말할 수 없을 만큼 피해를 보게 된다. 이런 요요현상은 처음부터 다이어트를 너무 안이한 생각으로 시작했기 때문에 일어난다. 많은 유행성 다이어트나 약물을 이용하여 식욕을 억지로 감퇴시켜 실행한 다이어트의 대부분은 요요현상을 일으키기 마련이다. 기초를 닦지 않고 쉽게 해냈기 때문에 그렇게 쉽게 가버리는 것이다. 이것을 영어권에서는 어떻게 표현하는지 많은 사람이 알고 있을 것이다. 좀 브로큰 잉글리쉬같이 들리겠지만 'Easy come, easy go.' 라고 한다.

앞에 열거한 여러 가지 요령 중에 저자가 남달리 강조하는 아침식사와 밤의 단식은 다음 토픽에서 더 자세히 설명된다.

TOPIC 3-4

왜 단식은 반드시 끝내야 하나?
- 조식은 예스, 만식은 노

아침식사가 중요하다는 말을 우리는 자라면서부터 수도 없이 여러 번 들어왔다. 주로 할머니와 어머니한테서 듣는다. 그것은 미국에서도 마찬가지다. 아침을 든든히 먹어야 힘이 있어서 하루 종일 공부하는 데, 그리고 일을 하는 데 지장이 없다는 것이 그들의 설명이다. 그런 것을 몇 세대째 일러주는 동서양의 할머니들의 지혜에 우리는 감탄하지 않을 수 없다. 사람의 생리를 그 옛날부터 그렇게도 정확히 터득했던 태평양 양 편의 우리 할머니들이 그 정보를 도대체 어느 사이트에서 내려 받았을까?

우리의 몸은 창조되고부터 매우 중요한 생리적 모순을 극복해야했다. 신체 구조상 우리의 몸은 적어도 밤 어두운 시간동안에는 휴식이 필요했고, 또 거기에 맞게 모든 디자인이 되었다. 두뇌 속 시상하부에 위치한 예민한 생물학적 시계며 어두우면 분비되는 아데노신과 멜라토닌 등 나른함과 졸림을 일으키는 화학물질이며 나무랄 게 없는 기발한 디자인이다. 그런데 단 한 가지 문제가 생겼다. 거의 열두 시간이나 계속되는 어두움과 수면 때문에 음식을 못 먹게 된 것이다. 저녁때 먹은 에너지는 피 속에서 다 사라져 버린 새벽에야 동이 트고 간신히 무엇을 먹을 수 있게 된다. 그래서 그때쯤 허기진 긴 단식기간을 깨고 식사를 하게 되는 것이다. 영어권에서는 아직도 아침식사를 단식을 깨트려서 끊는 식사라 하여 절단식(絕斷食)이라고 부른다고 하면 의아해할 것이다. 그렇지만 같은 뜻인 브렉퍼스트(breakfast)하면 누구나 다 알아듣는다. 물론 패스트(fast)는 빠르다는 뜻도 있지만 단식이란 뜻도 있는 것이다. 중요한 것은 아침식사에 관하여 이 관념을 잊지 않고 기억하는 것이다.

왜 그러면 그것이 단식이냐? 혈중에서 순환하던 모든 에너지가 전부 사라져 버린 후까지 식사를 안(못) 하고 있으니 생리적으로 따질 때 단식이 아닐 수 없는 것이다. 다행히 밤 중, 그러니까 단식 중에는 몸이나 두뇌나 내무반 일을 빼면 쉬는 시간이다. 주로 망가진 뇌세포를 수리하며 뇌세포도 쉬도록 되어있다. 그렇기 때문에 단식기간에는 많은 양의 에너지가 필요 없다. 그렇다고 하더라도 너무 오랜 시간 동안 못 먹으니까 약간의 무리는 존재한다고 보아야 한다. 그렇지만 몇 시간 후 그 단식이 끝나고 몸과 뇌가 다시 일을 시작해야 되는 시간 전에는 그 단식을 끊고 충분한 에너지를 섭취할 수 있기 때문에 약간의 부담을 주는 이 절충 해결책이 아직까지 몸에 큰 문제를 일으키지 않았던 것이다.

그러나 그 긴 단식이 끝나고도 밥을 안 먹는다는 것은 생리적인 면에서 볼 때 말도 안 되는 일이다. 당장 신선한 에너지가 없어서 뇌세포의 활동이 부담을 안게 된다. 따라서 아침에 활동을 시작하자마자 급하게 에너지를 창고에서 분해하여 공급해야 되는 내무반은 말할 수 없이 바빠진다. 물론 비상시에 그런 일을 하라고 글리코겐도 또 글리세리드도 준비되어있는 것이지만 그런 비상이 매일 아침 벌어지면 그 긴급 대응체계에도 무리가 가게 되는 것이다. 아침을 안 먹는 사람들은 새벽부터 자기 몸을 혹사시키면서 거기에서 일어나는 후유증에 하루 종일 시달린다. 그렇게 아침을 거르는 사람들에 관한 의미심장한 자료가 최근 국내에서 발표되어 저자의 시선을 끌었다. 아침을 안 먹는 사람들의 혈압이 높다는 사실이다. 이것은 청소년과 고혈압을 다루는 토픽 1-4와 토픽 2-26 에서도 설명되었다. 아침을 거르면 적어도 점심이라도 제시간에 든든히 먹어야 되는데 그것도 여의치 않을 경우가 있다. 그런 사람이 기진맥진하고 허기가 져서 저녁 때 집에 오면 필요 이상의 음식을 저녁 늦게까지 먹고는 곧 잠자리에 든다. 몸이 아무 일도 할 필요가 없을 때 과식을 하는 것이다. 그 과잉 에너지가 다 어디로 가겠는가? 모조리 글리세리드로 변하여 체지방으로 저장된다고 생각하면 틀림없다. 그런 사람은 흔히 '나는 아침도 안 먹는데 체중이 안 빠진다.' 라고 넋두리를 한다. 사실은 아침을 안 먹는 후유증으로 저녁에 과식을 하고 또 그것으로 인하여 과대한 양의 체지방을 축적하게 된다는 사실을 모르고 하는 말이다.

그래서 저녁식사도 하루 총 섭취 열량의 1/3을 대체로 초과하지 않는 것이 좋다. 저녁식사 직후에 과일로 후식을 취하고는 아무것도 먹지 않는 것이 체중관리를 해야 할 모든 사람이 지켜야할 중요한 과제이다. 잠자기 전 두 시간 동안에는 무엇이든지 열량을 함유한 음식을 먹는 것은 금물이다. 처음에는 좀 어려움을 겪을 수 있지만 이것을 제대로 지키면 두 가지의 중요한 일이 일어난다. 아침에 다시 배가 고파진다. 마치 단식을 끝마친 사람같이 말이다. 둘째로 매일 밤에 축적되던 체지방질이 더 이상 안 생긴다. 만일 바로 앞 토픽에서 열거한 많은 요령 중 딱 두 가지밖에 실천하지 못 하겠다면 조필식(朝必食)과 만금식(晩禁食)을 꼭 택해야 된다고 말하겠다. 이제는 우리 할머니들의 지혜에 감동했으리라고 믿는다. 아침식사는 절대로 거르면 안 되는 식사다.

청소년의 체중관리에는 지금까지 다룬 이론과 요령이 모두 해당되지만 그들만의 특수문제가 추가로 존재하기 때문에 다음 토픽에서 더 자세히 알아보기로 한다.

TOPIC 3-5

엄마의 정성만이 구할 수 있다
- 청소년의 체중관리

청소년 과체중과 어머니의 역할

청소년이 과체중상태에 도달하는 것은 하루이틀 사이에 일어나는 일이 아니다. 적어도 1, 2 년의 시간이 흐른다. 그리고 매우 점차적으로 일어나기 때문에 부모가 자기들의 아이가 뚱뚱해졌다는 사실을 인식 못하는 경우도 많다. 매일 마주 대하는 배우자의 얼굴에 주름살이 현저하게 생기고 있다는 것을 남들은 다 아는데 진작 배우자는 알아채지 못하는 것과 다르지 않다. 등잔 밑은 정말 어두운 법이다. 최근 미국에서 시행한 한 연구에 의하면 과체중으로 확인된 아동 151명의 부모 중 자기네 아이가 과체중이라는 것을 인식한 부모는 반도 안 되었다. 이런 이야기로 이 토픽을 시작하는 이유는 청소년의 과체중상태는 부모의 도움 없이 절대로 고칠 수 없고, 또 부모가 아이에게 문제가 있다는 것을 인식해야만 빨리 고칠 수 있기 때문이다. 그렇기 때문에 자기네 아이가 마른 편이라고 생각이 들더라도 한 번쯤은 병원에 가서 아이의 체중상태를 정확하게 점검할 필요가 있다.

청소년의 체중상태는 어떻게 결정하나?

성인의 체중상태는 체질량지수를 계산하여 국제적으로 합의된 정의에 따라서 체중상태를 결정한다는 것은 토픽 3-1 에서 자세히 설명했다. 청소년의 경우는 아직 발육이 진행중이어서 그들의 예측되는 성장을 감안해야 되기 때문에 그 방법이 성인의 경우와 많이 다르다. 성장 도중인 청소년의 체중상태를 결정하는 방법은 여러 가지가 있다.

● 표준체중표에 의한 비만도 측정법이 있는데 국내 병원에서 가장 많이 쓰는 방법일 것이다. 이것은 다음 공식에 의하여 계산한다.

실제로 측정한 체중−신장별 표준체중÷신장별 표준체중×100

이렇게 계산해서 얻은 수치를 '비만도' 라고 부르고, 그것이 20~30%이면 경도비만, 30~50%이면 중도비만, 50% 이상이면 고도비만으로 분류한다. 이 방법의 큰 문제점은 표준체중치가 오래 전(거의 20년 전?)에 측정된 수치라는 점이다. 토픽 1-9 에서 설명했듯이 우리나라 청소년의 체중이 과거 30년 동안에 상당히 증가했기 때문에 그렇게 오래 된 표준치를 사용한다면 문제가 있다. 만일 정부나 학회에서 최근에 측정된 수치를 이용하여 새로운 표준치를 설정했다면 그것이 가장 이상적인 방법이 될 것이다.

● 미국에서 사용하는 〈체질량지수−백분위 그래프〉를 이용하는 방법이 있다. 이 방법도 완전하지는 못하다. 우리나라 청소년이 아닌 미국 청소년의 표준치에 의존한다는 점이다. 저자의 의견으로는 그래도 이 방법을 이용하는 것이 다른 방법에 비하여 우수하다고 생각된다. 20년 묵은 한국의 표준치를 이용하는 것과 미국의 이 방법을 이용하는 것과 어느 쪽이 더 적절한지는 결론 내리기가 쉽지 않다. 그러나 요즘 우리 청소년의 발육이 미국과 많은 차이가 없고 미국에 사는 몇백만 명의 동양인을 포함한 여러 종족의 청소년의 신장과 체중이 전

부 이 표준치 작성에 반영되었고, 또 그들의 체중상태도 이 (미국)표준치를 기준으로 결정되기 때문에 우선 이 책에서는 미국의 표준치에 의거한 그래프를 사용하면서 설명을 하겠다. 그러나 한국 청소년의 실제 크기가 미국 청소년에 약간 뒤진다고 보아야 하기 때문에 이 표준치를 기준으로 한국 청소년의 체중상태를 결정할 때 약간 과소평가할 가능성이 있다. 그렇기 때문에 결과가 85~94 백분위로 나오면 일단 병원에 가서 확인해 보는 것이 좋을 것이다.

● 현재로서는 국제적으로 인정을 받는 체질량지수의 백분위 방법이 가장 정확하다고 본다. 이 방법의 자세한 설명은 추가정보에 있다.

추가정보 EXTRA INFORMATION

① 이 설명을 읽기 전에 독자는 책 뒤에 수록된 남성의 연령별 〈체질량지수-백분위 그래프〉를 잘라낸다. 그리고 그 그래프를 보면서 다음 설명을 읽으면 훨씬 도움이 될 것이다.

② 일정 연령과 성별의 체질량지수를 분석하여 그 나이와 성별의 기준 체질량지수를 정한다.

③ 그 기준치를 50백분위라고 가정하고 특정 체질량지수의 백분위(기준치보다 작은 체질량지수가 49%인데 비하여 특정수치보다 작은 수치를 가진 사람이 몇 %가 되는가를 측정해서 얻은 수)를 나이별로 정한다.

④ 그렇게 하여 얻은 특정 체질량지수의 나이별 백분위점을 연결하여 백분위 커브를 작성한다.

⑤ 그래프의 가로축은 연령을, 그리고 세로축은 체질량지수를 표시하고 그 위에 5백분위부터 95백분위를 표시하는 여덟 개의 커브를 그려 넣어서 연령별 〈체질량지수-백분위 그래프〉를 완성한다.

⑥ 만약 그래프 작성 과정의 설명을 납득 못 했더라도 그래프를 이용할 수는 있으니까 크게 걱정할 필요는 없다.

백분위 그래프 작성 실습

나이: 12세

성별: 남자

신장: 1미터 30센티

체중: 40킬로

① 우선 신장과 체중으로 아이의 체질량지수를 계산 한다.

체중÷신장의 제곱=체질량지수

40÷1.3÷1.3=23.669

체질량지수는 23.67이라는 계산이 나온다. 이것을 사사오입하면 24가 된다.

② 부록에서 잘라낸 남성의 연령별 〈체질량지수-백분위 그래프〉의 12세에 해당되는 가로축과 24의 수치를 나타내는 세로축이 교차하는 점을 찾아서 표시한다.

③ 그런 다음에 그 교차점이 그 나이 중에서 몇 백분위에 해당하는가를 도표에서 찾아본다.

④ 그렇게 하여 찾은 수가 95의 바로 밑으로 찾았다면 정확히 그 백분위를 찾아낸 것이다.

그러면 그 백분위는 무엇을 의미하나?

5 백분위 이하면 저체중,

5~15 백분위이면 저체중에 가깝고,

15~84 백분위이면 정상,

85~95 백분위이면 비만에 가까운 과체중상태이고,

95 백분위 이상이면 비만,

99 백분위 이상은 고도비만인 것이다.

예의 모의작성 케이스는 95 바로 아래이니까 비만에 가까운 과체중상태이다.

자녀의 백분위를 작성해 본다.

① 남자와 여자의 필요한 백분위 그래프를 잘라낸다.

② 앞의 모의 그래프 작성과 동일한 방법으로 독자 자녀의 체질량지수를 계산한다.

③ 그 다음에 그 체질량지수를 자녀의 성별에 따라 해당되는 세로축에 표시하고, 가로축에 있는 자녀의 연령 축과 교차하는 지점을 표시한다.

④ 그 지점이 어떤 백분위에 해당하는가를 찾아낸다.

일단 과체중이나 비만이라는 결정이 내려지면 부모는 그것을 되도록 빨리 인정해야 된다. 아직 과체중은 아니더라도 과체중에 거의 도달한 상태라도 마찬가지다. 왜냐하면 부모, 특히 어머니가 이 사실을 인정하지 않으면 과체중상태를 시정할 수가 없기 때문이다. 이 그래프에서 비만이나 과체중으로 결과가 나왔다면 지체없이 병원에 가서 자녀의 체중상태를 확인해야 된다.

과체중 청소년의 부모가 보여주는 반응

다시 앞의 연구로 돌아가 본다.

자신들의 아이가 과체중이어서 되도록 빨리 이 상태를 시정하지 않으면 아이의 건강에 문제가 생길지도 모른다는 설명을 다 듣고 난 후에 그 아동 151명의 부모들은 다음과 같은 결정을 내렸다.

① 38%는 적어도 한 달 이내에 체중관리를 시작하겠다고 결정했고,

② 17%는 체중관리를 위해 노력은 하겠는데 한 달 이내에는 안 하겠다는 미온적 결정을 내렸고,

③ 44%는 체중관리의 중요성을 시인하지 않고 적어도 6 개월 이전에는 아무 일도 하지 않을 것이라는 반응을 보였다.

이 연구가 무엇을 보여주고 있다고 생각하나? 저자는 이 연구가 세 가지의 중요한 사실을 보여준다고 생각한다.

첫째, 아이들의 과체중 문제를 그렇게 중요하고 긴급한 일이라고 생각하는 부모가 고작 40%를 밑돈다는 사실이다. 대부분의 부모가 아직도 아이가 통통하면 복스럽고 건강에 문제가 없다고 착각하고 있는 것이다.

둘째, 나머지 60% 중 44%의 부모는 과체중이라는 사실과 과체중은 급하게 시정해야 된다는 권고를 거부감마저 나타내는 듯 단호히 거절했다. 그렇기 때문에 이것은 지금 전 세계에서 겪고 있는 청소년 비만 만연의 중요한 이유를 설명해 주는 자료이기도 하다. 이 사실은 청소년 체중문제를 해결하는 데 계속하여 걸림돌로 작용할 것이다.

셋째, 이 연구의 가장 중요한 메시지는 불쌍한 아이들에 관한 것이다. 그 44%를 부모로 둔 아이들은 자신의 아무런 잘못도 없이 자신의 장래 건강 개선의 기회를 박탈당한 것이다. 2, 30년 후에 ①의 38%에 속한 아이들과 ③의 44%에 속한 아이들의 건강상태를 비교해 본다면 38%에 속한 아이들의 건강상태가 훨씬 우수할 것이라는 것은 예측하기 어렵지 않다. 현명한 부모를 둔 덕택임에 틀림없다.

부모가 자녀의 과체중과 비만상태를 빨리 인정해야 되는 이유

아이가 과체중이라고 결정이 내려지면 부모는 다음과 같은 이유 때문에 가급적 빨리 그 사실을 인정하고, 과체중상태에서 빨리 벗어나도록 함께 노력해야 된다. 그 과정을 돕기 위하여 이 책의 여러 곳에 흩어져 있는 정보 등을 모아서 정리한다.

① 성인병은 과체중인 사람을 따라온다.
② 옛날에는 성인병이 성인에게만 생겼지만 요즘은 미성년자라도 조건이 맞으면 나이와 관계없이 찾아와서 자리잡는다.
③ 비만증을 가진 청소년이 당뇨병을 앓을 가능성은 보통아이보다 약 13배가 높다.
④ 비만증을 가진 청소년이 고혈압을 앓을 가능성은 보통아이보다 9배가 높다.
⑤ 성인병은 일단 생기면 다른 성인병을 불러들인다. 그래서 성인병을 둘이나 셋씩 앓게 되는 경우가 많다. 이 현상은 성인병이 일찍 생길수록 더 현저하다.
⑥ 성인병은 한 번 생기면 대부분 일생 동안 떠나지 않는다.
⑦ 어려서부터 성인병을 갖게 되는 청소년의 수명은 보통아이보다 현저히 짧다.
⑧ 어려서부터 성인병을 앓게 되는 청소년의 삶의 질은 매우 나쁠 수가 있다.
⑨ 이렇게 나빠진 삶의 질은 청소년이 학업과 직장에서 성공하더라도 그 성공을 무의미 하게 만들 수 있다.
⑩ 과체중과 비만증을 가진 청소년에게 비록 당장 성인병이 생기지

않더라도 장래를 해칠 수 있는 많은 합병증이 일어날 수 있다.

⑪ 청소년이 당뇨병에 걸리면 성인보다 빨리 합병증을 일으킨다.

⑫ 청소년의 과체중상태는 젊은 나이에 심장질환을 일으킬 확률을 높여준다.

⑬ 젊은 사람의 심장질환은 성인에 비하여 상당히 높은 사망률을 보여준다.

⑭ 청소년의 과체중상태는 가급적 빨리 관리해야 시정될 가능성이 높다.

⑮ 청소년의 과체중상태는 부모 특히 어머니가 나서지 않으면 시정되지 않는다.

부모는 이상 열거한 여러 가지 사실을 분명히 이해하고 확고한 의지를 갖고 자녀의 과체중상태 시정계획을 세워 실행해야 된다.

우리의 자녀는 어떻게 하여 과체중상태에 도달했나?

부모들은 아이들을 위하느라고 잘 해 먹이고 또 귀여워 아이들이 선호하는 음식을 곧잘 사 준다. 어떤 부모는 아직도 어렸을 때 찌는 살은 자라느라 생긴 살이고, 결국 신장과 건강에 도움이 될 살이라는 관념을 가지고 있다. 이것은 물론 사실과는 아주 다른 것이다. 과체중이나 비만으로 고생하는 아이들 어머니의 영양에 관한 지식은 비교적 높다. 그러나 어머니들은 과식과 운동부족으로 비만증이 생긴다는 사실은 알고 있으나 아직도 자기 아이의 과체중과 비만이 그 아이의 장래 심장건강 등에 미칠 악영향에 대한 인지도는 그렇게 높지 않은 것으로 보인다. 지금 당장 먹고 싶은 것을 못 먹어 불행한 아이에 대한 두터운 모성애가 2, 30년 후에 그 아이가 건강을 잃고 어려움에 부딪치게 된다는 판단을 하지 못하게 한다. 많은 어머니들은 아이들에게 상을 줄 일이 생기면 흔히 건강에 나쁘다는 것을 뻔히 알면서도 무엇이든 아이들이 좋아하는 음식을 차려 주거나 사 준다는 사실도 그럴 가능성을 뒷받침하는 것이다.

과체중은 어른이나 미성년자나 똑같은 이유로 생긴다. 섭취한 음식의 열량이 필요한 열량을 초과했기 때문이다. 미성년자의 필요 열량은 성인의 필요한 열량에 성장하는 데 필요한 열량을 합한 것이다. 그렇기 때문에 미성년자의 체중을 줄이기 위해 필요열량을 계산하는 데는 전문인의 도움이 필요하다.

"우리 아이는 많이 먹지도 않는데 과체중이니까 무슨 호르몬이 모자라든지 대산가 뭔가가 잘못 돼서 그런가 봅니다."

보호자들이 흔히 하는 말이다. 물론 의심나는 것이 있으면 조사를 받아보는 것이 마땅하다. 그러나 이런 경우 거의 모두가 아무 문제가 없는 것으로 나타난다.

영양사나 소아과전문의와 의논해서 목표체중과 필요열량 등이 정해지면 지체없이 체중관리를 시작하게 되는데 어머니가 다음 사항을 이해하면 큰 도움이 될 것이다.

청소년의 과체중을 촉진하는 요인

과체중은 먹는 만큼 열량을 소모하지 않기 때문에 생긴다는 말은 벌써 여러 번 했다. 그러나 이것 외에도 다음과 같은 여러 가지 요인이 있는데 부모가 그것을 이해하면 자녀의 체중관리에 큰 도움이 된다.

① 부모 중 한 사람이라도 과체중상태인 경우 자녀의 과체중을 일

으킬 가능성이 높다. 이것은 무슨 유전자를 통한 체질 전달 때문만이 아니다. 그 부모가 과체중상태를 벗어나면 자녀도 흔히 그렇게 된다는 것이 증명되었다. 이 현상은 어머니의 경우 더 두드러지게 나타난다. 이 경우 자녀의 감수성이 예민하면 그 부모의 체중이 미치는 영향이 더욱 뚜렷이 나타난다.

② 분노발작증이 있는 자녀에게 부모가 음식을 더 먹이려고 노력하는 경우.

③ 아이가 마를까봐 부모가 걱정하는 경우.

④ 더 먹으라고 부모가 종용하는 경우.

⑤ 자녀의 밥그릇에 자꾸 더 퍼 담아주는 경향이 어머니한테 있는 경우.

⑥ 자주 외식을 하거나 시켜서 먹는 경향이 있는 경우.

⑦ 자녀의 잠이 모자라는 경우.

⑧ 밥을 다 먹으면 후식을 상으로 주는 경향이 있는 경우.

⑨ 자녀가 좋아하는 음식을 상으로 주는 경향이 있는 경우.

어머니는 열거한 여러 가지 중 자기 경우에 해당되는 것이 없나를 분석하여 만일 있다면 그런 경향을 과감히 없애야 된다.

자녀의 체중관리에 도움이 되는 정보

다음에 열거하는 권고 사항은 최근 연구결과에 의하여 증명된 방법이기 때문에 실천하면 자녀 체중관리에 도움이 될 것이다.

① 일기를 쓴다. 먹는 음식과 먹는 시간과 장소를 일일이 기록한다. 자녀가 기록할 수 있는 나이면 자녀에게 맡기고 그렇지 않으면 어

머니가 대신 기록한다.

② 운동도 마찬가지로 실행한 종류, 시간과 장소를 일일이 기록한다. 이 식사와 운동일기는 특히 체중관리에 진전이 없을 때 문제가 어디에 있는가를 찾아낼 수 있는 중요한 자료가 된다. 다음과 같이 표를 작성하여 기록하면 매우 유용하다.

구분	월요일	화요일	수요일	목요일	금요일	토요일	일요일
아침							
점심							
저녁							
운동							
기타							

③ 집에 자녀가 먹어서는 안 될 음식을 사 놓지 않는다. 자녀들은 흔히 집안에 있는 음식이나 음료수는 가족 누구나 먹고 마셔도 괜찮다고 생각한다. 따라서 그런 것이 집에 있으면 우선 자녀가 그것을 먹게 되고, 먹지 않더라도 그것을 참는 데 너무 고생을 하게 된다.

④ 텔레비전이 세 가지 이유로 자녀 체중관리에 큰 문제가 된다. 첫째는 텔레비전을 보느라 운동을 소홀히 하기 쉽고, 둘째는 많은 자녀가 텔레비전을 보면서 간식을 하는 버릇을 가졌기 때문이고, 셋째는 텔레비전을 보는 동안 많은 광고를 접하게 되는데 먹거리 광고는 아이들에게 건강에 해로운 음식물을 먹도록 충동한다. 이 마지막 현상은 여덟 살 미만의 아이들에게 더 자주 일어난다.

⑤ 텔레비전은 계획한 운동량을 마친 다음에 하루에 두 시간 이상을 초과하지 않는 범위 내에서 허락하고, 보는 동안에는 절대로 간식을 하면 안 된다는 분명한 약속을 받는다.

⑥ 컴퓨터 게임도 텔레비전과 같이 취급해야 된다. 허용된 두 시간 속에 컴퓨터도 포함시키고 간식도 물론 안 된다.

⑦ 가능한 한 밖에 나가서 놀도록 한다. 집에 있는 시간과 청소년 비만과는 정비례한다.

⑧ 무엇인가 성취했을 때 상을 준다. 예를 들어 운동량을 한 주 간 하루도 빼지 않고 완수했다든가, 또는 먹지 말라는 음식을 한 주 내내 안 먹었다든가 했을 때에 미리 약속했던 상을 주는 것이다. 그 상은 앞으로 목적 달성에 도움이 될 물건 중에서 고르되 자녀가 갖고 싶은 물건으로 하면 더 의미가 있다. 운동기구 같은 신체적 활동을 돕는 상품이면 더욱 좋다. 음식물을 상으로 주는 것은 되도록 피한다. 자녀가 좋아하는 음식물은 대부분 열량이 풍부하고 달고 고소한 것일 가능성이 높아서 목적 달성을 방해할 가능성이 높기 때문이다.

⑩ 늘 칭찬한다. 조금이라도 긍정적인 일을 해냈을 경우 칭찬을 아끼지 않는다.

⑪ 먹으면 안 되는 음식을 먹든지 허용량을 초과했을지라도 절대로 음식을 가지고 자녀를 꾸짖지 않는다. 이것은 칭찬을 아끼지 않는 것보다도 더 중요하다.

⑫ 최근 발간된 미 소아과 학회지, 피디아트릭스에 게재된 한 연구결과는 부모가 관심을 갖고 타이르면서 자율적인 방식으로 체중조절을 시도할 때 그 결과가 가장 좋았다고 한다. 그리고 부모의 독재적인 방법이 가장 나쁜 결과를 얻었다.

⑬ 자녀가 자율적으로 체중관리에 임하려면 체중관리에 관한 어느 정도의 기본 정보는 알아야 한다. 음식 자체가 문제가 아니라 음식으로 인해 생기는 건강문제 때문에 체중관리가 필요하다는 것을 알아야 한다.

⑭ 목표체중이 현실적이 아니라고 판단되면 좀 더 현실적인 목표

로 바꾼다. 아무리 노력을 해도 목표하고의 거리가 전혀 줄지 않으면 어머니도 자녀도 절망을 느끼기 쉽다. 예를 들어 3개월에 1 킬로를 줄인다는 것이 원래 목표였는데 진전이 없으면 우선 그 목표를 750그램으로 내려본다는 이야기다. 그것을 성취한 다음에 나머지 목표를 향해 계속 노력하는 것이다.

⑮ 자녀의 체중관리는 어머니가 늘 함께 하는 공동노력이지만 그보다 훨씬 더 좋은 것은 온 식구가 한 팀이 되는 것이다. 아빠와 형제도 집에 돌아오면 일기장을 살펴보고 칭찬할 것이 있으면 칭찬을 한다. 상은 온 식구가 참석한 가운데 주고 축하해 준다. 목표가 무엇인지 모든 식구가 이해하고 늘 긍정적인 태도로 본인을 격려한다.

⑯ 이 노력은 살찐 것이 나빠서 하는 것이 아니라 장래의 좋은 건강을 위하여 한다는 것을 늘 입버릇처럼 강조한다. 여기서도 역시 긍정적인 강화로 본인의 사기를 북돋워 주는 것이 중요하기 때문이다.

⑰ 직계 집안 외에도 친한 사람들, 친한 이웃 등, 집에 자주 들르는 모든 친지들에게 자녀가 건강을 위하여 체중을 관리하고 있다는 점을 알려주고 그들의 성원을 구한다. 그래서 친한 모든 사람이 기회만 있으면 칭찬해 주고 고무해 주면 본인도 긍정적인 태도를 갖게 되며, 목적 달성을 위한 또 하나의 동기를 갖게 되어 도움이 된다.

청소년이 살을 뺀다는 것은 정말 어려운 일이다. 그러나 모든 식구가 똘똘 뭉쳐 한 팀이 되어 이 문제에 접근하면 목적 달성이 훨씬 더 가능해지는 것이다.

온 식구가 팀원이 된다지만 역시 팀장은 어머니가 맡는다. 슈퍼에서 장을 볼 때 음식물을 고르고, 집에 와서는 영양가에 중점을 두면서 요리하고, 밥상에서는 자녀가 먹어야 할 것을 다 먹게 하고, 일정량을 초과하지 않도록 격려하고, 운동할 시간이 되면 운동을 하게 격려하고, 텔레비전의 시청과 간식을 규정대로 이행하도록 확인하고, 일기 쓰는 것을 도와주는 등 모든 일을 자녀와 함께 견뎌나가야 하기 때문에 어머니는 고달프고 긴장되는 시련을 겪게 된다. 반면, 어머니가 해이해지거나 기권하면 아무런 결과도 기대할 수 없기 때문에 반드시 우리나라 어머니들의 특유한 인내심과 집착력으로 이 문제를 풀어나가야 한다. 자식의 장래를 위한다면 어떤 고생도 이기심도, 그리고 불가능도 아랑곳 않는 신사임당과 김영희 등 많은 위대한 어머니를 난 나라, 한국의 어머니라면 이 어려운 일도 거뜬히 해낼 수 있을 것이다. 왜냐하면 자녀의 장래를 생각할 때 이것보다 더 중요한 일은 없을 것이기 때문이다.

청소년 과체중에 관하여 흔히 묻는 질문

문 인터넷에서 찾은 방법으로 우리 아이의 체중상태를 점검해 보니 정상으로 나왔는데 이 책 뒤의 도표 〈체질량지수-백분위 그래프〉로 해 보았더니 약간 과체중인 것으로 나왔는데 도대체 어떤 쪽이 정확한 것인가?

답 본문에서도 이야기했듯이 어떤 방법에도 문제점은 있다. 일단 어떤 방법으로라도 비정상으로 나왔으면 전문의를 한 번 찾아가 보는 것이 현명하다.

문 우리 아이의 체중상태는 정상으로 나왔다. 그럼 아무 걱정할 필요가 없는가?

답 정상으로 나왔으면 다행이다. 그러나 아무리 체중이 정상이라고 해도 영양가치가 있는 음식을 균형을 맞추어 먹고 매일 신체적인 운동을 하는 것은 기본이다. 체중이 정상인 자녀일수록 바르게 먹고 운동을 정규적으로 하는 것이 그 아이의 장래에 더욱 보탬이 된다. 그 아이의 깨끗한 몸을 깨끗하게 유지할 수 있는 최상의 기회를 놓치면 안 되기 때문이다.

문 외식이라고 다 나쁜 것은 아니지 않나?

답 물론 식당에 가서도 건강을 해치지 않는 음식만을 시켜먹을 수는 있다. 외식을 할 경우에는 반드시 건강에 나쁘지 않은지를 확인한 다음에 시키는 것이 중요하다. 튀김류는 피하는 것이 현명하다는 이야기는 트랜스지방을 이야기하는 토픽 2-11 에서 다루었다. 포화지방질도 가급적 피하는 것이 기본이다. 소위 패스트푸드를 파는 식당도 되도록 피해야 된다. 정규적으로 패스트푸드 음식을 사 먹는 청소년이 체중관리에 성공한다는 것은 매우 어려운 일이다.

문 우리 아이가 과체중이라는데 무슨 호르몬 같은 것을 조사해 보아야 하는 것 아닌가?

답 호르몬이 문제인 아이들은 대개 자라는 속도가 늦고 다른 증상도 나타낸다. 피부가 마른다든지 머리카락이 굵고 거칠어진다든지 쉽게 피로하고 변비가 심할 수 있다. 이런 아이들은 소아과 검진을 받고 적절한 치료를 받아야 한다. 하지만 비만이나 과체중을 가진 아이들의 대부분은 이런 호르몬 이상을 갖지 않았다. 그러나 이런 우려가 자녀의 과체중상태를 부모가 인정하는 데 걸림돌이 될 정도라면 당연히 병원에 가서 검진을 받는 것이 바람직하다.

문 체중은 얼마나 빨리 줄여야하나?

답 체중은 아주 천천히 줄여야 한다. 아무리 줄여야 할 무게가 많더라도 한 달에 1 킬로 이상은 금물이다.

문 식사의 양을 얼마나 줄여야 되나?

답 나이가 어릴수록 열량 배정은 전문영양사와 의논해서 정해야한다. 아이가 성장하는데 필요한 열량과 영양소는 넉넉히 공급해 주어야 한다. 대개 양을 과감히 줄이는 것보다는 전에 먹고 있던 음식 중에서 영양분은 많고 열량은 적은 음식으로 바꾸는 것이 좋다. 예를 들어서 전에 먹던 흰 밥과 감자와 쇠고기 대신에 잡곡밥과 브로콜리무침, 두부 부침과 껍질 벗긴 닭고기와 각종 나물 등으로 포화지방질과 혈당지수가 높은 음식을 피하고 섬유질을 많이 먹여 포만감이 오래가게 하는 것이다. 필요한 비타민은 대부분 채소에 있으니 영양소의 섭취도 더 좋아진다. 전에 먹던 식사와 마찬가지로 물론 배는 부르지만 오히려 배부름이 더 오래 가는 장점도 있다.

문 단 것을 주면 절대로 안 되나?

답 설탕을 많이 넣어 만든 과자나 아이스크림이나 케이크 등은 혈당지수가 높아서 빨리 흡수되어 많은 문제를 일으킬 수 있기 때문에 되도록 피해야 된다. 그 대신 달콤하고 수분이 많은 과일을 먹이면 여러 면에서 이롭다. 만일 케이크 같은 것을 주려면 양을 줄이고 식후에 준다. 그리고 그 빈도를 전에 비해 현저히 줄인다. 특히 이런 단 것을 절대로 상으로는 주면 안 된다. 그러면 아이들이 단 것은 역시 값진 음식이라고 생각하게 되고 그것을 더 바라게 된다는 이론이다. 다시 한번 강조한다면 콜라 같은 설탕음료수, 여러 가지 과일 맛 나는 설탕음료수, 설탕이 많이 들어간 과자나 케이크가 청소년 과체중을 일으키는 주모자로 확인되었다.

문 아이들이 운동을 더 해야 된다고 했는데 어떤 운동을 어떻게 하란 말인가?

답 물론 나이에 따라서 다 다르겠지만 유치원이나 초등학교 저학년에 다니는 아이들의 운동은 별 것이 아니다. 집 밖에 나가 아파트 놀이터나 동네 공원에 가서 노는 것으로도 족할 수 있다. 뛰고, 공을 차고, 자전거를 타고, 신나게 몸을 움직여만 주면 그게 운동이다. 대체로 하루에 한두 시간씩 그렇게 놀게 하면 된다. 가끔 땀도 흘리고 심장이 뛸 정도의 활동이면 더욱 좋다. 초등학교 고학년과 중학교나 고등학교 학생들은 체계적인 운동을 할 수 있는 나이이기 때문에 하루에 적어도 45분 내지 한 시간씩 조깅, 축구, 철봉이나 다른 기계체조 등 다양한 종목 중 선택할 수 있다. 그리고 운동을 하는 동안은 친구들과의 잡담과 군것질 등 다른 행동에 노력을 분산하지 말고 운동에만 집중해야 된다. 적어도 30분간은 땀도 흘리고 심장도 뛸 정도로 해야 된다. 더 자세한 것은 토픽 3-8, 청소년의 운동에서 설명한다.

문 부모가 자녀의 체중관리에 뭔가 다른 것으로 도울 수 있나?

답 제일 중요한 것은 텔레비전전과 컴퓨터 게임의 통제다. 지금 우리나라 청소년이 운동을 안 하는 가장 중요한 요인이 텔레비전과 컴퓨터 앞에서 너무 많은 시간을 보낸다는 사실이다. 이 문제만이라도 큰 마찰 없이 합의를 끌어낼 수 있다면 큰 성공이다. 대개 합의하는 조건에는 두 가지 항목이 포함되어야 한다. 첫째, 텔레비전 시청이나 컴퓨터 게임의 시간 제한, 둘째, 텔레비전과 컴퓨터 앞에서의 금식이다. 권위자들은 이것을 성취하는 것이야말로 가장 중요한 과제라고 입을 모으고 있다. 또 하나는 부모가 자녀와 함께 운동이나 다른 신체적 활동을 하는 것이다. 어느 지점까지 함께 걸어서 갔다 온다든가, 함께 세차를 하거나, 함께 축구를 하는 등 자녀가 선호하는 신체적 활동을 찾아서 함께 하는 것이다. 그리고 모든 활동은 각자의 건강을 개선하는 것이라는 사실을 늘 입버릇처럼 되풀이한다.

문 체중을 줄이는 데 도움이 될 무슨 약은 없을까?

답 나이가 어리거나 젊은 세대에게 입맛을 억제하는 약이나 섭취를 방해하는 약 등은 위험하다.

문 짧은 기간에 몸무게를 빼 주는 좋은 약, 보충제 등의 광고를 자주 접하는데 그런 것은 어떻게 생각하나?

답 그런 약품이나 보충제, 보약 등이 매우 많이 있다. 권위자나 학계는 그런 약은 믿을만한 곳에서 연구를 통해 그 효능을 입증한 약이 아니기 때문에 믿을 수 없다는 의견이다.

문 어렸을 때의 과체중이나 비만증이 자라면서 저절로 시정되는 경우는 없나?

답 그런 경우가 아주 없는 것은 아니지만 매우 드물다. 그런 요행을 기다리는 중에 어려운 병의 싹이 어린 자녀의 몸 깊숙이 자리잡는다는 사실을 이해한다면 그럴만한 시간적 여유가 없다는 것을 인식하게 된다. 또 어렸을 때의 체중문제는 오래가면 갈수록 장래의 건강을 위협할 토대가 점점 굳어진다.

문 청소년의 과체중과 비만이 성인병을 발생시키는 것 외에 다른 문제도 일으킬 수 있나?

답 관절에 무리를 주어서 관절염을 일으킬 수 있다. 특히 엉덩이관절의 성장판에 압력을 가해 염증을 일으키고 그 관절의 활동을 제한하는 결과를 초래할 수 있다. 다리뼈가 몸무게를 못 견뎌 휘어져 내반슬(활형 다리)을 초래할 수도 있다. 최근 연구는 무릎관절에 통증이 발생하는 청소년이 늘고 있다는 것을 보여준다. 심리적으로는 아이들이 몸무게에 대한 열등의식 때문에 사회생활에 어려움을 겪을 수 있다. 그리고 체중이 높은 학생의 수학실력이 뒤떨어진다는 연구결과도 있다. 또 잠잘 때 공기의 통로가 막혀 일어나는 수면무호흡 상태가 비만증을 가진 청소년의 7%에서 관찰되었다. 낮에는 이런 아이들의 집중력과 기억력이 저하되어 학습에 나쁜 영향을 미친다.

문 청소년비만증을 가진 사람이 어렸을 때 당뇨병이나 고혈압 등을 일으킬 수 있다는 이야기를 이 책 여러 토픽에서 읽었다. 만일 몸무게를 빼고 정상체중을 되찾으면 그런 위험은 완전히 없어지나?

답 아직 그런 병들이 생기지 않았다면 적어도 나이가 어렸을 때나 젊었을 때 그런 병을 얻게 되는 경우는 거의 없어진다. 그러나 성인이 되어 그런 병들이 생길 가능성은 있다. 그럴 가능성은 다음 두 가지에 달려있다고 본다. 첫째, 이 청소년이 어른이 되어서 과체중상태로 다시 돌아가거나, 둘째, 이 청소년이 그런 병을 일으키는 유전자를 물려받은 경우이다. 만일 둘 다 "예" 이면 성인병이 중년기에 생길 가능성은 높아진다. 만일 둘 다 "아니요" 이면 그럴 가능성은 희박해진다. 만일 과체중은 "예" 이고 유전자는 "아니요" 이면 병이 생길 각오는 해야겠지만 끝내 안 생길지도 모른다. 그렇지만 그 유전자의 유무를 알 도리가 없으니 평생 각오를 하고 살아야한다. 만일 과체중은 "아니요" 이고 "유전자"는 "예" 이면 병이 안 생길 것을 기대할 수 있지만 노년기에 병을 얻을 가능성은 있다.

문 체중관리가 중요하다는 것은 알겠는데 아이가 배가고파서 고생하는 것은 차마 보고 있을 수가 없다. 무슨 좋은 수가 없나?

답 사랑하는 어린 자녀가 배가 고파서 힘들어하는 것을 보고 갈등을 느끼지 않는 부모는 이 세상에 없을 것이다. 체중을 감량한다고 반드시 배가 고파야하는 것은 아니다. 밥상의 식단을 다시 점검해 볼 필요가 있다. 같은 열량을 섭취한다는 가정 아래 탄수화물을 식물성 단백질과 포화지방이 적은 동물성 단백질로 바꾸는 것을 고려해 본다. 예를 들어 밥의 양을 줄이고 대신 닭고기를, 감자 대신에 두부반찬을 해준다. 야채반찬을 늘리고 커다란 국그릇에 채소로 만든 국을 가득 채워서 먹게 해 본다. 야채가 배의 포만감을 제공한다는 것은 잘 알려진 사실이다. 최근 연구결과는 단백질이 높은 식사가 오랜 동안 배고픈 느낌을 쫓아버린다는 사실을 보여주었다.

TOPIC 3-6

괄시 받는 영약 II
- 운동을 시작한다

"운동을 해야 몸에 좋고 운동을 안 하면 건강에 나쁘고 성인병에 걸릴 가능성이 높아진다." 라는 말은 모두가 신물이 나게 들었을 것으로 믿는다. 이 책에서도 여러 차례 운동의 중요성을 강조했다. 이 토픽에서는 운동에 대하여 종합적으로 정리한다. 운동이 열량을 소모하여 축적된 체지방을 감소하게 해서 체중을 내려준다는 사실은 다만 빙산의 일각일 뿐이다.

운동이 몸에 좋은 이유

① 무슨 운동을 하든지 적절한 양의 운동은 우리 몸의 기초대사율을 올려놓는다. 기초대사율이란 우리가 쉬고 있을 때의 몸 내무반작업(토픽 3-2)의 스피드를 말한다. 알기 쉽게 자동차가 정지신호에 걸려 서 있는 동안에 엔진은 미리 정해진 낮은 속도로 작동을 하게 되는데 바로 그 낮은 속도가 기초대사율에 해당하는 것이다. 그 기초대사율은 운동이 끝나고도 적어도 몇 시간 동안은 30% 증가하고 운동 후 약 24시간 동안에도 약 10% 올라가 있다. 그것은 우리 몸이 속에서 일 하는 스피드가 그만큼 올라가게 되고, 몸 내부 전체가 10% 더 작업을 하는 것이어서 열량을 그만큼 더 소비한다는 것을 의미한다. 그

것뿐만 아니라 이 현상은 우리 몸속 구석구석을 활발히 움직이게 하여 몸 내부의 운동을 유도하게 되는 것이다. 몸의 주인은 가만히 앉아 있는 데도 몸속의 그 모든 조직과 세포가 운동을 해주니 이만한 득이 또 어디 있겠는가!

② 운동은 심장근육을 튼튼하게 해 준다. 운동을 하는 동안 우리 몸은 쉬고 있을 때에 비하여 한층 높은 강도의 작동을 하게 된다. 이것은 몸의 모든 부분이 산소를 더 요구한다는 것을 뜻한다. 몸 각처가 더 많은 산소를 요구하게 되면 심장은 덩달아 바빠지기 마련이다. 운동 전에는 1분에 6,000cc의 피를 펌프질해서 내보내면 족했는데, 예를 들어 그 수요가 30% 올라가면 심장은 거의 7,800cc를 내보내야 된다. 만일 그것이 힘겨우면 맥박을 몇 %씩 올리는 한이 있더라도 그 수요를 만족시켜야 되기 때문에 심장의 근육은 그만큼 더 운동을 하게 되는 것이다. 물론 이것은 매우 유익한 혜택임이 틀림없다. '거의' 7,800cc를 내보내야 된다는 말을 잘 따져보면 매우 의미가 깊은 말이다. 운동하는 동안 몸 각 기관의 작업속도가 30% 올라갔다고 가정하면 심장과 폐가 그 증가에 해당하는 양의 산소를 넉넉히 공급하지는 못한다. 그렇기 때문에 각 기관과 조직은 조금 모자란 양의 산소로 필요한 양의 작업을 수행하는 능력을 키우게 되는 것이다. 다시 말하여 산소를 운동하기 전보다 훨씬 효율적으로 이용하는 능력을 배우게 되는데, 이것이 바로 유산소운동의 가장 뚜렷한 혜택인 것이다.

③ 운동은 근육을 움직여서 튼튼하게 해 준다. 무슨 운동을 하든지 근육의 움직임을 증가시키지 않는 운동은 없다. 근육을 강하게 움직이면 움직일수록 근육의 운동량은 많아지고, 운동량이 많아지면 근육은 튼튼해지기 마련이다.

④ 운동은 주로 근육을 움직이지만 사실은 근육이 붙어있는 관절도 함께 움직여야 하기 때문에 관절도 튼튼해진다.

⑤ 근육이 운동을 하면 몸속의 인슐린의 작용이 활발해진다. 의료인은 이 현상이 인슐린감수성의 증가와 인슐린저항성 저하에 의한 것이라고 설명한다. 그렇기 때문에 근육이 움직이면 포도당의 이용도가 올라가는데, 이것이야말로 우리가 운동을 통하여 성인병을 예방할 수 있게 하는 가장 중요한 혜택이다.

⑥ 근육의 운동은 인슐린저항성을 저하시키기 때문에 체지방의 축적과 자유지방산의 분해를 낮춘다. 이것을 다시 말하면 비만을 방지할 수 있다는 말과 같다.

⑦ 운동은 체지방의 축적을 낮춰 대사증후군의 진전을 저지할 수 있다.

⑧ 운동은 나쁜 콜레스테롤의 생산을 줄인다.

⑨ 운동은 좋은 콜레스테롤의 생산을 증가시킨다.

⑩ 운동은 혈압을 내려서 고혈압을 방지하거나, 고혈압환자의 혈압을 어느 정도 내려서 약의 수요를 줄여준다.

⑪ 운동은 대장암, 그리고 거의 확실히 유방암과 전립선암의 방지를 돕는다.

⑫ 운동은 기분을 좋게 해 준다.

⑬ 운동은 우울증을 예방할 수 있다.

⑭ 운동은 우울증과 신경쇄약 등 정신질환의 증세를 개선할 수 있다.

⑮ 운동은 성취감과 자부심을 갖게 해 준다.

⑯운동은 우리의 뼈를 튼튼히 해 준다.

⑰운동은 체지방과 콜레스테롤 감소를 통해 혈관 내의 플라크 형성을 예방하는 데 도움이 된다.

⑱운동은 노화를 늦춘다.

⑲운동은 우리의 수명을 더 길게 해 준다.

열거한 열아홉 가지의 혜택 중 하나도 중요하지 않은 것이 없지만, 가장 중요한 혜택 두 가지를 들라고 하면 대사증후군의 저지와 플라크 형성의 방지를 들겠다. 청소년이나 어린이의 장래 건강에 이 두 가지보다 더 중요한 것이 없기 때문이다.

운동을 하는 습관은 어떻게 기르나?

토픽 1-13 에서 이야기했듯이 사람들이 운동을 안 하는 이유는 그 안하는 행위에 대한 부정강화, 또는 처벌을 실감 못 하기 때문이다. 그렇기 때문에 그 부정강화가 설득력이 있도록 그 강화를 수정해 볼 필요가 있다.

예를 들어서 '장래 건강에 나쁘다.' 라는 강화는 '아무개같이 나도 돌연사를 당할 수 있다.' 라든지, '그 친척 아저씨같이 나도 젊어서 죽을지 모른다.' 라고 바꿔 본다. 조금 더 실감나게 하는 방법의 예는 꽉 막혀버린 동맥의 단면 사진을 프린트하여 놓고 가끔 들여다보는 것이다. 그것을 들여다보면 드러누웠다가도 벌떡 일어나서 운동을 하러 나간다고 하는 환자도 있었다. 나아가서 운동을 하는 행위를 강화해 주는 긍정 조건을 생각하는 것도 유용하다. 예를 들어서 이 토픽에서 이야기한 운동이 가져오는 열아홉 가지 이익을 생각하는 것이다. 일단 운동을 시작하게 되면 거기서 얻는 혜택을 새삼스럽게 생각하는 버릇을 기른다. 예를 들면 운동을 마치고 샤워를 한 뒤에 느낄 수 있는 그 쾌감을 만끽하며, 이것이야말로 운동을 안 했으면 느낄 수 없는 즐거움이라는 사실을 의식적으로 상기하므로 하나의 강력한 긍정강화로 자리잡게 하는 것이다.

운동을 일단 시작해 놓으면 그 습관을 정착시키는 것은 훨씬 쉬어진다. 늘어나는 지구력을 자각할 때 생기는 만족감, 일종의 성취감과 함께 느끼는 자부심, 체중에 일어나는 변화에 대한 만족감 등은 자연히 운동을 계속하는 긍정강화로 작용하기 때문이다.

운동의 종류

운동에는 헤아릴 수 없을 정도의 많은 종류가 있다. 그러나 운동학계에서는 대체로 크게 세 종류의 운동으로 구분한다.

유산소운동(Aerobic exercise)

유산소운동은 우리의 큰 근육들을 계속 움직여 줌으로 인하여 근육이 더 많은 산소가 필요하게 만드는 것이다. 그것은 빨리 움직이는 엔진이 더 많은 휘발유를 필요로 하는 것과 같다. 많은 산소가 근육의 세포 속으로 들어가고 더 많은 소모물질이 세포로부터 쏟아져 나오게 된다. 이것은 더 빨리 움직이는 엔진이 더 많은 양의 이산화탄소 등 가스를 배출하는 것과 같다. 이런 행동이 지속될 경우 우리는 더 많은 산소를 흡입하기 위해서 호흡을 점점 더 깊게, 그리고 빨리 하게 된다. 한편 심장은 그렇게 해서 증가한 산소를 피에 섞어서 근육에 보내주기 위하여 한꺼번에 더 많은 양의 피를 내보낸다. 그것으로도 모자라기 때문에 좌심실은 결국 더 빨리 펌프질을 하게 되는 것이다. 이렇게 되면 몸도 덩달아 바빠진다. 더 많은 피가 각처에 배달되기 때문에 그것을 수용하기 위하여 각 조직체에 있는 동맥이 팽창하고, 또 모세혈관과 정맥은 증가한 소모물질을 수송하려고 역시 더 팽창한다. 이런 과정을 생리학자는 대사율의 증가라고 부른다.

온 몸의 대사과정은 운동을 하는 동안 현저히 빨라지는데, 증가한 작업의 양이나 속도에 비하여 폐와 심장이 공급해 주는 산소는 넉넉한 양이 못된다. 그러나 운동을 정규적으로 그리고 지속적으로 하면 이렇게 빨라지는 대사과정(작업)의 효율성이 점차 개선된다. 그것이 무엇을 의미하느냐하면 조직체가 산소를 점차 더 효율적으로 사용할 수 있게 되고, 따라서 대사과정이 빨라진 데 비하여 그렇게 더 많은 산소를 필요로 하지 않게 된다는 말이다. 그런 단계에 이르면 큰 근육을 빨리 움직이는 데 비하여 호흡기관과 심장은 전과 같이 지나친 과로를 안 해도 되는 것이다. 운동학자는 이런 상태를 '유산소적으로 적응된(aerobically fit)' 상태라고 부른다. 독자는 함께 운동하는 사람 중에 30분 동안 활보를 하고, 또 20분 정도 가파른 등산을 하면서도 숨이 안 차고 아무 일 없었던 것처럼 옆에서 자꾸 말을 걸며 귀찮게 구는 사람을 본 경험이 있을 것이다. 바로 그런 사람이 어느 정도 유산소적으로 적응이 된 사람이다. 우리도 반드시 그런 사람이 되어야 한다는 말이다.

유산소운동을 하면,

- 심장이 튼튼해진다.
- 폐의 기능이 개선된다.
- 동맥이 유연해진다.
- 근육이 튼튼해진다.
- 엔도르핀이 넘쳐흐른다.

활보, 조깅, 자전거 타기, 수영, 정구, 축구, 등 몸을 계속해서 움직이게 하는 대부분의 운동이 유산소운동에 속한다.

근력운동(Strengthening)

이 운동은 주로 근육을 더 강하게 만들기 위해서 하는 운동이다. 누워서 역기를 든다든지, 아령으로 팔 운동, 또는 저항기계를 이용하여 특수 부분의 근육을 단련시킨다.

근력운동을 하면,

- 근육의 힘이 좋아진다.
- 힘줄과 인대가 강해진다.(힘줄과 인대는 큰 근육의 위 끝과 아래 끝에서 뼈에 근육을 붙여 연결하는 역할을 하는 부분이다. 그렇기 때문에 힘줄과 인대가 강해지지 못하면 근육이 강해질 수 없다)
- 체지방을 줄여준다.
- 근육의 부피를 증가시키기 때문에 체지방률이 감소된다.
- 그리고 나이가 들어서는 근육의 위축(萎縮, 움츠러들고 약해 짐)을 방지한다.

스트레칭(Stretching)

이 운동은 몸의 유연성과 신축성을 증가시켜 관절의 운동 범위를 넓히기 위하여 하는 운동이다. 힘줄과 인대는 큰 근육 양끝과 뼈에 연결되어 근육을 고정시킴으로 근육이 힘을 쓸 수 있도록 한다. 그 힘줄과 인대를 가능한 한 많이 뻗고 펴 주면 그들의 유연성과 신축성이 증가된다. 힘줄과 인대가 유연해지면 근육은 따라서 유연하게 되어 관절의 운동 범위를 넓혀준다.

이 운동은 주로 팔이나 다리를 일정한 자세를 취한 상태에서 해당 근육, 인대, 그리고 힘줄 조직을 펴고 뻗어 주는 것이다.

예를 들어서 양손의 가운데 세 손가락이 서로 맞물린 상태에서 손을 머리 위에 올려놓고 허리를 고정시킨 상태에서, 어깨를 한 쪽으로 돌리고 10초 있다가 다시 반대 방향으로 돌려 10초 동안 유지한다. 그러고 나서 양 손이 맞물린 채 팔이 귀에 닿을 때까지 양손을 머리 위로 바짝 올려주고 또 10초 동안 그 자세를 유지한다. 그런 동작이 무슨 운동이 될까 하고 의심이 가거든 독자가 지금 당장 책을 덮어 둔 채 이 동작을 해 보길 바란다. 단 30 초의 짧은 운동이지만 해당되는 몸의 부분이 펴지고 풀렸다는 감을 받기에 충분할 것이다. 이러한 운동은 여러 가지가 있어서 쉽게 해 볼 수가 있다. 열량을 소모하는 데는 유산소나 근력운동에 훨씬 못 미치지만 이 운동도 30여분 하고 나면 기분이 좋아지고 앞에 열거한 운동의 혜택 중 일부는 만끽하게 된다.

다른 운동을 하기 전에 준비운동으로 스트레칭을 하면 운동하는 동안 상해도 방지하고 운동의 효과도 좋아진다.

그렇다면 그 좋은 운동의 혜택을 얻으려면 무슨 운동을 어떻게 하는 것이 좋은가? 이것은 어디까지나 본인의 나이, 건강상태와 지구력 등 여러 여건을 고려한 다음에야 결정할 수 있을 것이다.

● 우선 건강에 많은 문제가 있는 사람은 담당의사와 운동을 시작하기 전에 적어도 한 번 상의해 보는 것이 좋다.

● 여러 가지 약을 복용하고 있는 사람도 담당의사의 의견을 한 번 들어보는 것이 현명하다.

● 특히 허혈성심장병이거나 고혈압을 갖고 있는 경우 의사의 충고를 따르는 것이 좋다. 그런 경우라 해도 의사가 절대로 운동을 하면 안 된다고 하는 경우는 그렇게 많지 않을 것이다. 물론 운동의 종류나 시간 등에는 제한이 있을 수 있다. 그리고 무슨 운동을 택하느냐 결정하기 전에 다음 사항을 확실히 이해하는 것이 좋다.

① 무슨 운동이든지 적어도 하루에 30분씩 매일 하는 것이 가장 좋다.

② 운동의 질보다는 양이 더 중요하다. 물론 질도 좋고 양도 좋으면

그 이상 좋을 것이 없겠지만 둘 중 하나만 택한다면 양이 훨씬 더 유익하다. 예를 들어 역기와 아령운동을 30분하고 수영을 20분 한다고 하자. 그것을 그렇게 매일 한다면 물론 건강에 매우 좋다. 그러나 그렇게 운동을 하는 것이 고작 1주일이나 열흘에 한 번 정도라면 차라리 매일 30분씩 활보하는 것이 비교도 안 되게 더 유리하다는 말이다.

③ 매일 하던 운동을 중지하면 2주일 후면 이전에 애써서 한 운동의 혜택이 없어지기 시작하고, 2개월 내지 8개월 후면 완전히 사라진다.

④ 운동은 매번 비슷한 질과 비슷한 양을 하는 것이 가장 좋다. 예를 들어서 매일 30분씩 걷거나 고정자전거를 타는 편이, 이것을 30분 하다가 저것을 10분하는 등 다양한 질과 양의 운동을 불규칙적으로 하는 것보다 좋다.

⑤ 운동의 질이나 양을 향상시킬 생각이라면 점차적으로 변화하는 것이 건강에 좋다. 특히 나이 많은 사람한테는 더 그렇다.

⑥ 운동을 시작하기 전에 항상 약 4~5분 간 스트레칭 같은 준비운동을 하는 것이 좋다.

⑦ 운동이 끝났을 때는 항상 2~3분간 심호흡, 천천히 걷기 등으로 감겨진 태엽을 풀어 주듯이 마무리하는 것이 좋다.

⑧ 운동은 하는 동안 즐겨야 된다. 아직 더 하고 싶은데 벌써 시간이 다 되어 버렸나 하는 그러한 즐거운 마음으로 끝내야 한다.

⑨ 운동을 몇 분 동안 한다는 데만 너무 집착하지 않는다. 만일 운동 도중 몸이 평상시에 비하여 더 무겁다든지, 호흡이 더 가빠진다든지, 어디가 아프다든지 하면 운동을 중지하고 상태를 지켜보아야 한다.

⑩ 운동을 하면서 운동이 끝날 시간이 된 것이 가장 기쁜 일이라면 운동이 본인한테 적합하지 않을 수도 있으니 다시 검토해 보아야 한다.

⑪ 운동에 따라서 가장 적합하고 편안한 신발을 신는 것이 매우 중

요하다.

⑫ 누군가 자기와 말이 통하고 나이가 비슷한 사람과 함께 운동을 하는 것도 운동을 지속적으로 하는 데 도움이 된다.

⑬ 무엇보다도 중요한 것은 운동을 시작하여 한 달쯤 돼서는 운동에 재미를 붙일 수 있어야 된다. 그 시점에서 자기 자신이 이 점을 확인해 볼 필요가 있다. 만일 자신이 정말 운동을 즐기게 되었으면 그 사실이 강력한 긍정강화로 작용해서 계속 운동을 하는 데 아무 문제가 없을 것이다. 반면 자신이 아직도 억지로 운동을 하고 있다면 모든 것을 재검토하고 재조절해 보아야 한다. 운동의 종류, 하는 시간, 얼마나 하나, 어디서 하나 등을 검토하여 바꿀 것은 바꿔야 한다. 운동을 하다가 중지하는 사람의 대부분이 힘만 들고 재미없어서 그만 둔다. 만일 그렇다면 힘이 안 들고 재미있는 운동을 골라야 한다.

천천히 뛰기

시속 8.8킬로로 뛰기. 웬만한 사람이 감당할 수 있는 속도이다. 그러나 전에 뛰어본 경험이 없는 중년이나 노년기의 사람은 되도록 뛰는 것은 삼가는 것이 좋다. 장점은 역시 많은 산소를 소모하는 운동이어서 쉽게 소위 '최고 맥박' 을 성취할 수 있어서 심장운동에 좋다. 단점은 보통사람에게는 좀 과격한 운동이다. 발, 무릎, 다리 등을 다칠 가능성이 많다. 경험이 없거나 준비가 덜 된 사람이 자주 심장마비 등 위험한 사고를 당할 가능성이 늘 존재한다.

빨리 뛰기

시속 16킬로로 뛰기. 많은 열량을 소모하는 보람 있는 운동이다. 그러나 훈련이 안 된 보통 중년층의 대부분이 할 수 있는 종류의 운동은 아니다.

천천히 타는 고정자전거

시속 9.6킬로로 타기. 이것은 악천후에 제한을 안 받고 집에서 언제든지 할 수 있는 운동이다. 열량소모 면에서는 천천히 걷는 운동과 맞먹는다. 장점은 거의 누구나 할 수 있고 일기에 구애받지 않고 할 수 있는 운동이다. 음악을 들으며 또는 텔레비전을 보며 할 수 있는 운동이라 하지 못 할 핑계를 찾기가 어렵다.

빠르게 타는 고정자전거

시속 19킬로로 타기. 천천히 탈 때보다 거의 2배의 열량을 소모하게 되는 장점은 있으나 그 속도를 30분 지속한다는 것은 보통 사람에게는 어려운 일이다. 천천히 타다가 가끔씩 속도를 올려보는 것이 덜 지루하고 유익할 것이다.

줄넘기

비교적 열량을 많이 소모하는 운동이지만 뛰는 운동과 마찬가지로 다치기 쉬운 운동이다. 장점은 장소와 악천후의 구애를 받지 않는다는 것이고, 여행 중에도 쉽게 할 수 있는 운동이다. 열량 소모는 서서히 뛰는 운동보다 조금 더 많다. 뛰는 사람이 사정이 있어 못 뛸 때 실내에서 뛰기 대신으로 하기에 적절한 운동이다. 호텔이나 아파트에서는 아래층 사람에 신경을 써야 되는 운동이다.

수영

천천히(1분에 75미터). 열량을 소모하는 데 있어서는 천천히 걷는 것과 천천히 고정자전거 타는 것보다 약간 많다. 장점은 팔과 다리의 운동을 다른 운동에 비교할 때 더 임의적으로 늘리고 줄일 수 있다는 점, 추운 날에도 할 수 있다는 점, 물 치료법(hydrotherapy)의 혜택도 한꺼번에 받을 수 있다는 점이다. 단점은 수영장에 매 주 네다섯 번씩 간다는 것이 보통 사람에게는 힘든 일이다.

테니스

단식. 열량은 많이 소모하는 편이지만 나이가 들면서 계속하기가 점점 힘들어지는 운동이다. 그리고 1주일에 적어도 네 번은 해야 된다고 하면 그럴 수 있는 사람은 별로 많지 않을 것이다.

골프

걸어서 18홀. 장점이라면 칼로리 소모량은 보통 걷는 것보다 좀 많은 편이고 한 번 시작하면 적어도 거의 다섯 시간이 걸리는 운동이기 때문에 18홀을 돌면(네 시간 걷고 한 시간 서성거린다는 가정 아래)비교적 많은 열량을 태운다는 점이다. 단점은 그늘 집(골프장 스낵 ·휴게소), 그리고 19홀(클럽하우스) 등지에서 섭취하는 열량 때문에 수지타산을 따져보면 이익(열량섭취)이 지출(열량소모)보다 더 많은, 그러니까 건강의 견지에서는 밑지는 장사가 되기 쉽다.

골프 연습

이것은 전신운동이라기보다는 특정 근육을 집중적으로 단련하는 근력운동이라고 보는 것이 더 정확하다. 같은 근육 그룹의 동작을 몇십 번씩 반복하는 운동이기 때문에 팔과 어깨 근육의 부피와 힘은 증가하지만, 몸의 여러 부분이 차례로 급격히 회전하며 저항을 해야 되므로 그런 동작에 미숙한 사람은 몸 일부의 상해에 신경을 써야 한다.

천천히 걷기

누구나 할 수 있는 운동이어서 의사가 제일 많이 권장하는 운동이다. 무리가 안 되는 운동이라 부담을 가질 이유가 없다. 속도를 점차적으로 늘릴 수가 있어서 유연성이 있는 운동이다. 안전하고 어렵지가 않아서 거의 매일 할 수 있다.

조금 빠르게 걷기

천천히 걷다가 익숙해지면 속도를 조금 더 낼 수 있다. 사실은 한 번 걸을 때 반은 천천히, 그리고 반은 빨리 걸을 수도 있다. 많은 근육을 움직이게 할 수 있는 매우 유용한 운동이다.

운동의 종류별, 체중별로 각각 다른 열량의 소모량은 다음 표와 같다.

〈각종 운동의 체중별 1 분당 소모열량 일람표〉

(단위 : 킬로칼로리)

운동종류＼체중	45kg	50kg	55kg	59kg	64kg	68kg	73kg	77kg	82kg	86kg	91kg
미용체조(중간 강도)	4	4	4	5	5	5	6	6	6	7	7
미용체조(고강도)	8	9	10	10	11	12	13	14	14	15	16
유산소체조(저강도)	5	6	6	7	7	8	8	9	9	10	10
유산소체조(고강도)	7	8	8	9	10	11	11	12	13	13	14
스트레칭(저강도)	3	3	3	3	4	4	4	4	5	5	5
고정자전거(중간속도)	7	8	8	9	10	11	11	12	13	13	14
고정자전거(고속도)	11	12	13	14	15	16	17	18	19	20	21
자전거(시속20k)	8	9	10	10	11	12	13	14	14	15	16
춤(느린템포)	3	3	4	4	4	5	5	5	5	6	6
춤(빠른템포)	5	5	6	6	7	7	8	8	9	9	10
골프연습	3	3	4	4	4	5	5	5	5	6	6
축구연습	7	8	8	9	10	11	11	12	13	13	14
배구연습	3	3	4	4	4	5	5	5	5	6	6

정구연습	7	8	8	9	10	11	11	12	13	13	14
태권도	10	11	12	13	14	15	16	17	18	19	20
탁구시합	4	4	5	5	6	6	6	7	7	8	8
수영(느린속도)	6	7	7	8	8	9	10	10	11	11	12
수용(빠른속도)	10	11	12	13	14	15	16	17	18	19	20
줄넘기(중강도)	10	11	12	13	14	15	16	17	18	19	20
뛰기(7분에 1k)	8	9	10	10	11	12	13	14	14	15	16
뛰기(5.3분에 1k)	12	13	14	15	16	17	18	20	21	22	23
걷기(19분에1k)	3	3	3	3	4	4	4	4	4	5	5
걷기(13분에 1k)	3	4	4	4	5	5	5	6	6	6	7
걷기(9분에 1k)	5	6	6	7	7	8	8	9	9	10	10
걷기(7.5분에 1k)	8	9	10	10	11	12	13	14	14	15	16

운동이 가져올 수 있는 위험

운동은 몸에 부담이 가지 않는 한 많이 하면 할수록 좋다. 그러나 그 부담이라는 말이 의미심장한 말이다. 운동의 종류나 양이 힘겨울 때 따라올 수 있는 부담은 여러 가지로 나타날 수 있는 것이다.

① 운동하는 동안이나 직후에 몸이 지친다면 운동이 몸에 부담이 되었다는 징조이다.

② 운동이 끝나고 나서 '끝나서 좋다' 는 감이 먼저 들면 운동의 양이나 종류가 본인의 힘, 건강상태, 또는 기타 여건에 적절하지 않았었다는 징조일 가능성이 높다.

③ 운동이 신체적인 고통이나 불편함을 느끼게 하면 그것은 운동의 강도나 시간을 줄이라는 신호이다.

④ 과격한 운동을 불규칙한 빈도로 할 때는 무리가 뒤따르기 쉽다.

⑤ 건강상태가 변했을 때 전과 똑같은 강도와 시간으로 운동을 하면 무리가 될 수 있으니 담당의사와의 상담이 필요하다.

⑥ 새로운 약을 처방 받았을 때도 담당의사의 지시에 따른다. 특히 심장을 위한 약이면 더욱 그렇다.

⑦ 전에 하던 똑같은 운동도 기온이 급격하게 변했을 경우 몸에 부담이 될 수 있다. 날씨가 매우 더울 때는 특히 각별한 주의가 필요하다.

⑧ 운동을 한다는 것 자체에만 너무 집착하여 위험할 수 있는 요인을 감안하지 못하면 무리를 불러 올 수 있다.

TOPIC 3-7

시들은 몸속에 활력을 퍼붓는 활보
- 웰빙을 향해 걷는다

두 가지를 기억하며 걷는다.

다리, 무릎, 발과 엉덩이관절에 큰 탈이 없는 사람이면 건강상태나 나이의 많고 적음에 상관없이 거의 누구나 즐길 수 있는 운동이 바로 걷는 운동이다. 이 운동을 할 때에 항상 마음속에 새겨두어야 할 중요한 두 가지가 있다.

첫째, "이 운동의 제일 중요한 이점은 나의 근육과 관절이 마음껏 움직일 수 있는 기회를 가질 수 있다는 것이다. 그러므로 나는 앞으로 30분 동안 나의 모든 근육과 관절을 골고루 움직일 것이다."

둘째로, "이 운동을 통해 나의 심장을 좀 더 빨리 뛰게 하여 심장운동을 할 수 있기 때문에 중요한 것이다."

30여 분간의 걷기 운동을 하는 동안 이 두 가지를 기억하여 충실하게 실천할 것을 자신에게 다짐하는 것이다.

모든 것을 움직여준다.

근육과 관절

우선 팔을 팔목에서 70도 내지 90도의 각도로 굽히고 가볍게 주먹을 쥔다. 걸으면서 팔을 굽힌 채 팔목을 여러 강도와 방향으로 움직여준다. 움직이며 그 움직이는 방향을 앞뒤와 좌우로 교대하며 바꿔 준다. 좌우로 움직일 때 어깨에 특히 치중한다. 뒤와 옆으로 움직이는 거리도 점점 멀리하여 관절과 근육이 움직이는 것을 본인이 느껴본다. 약 5분 후에 굽힌 팔을 펴고 팔뚝을 늘어뜨린 채 또 여러 방향으로 팔을 움직이며 걷는다. 다리도 마찬가지로 가끔 4~5분씩 마치 독재국가들의 군인들처럼 무릎과 넓적다리를 들어올리면서 걷는다. 운동을 하면서 늘 궁리한다. 또 무슨 근육을 움직일까 하고. 배의 근육도 걸으면서 끌어들였다 내밀었다 할 수 있다. 그리고 한번 끌어들였으면 적어도 30초 동안은 끌어들인 자세를 유지하는 것이 유리하다. 한편 이런 운동을 처음 시작하거나 오랜만에 할 때에 갑자기 어느 관절을 과로하게 하면 몇 시간 후에 통증을 불러올 가능성이 있으니 동작의 강도를 점차적으로 증가시킨다.

심장 운동

앞에서 말한 여러 근육과 관절을 움직이는 운동 자체가 몸의 산소 수요량을 올리므로 토픽 3-6에서 이야기했듯이 심장은 벌써 보통보다 더 많은 일을 하게 된다. 따라서 걷기 시작만 해도 심장은 어느 정도의 운동을 하고 있는 것이다. 그러나 심장의 근육은 원래 항상 어느 정도의 수축운동을 하고 있기 때문에 그 정도의 운동은 심장에게는 기별도 안 갈 수가 있다. 걷는 것 정도의 운동으로는 심장의 근육을 보통 이상의 강도로 수축하게 해 줄 수가 없기 때문이다. 따라서 심장은 적어도 1주일에 몇 번씩 평소보다 훨씬 강도가 높은 운동을 해야만 심장근육이 튼튼해지고, 심장근육의 노화를 방지할 수 있는 것이다. 그렇기 때문에 심장의 맥박 수(수축하는 빈도)가 보통 쉬고 있을 때에 비하여 훨씬 더 빨라야 된다.

심장운동과 최고맥박

심장운동은 심근 단련에 도움이 되면서 심장에는 안전한 강도로 운동하는 것이 이상적이다. 그 강도는 소위 최고맥박이라는 맥박 수 이하의 빈도로 심장을 수축하게 하는 운동을 하므로 이루어진다. 최고맥박은 다음 방정식을 이용하여 계산한다.

- **최고맥박=220-나이**

그리고 바람직하고 안전한 심장운동을 하려면 1차 목표로 심장이 최고맥박의 60~70%를 뛰게 만드는 것이다. 그 강도에 익숙해지고 지구력이 개선된 다음에 그 목표를 점차 조금씩 올릴 수 있다.

추가정보 EXTRA INFORMATION

- 45세의 경우: 220-45=175, 175의 60%=105, 일차목표 맥박은 1분에 105회
- 55세의 경우: 220-55=165, 165의 60%=99, 일차목표 맥박은 1분에 99회
- 65세의 경우: 220-65=155, 155의 60%=93, 일차목표 맥박은 1분에 93회

운동을 안 하던 사람이 갑자기 강도 높은 심장운동을 해서는 안 된다. 오히려 심장에 쇼크를 주어서 나쁜 결과를 불러 올 수 있기 때문이다. 하루에 5분 내지 10분씩만이라도 운동을 시키면 그 근육과 심장 자체의 노화를 늦출 수 있고, 유산소운동을 통해 심장운동을 계속하면 심장의 근육이 장래의 건강을 뒷받침해 줄 수 있을 정도로 튼튼해진다. 심장과 폐의 조직체는 물론이거니와 우리 몸 각처에 산재한 혈관 등 주요 조직체가 산소를 훨씬 더 효율적으로 쓸 수 있게 된다는 것은 운동의 궁극적 혜택이다. 산소를 효율적으로 소모하는 조직체가 형성하는 몸은 건강한 몸이어서 오래 살게 되는 것이다. 엔진 조정이 잘 되어있는 자동차가 휘발유를 효율적으로 소모하고 또 그런 차가 성능이 좋고 오래 갈 차라는 것과 비교할 수 있는 현상이다.

걷기운동을 할 때 지켜야 할 일

① 편한 신발을 신는다. 발이 편해야 이 운동에 성공한다. 원래 안전도가 높은 운동이지만 편한 신발은 안전도를 더 높여준다.

② 물병을 가지고 다닌다. 중년과 노년은 탈수를 방지하기 위해서는 물을 충분히 마셔야한다. 날씨가 더우면 물병은 필수 품목이다.

③ 운동하는 동안 가슴이 답답하거나 가슴이 아프면 운동을 중지하고 의사의 지시에 따라야 한다.

④ 운동하는 동안 숨이 차면 운동의 강도를 줄여야 된다는 경고다.

⑤ 맥박을 목표만큼 올렸을 때에 운동을 하면서 말을 못 할 정도로 숨이 가쁘면 그 목표를 좀 내려야한다는 표시이다. 처음 세웠던 목표에서 10%를 내리는 게 바람직하다.

⑥ 운동은 가능하면 식사 전에 하는 것이 좋다. 식사 후 두어 시간은 몸이 매우 바쁜 시간이다. 너무 한꺼번에 몸에 일감을 주는 것은 피하는 것이 좋다.

⑦ 날씨가 몹시 덥거나 추울 때 또는 비나 눈이 오거나 길이 얼어서 미끄러울 때는 옥외운동하는 것을 자제하는 것이 바람직하다. 어디까지나 안전이 가장 중요하기 때문이다.

TOPIC 3-8

세 살 버릇 자리잡기
- 청소년의 운동

청소년기의 운동이 주는 혜택

청소년기 특히 어릴 때부터 하는 운동은 성인이 되어서 하는 운동보다 훨씬 더 많은 혜택을 제공한다.

① 어린나이에 운동을 시작하면 그들의 깨끗한 내부 조직에 나쁜 흔적이 생길 기회가 훨씬 적어지므로 몸속에 일어날 수 있는 여러 가지 좋지 않은 변화를 미연에 방지하는 혜택을 준다. 성장하면서 그런 혜택을 받을 기회는 점점 적어지고, 또 그 기회는 생각보다 빨리 영원히 없어져 버린다.

② 어린나이에 운동을 하면 대체로 밤에 잘 자고 낮에는 더 민감하여 공부하는 데 도움이 된다. 또 밤에 잘 자기 때문에 충분한 성장호르몬이 분비되어 발육이 좋아진다.

③ 어린나이에 운동을 하면 뼈가 커지고 튼튼해져서 체격이 좋아진다.

④ 어린나이에 운동을 하면 힘이 좋아지고 몸의 동작이 세련되어 하는 일에 자신감을 갖게 된다.

⑤ 그러므로 어린나이에 하는 운동은 어렸을 때부터 긍정적인 태도와 적극적인 태도를 자리잡게 하여 장래 성공의 좋은 토대를 마련해준다.

⑥ 특히 요즘 폭발적으로 증가하고 있는 청소년비만이 자리잡지 못하게 하여 어린나이에 성인병을 끌어들이는 것을 방지해 준다.

⑦ 어린 나이에 운동하는 버릇을 들이면 평생 운동하는 습관을 못 버린다. 그야말로 세 살 때 버릇이 여든까지 가는 것이다. 우리 어른들은 그것이 얼마나 값진 습관인지 뒤늦게 깨닫는 경우가 많다.

어른이 운동을 하여 얻는 혜택을 어린이가 자란 다음에 전부 받게 되니 어려서부터 시작하는 운동은 참으로 값진 것이다. 이 값진 '세 살 버릇' 을 자리잡게 하려면 부모의 이해와 의지가 절실히 필요하다.

청소년은 왜 운동을 안 하나?

청소년들이 운동을 안 하는 이유도 어른들이 운동을 안 하는 이유와 크게 다르지 않지만 다음 세 가지의 더 중요한 이유가 있다.

① 부모가 운동을 안 한다.

그렇게 건강에 좋다고 하면서 부모가 운동을 통 안 하면 아이들이 그 사실을 수긍하기 힘들다. 부모가 운동을 하면서 역할 모델이 되어주는 집안 아이들의 운동 참가율이 그렇지 않은 집안 아이들과 비교하여 현저하게 높다.

② 부모가 운동을 하라고 종용을 안 한다.

할머니, 할아버지, 그리고 부모 모두가 아이들을 볼 때마다 "공부 잘 해야 된다." 라고만 하지, "너 오늘 운동했니? 몸이 건강해야 무슨 일이든 잘 할 수 있으니까 매일 운동하는 것을 잊지 말아라!" 라고 말하는 보호자는 드물다. 부모가 하라고 하는 것만을 해도 시간과 기운이 모자라는데 어른들이 시키지도 않는 귀찮은 운동을 왜 하겠는가?

③ 마지막으로 가장 중요한 이유는 텔레비전과 컴퓨터다.

정보통신이 발전한 나라 아이들이 하루에 평균 다섯 시간 반을 텔레비전이나 컴퓨터 화면 앞에 앉아 시간을 보낸다. 이것이야말로 아이들이 운동을 안 하고 비대해지는 가장 중요한 이유라고 지적되고 있다. 이 버릇이 어릴 때부터 생기니 그때부터 과잉 체지방이 몸에 축적되는 것이다.

아이들이 운동을 하게 하는 방법

이 문제는 어느 사회에서나 풀기 힘든 어려운 과제이다. 여러 연구결과를 종합해 볼 때 다음과 같은 방법으로 이 어려운 과제를 풀어나갈 수 있다.

① 제일 먼저 해결해야 되는 문제가 부모 자신이 운동이 중요하다는 사실을 진실로 믿느냐이다. 부모가 운동을 하는 것이 아이들의 체중관리에 도움이 되고, 성장에 도움이 되고, 태도에, 그리고 건강에 백방으로 도움이 된다는 사실을 믿어야 한다. 아이들의 정규적인 신체운동이야말로 성공과 건강에 가장 좋은 영향을 가져온다하는 사실을 굳게 믿어야한다.

② 아이들이 운동을 안 하는 이유들을 하나씩 제거한다.

③ 부모가 솔선수범하는 것이다. 아이들과 시간과 운동 종류가 다를 때도 많겠지만 부모가 매일 하는 것을 보면 역시 운동은 중요하다는 메시지를 아이들은 틀림없이 받게 된다.

④ 그리고 온 식구가 운동하는 것이 아침에 이빨을 닦는 것과 같이 생활화 되어야한다. 기회 있을 때마다 운동에 대해서 물어보고 운동이 중요하다는 것을 강조한다. 그리고 칭찬한다.

⑤ 매우 어려운 일이지만 텔레비전과 컴퓨터 앞에 앉아 있는 시간

을 하루에 두 시간 이하로 합의를 끌어내야 된다. 많은 학자는 이것을 해결 안 하면 운동도 체중관리도 가능하지 않다고 못 박는다.

⑥ 운동을 시작하게 할 때 무엇을 하든지 아이들이 재미있어하는 것을 하게 하는 것이 중요하다. 아이들이 텔레비전 앞을 떠나서 집 밖으로 나갔다는 것 자체가 운동을 하는 것이라고 과장할 만큼 무슨 운동을 하느냐는 그렇게 중요하지 않다. 운동을 처음 시작할 때는 특히 더 그렇다.

청소년의 운동량

아이들이 집 밖에만 나가면 그것이 운동이라고는 했지만 이왕이면 적절한 운동을 하여 모든 혜택을 누릴 수 있으면 더욱 좋은 것이다.

① 두 살(24개월) 미만은 운동하기에 좀 어리다. 성격에 따라서 집 안팎을 부지런히 돌아다니면 그것이 아이들에겐 충분한 운동인 것이다.

② 학교 가기 전 나이의 아장아장 걷는 아이들은 하루에 한 시간 반 동안 무엇인가를 하며 활동하게 한다. 그 중 반시간은 어떤 것을 정해서 시키고 나머지 한 시간은 자유로 놀게 한다. 계속 가만히 앉아 있는 시간이 한꺼번에 한 시간 이상이면 좋지 않다. 어떤 것을 정해서 시킨다는 것은 별 게 아니다. 공이나 풍선을 던져주고 그것을 빨리 가서 가져오게 한다든지, 자기가 좋아하는 바퀴달린 장난감을 밀든가 끌고 일정 구간을 왔다갔다 하게 하는 정도면 충분하다. 나이가 더 들면서 차차 더 어려운 활동을 시키면 된다. 각별히 유의해야 될 것은 이것이 우리 아이의 첫 운동이라는 것을 잊지 않는 것이다. 운동이 재미있다는 가치 판단이 그 어린 마음속에 자리잡을 수 있도록 해야 된

다. 세 살 버릇을 자리잡아 주어야 한다는 말이다.

③ 유치원에 다니는 아이들은 하루에 두 시간 동안 몸을 움직이는 활동을 하게 한다. 그 중 한 시간은 무엇인가 정해 놓고 시키고 나머지 한 시간은 자유롭게 놀도록 한다. 되도록이면 아이가 하고 싶어하는 것을 시키는 것이 가장 좋다. 일정한 활동을 하는 시간에 부모가 아이가 좋아하는 유산소운동, 근력운동, 그리고 스트레칭을 골고루 할 수 있는 활동을 골라 주면 더 좋다. 유산소운동은 무엇을 하든지 땀이 나고, 맥박이 올라가고, 호흡이 약간 가빠지는 활동이면 다 좋다. 아이의 취향과 적성에 따라서 부모가 제일 재미있어할 것이라고 생각되는 활동을 선택하는 것이다. 근력운동은 영어권에서는 힘(strength)을 더 있게 한다는 뜻으로 스트렝스닝(strengthening)이라고 부른다. 유치원 아이들이 역기나 아령을 들어서 근육을 강하게 만들 수는 물론 없다. 그러나 유치원 아이들이 놀면서 하는 활동 중에는 근육을 강화하는 운동이 제법 많다. 예를 들어서 서로 밀고, 또 밀리지 않으려고 버티는 동작 둘 다 일종의 근력운동이다. 스트레칭도 아이들이 놀면서 자신도 모르게 하는 행동이다. 꾸부리고 앉아서 신발 끈을 매는 동작, 높은데 있는 것을 꺼내려고 팔과 온 몸을 펴 올리는 동작, 선생님에게 자신의 존재를 알리려고 "네, 네!" 하며 오른팔과 손을 높게 치켜드는 동작 등이 전부 훌륭한 스트레칭이다. 아이들은 놀게만 해도 그 세 가지 운동을 제법 잘 해내는 것이다.

④ 아이가 학교를 다니기 시작하면 학교에서 약간의 운동을 하게 되니까 집에서는 한 시간만 운동을 하면 된다. 학교숙제, 시험공부 등으로 바빠지면 15분씩 쉴 겸 좋아하는 운동을 시킨다. 집 근처에 놀이터가 있으면 거기 가서 놀게 하는 것도 좋다. 다른 아이들하고 놀면 더 좋다 그러면 자연히 경쟁도 하게 되고, 서로 뛰고 밀고 부딪치며 몸싸움도 하게 되어 자신도 모르는 사이에 여러 가지 운동을 하게 되

는 것이다. 씨름이나 팔씨름을 하거나 철봉, 몽키바, 평행봉 등의 운동기구를 사용하며 놀면 근력강화 운동이 되는 것이다. 요즘 동네 놀이터에는 여러 가지 운동기구가 설치되어있는 곳도 있다. 고학년 학생들은 그런 기구를 적절히 이용하여 여러 가지 운동을 할 수도 있다.

어떻게 하면 청소년의 운동을 지속시킬 수 있는가?

① 역시 부모가 역할 모델이 되어 주어야만 청소년의 운동이 지속적으로 시행된다. 이 세상에서 자기 부모보다 더 따를만한 사람이 없는 것이다. 이것은 나이가 어릴수록 더 그렇다. 부모가 직접 실천하면서 너도 꼭 이래야 된다고 자주 일러주면 그것보다 더 강한 메시지는 없을 것이다.

② 아이가 운동하는 것을 재미있게 생각하는지 늘 확인한다. 만일 그렇지 않으면 그렇게 되도록 상황을 만든다. 운동의 종류를 바꿔 보든지 장소를 변경해 보든지 시간을 조정해 본다. 그리고 제일 중요한 것은 본인의 의견을 알아보는 것이다.

③ 아이의 운동이 온 식구가 같이 하는 행동이라는 인상을 준다. 아이만 하는 것이 아니라 이것이 여러 가지 이유로 좋기 때문에 우리가 다 하니까 너도 하는 것이라는 설명이 되는 것이다.

④ 집안에서 정규적으로 하는 일을 아이와 함께 하므로 아이도 운동을 하게 되고 식구가 같은 팀이라는 인식을 갖게 한다. 예를 들어서 밖에 눈을 치운다든가 세차를 한다든가 등등 여러 가지 집안일 중 아이의 나이에 따라서 적절한 임무를 주는 것이다.

⑤ 정규적으로 일정한 시간에 운동을 하게 하면 운동하는 습관을 정착시키는 데 도움이 된다.

⑥ 가족 전체가 합의한 후 정규적으로 모든 식구가 합의한 운동을 실천하는 것이다. 예를 들어서 '홀수로 끝나는 날에는 엘리베이터를 사용하지 않고 온 가족이 층계를 사용한다.' 라고 합의하면 정말 그대로 실천하는 것이다. 물론 건강을 위하여 그렇게 한다는 것을 꼭 설명하는 것이 중요하다. 고층에 살거나. 아파트에 살지 않는 가족도 전 가족이 다 할 수 있는 비슷한 것을 선택하여 합의를 거쳐 실천한다.

⑦ 운동을 하면 자주 칭찬한다. 일부러 칭찬하고 축하할 일을 만들어서라도 자주 칭찬을 한다.

⑧ 아이가 특별히 좋은 일을 했을 때는 상을 준다. 그 상은 음식보다는 운동에 필요한 물건이 훨씬 더 좋다. 이런 것은 미리 '네가 무엇을 하면 무엇을 사 준다.' 는 식으로 약속을 해 두는 것이 더 뜻이 있다. 그리고 상 탈 일을 했으면 시상과 축하는 지체없이 시행한다.

TOPIC 3-9

'몸짱' 은 어려서 만들어진다
- 뼈를 길고 튼튼하게 만든다

뼈의 건강은 젊어서 챙긴다

뼈는 우리 몸의 중요한 기관을 보호하고, 우리의 자세를 잡아주고, 또 기동성을 갖게 해 주는 우리 몸의 중요한 구성 부분이다. 그러나 우리는 뼈에 대하여 별로 관심을 갖지 않는다. 따라서 뼈는 우리가 어렸을 때부터 특별히 챙겨야 된다는 것을 아는 사람이 그렇게 많지 않다. 다쳐서 뼈가 부러진다든지, 몸 일부에서 보기 싫게 튀어 나온다든지, 나이가 들어서 골다공증 같은 병을 앓게 되면 그때서야 뼈가 중요한 존재라는 것을 처음 깨닫게 된다.

뼈는 긴뼈와 납작뼈로 구분된다. 긴뼈는 팔, 다리 등을 이루고 납작뼈는 두골, 척추, 갈비 등을 구성한다.

어떤 사람의 뼈는 길고도 굵고, 어떤 사람은 길고 가느다랗다. 또 어떤 사람의 뼈는 짧고 굵다. 정말 가지각색이다. 이것이 모두 유전자에 의한 다양성인가? 물론 유전자도 이것을 결정하는 중요한 요인임에는 틀림없다. 그러나 같은 민족이라도 잘 먹지 못한 세대는 뼈가 작고, 잘 먹은 세대는 크다. 앞에서도 이야기했지만 우리나라 고등학교 학생의 신장이 30년 전에 비하여 무려 7.1센티나 커졌다. 한참 자라는 뼈에 더 좋고, 더 많은 영양소를 공급한 결과다. 이것을 보아도 뼈의 길이와 굵기는 유전에만 의존하는 것이 아니라 영양소에도 많이 의존한다는 것이 분명하다. 그럼 우리는 지금 자라고 있는 우리 아이들의 뼈를 위하여 충분한 영양소를 공급하고 있는가?

그것을 따져보기 전에 우리 뼈 속을 한번 들여다보자. 뼈는 매우 단단하다. 그것은 칼슘이라는 광물과 인산염이라는 물질이 반죽이 되어서 굳었기 때문이다. 그 뼈는 바탕질이라고 불리는 단백질 물질을 줄거리로 삼고 있어서 단단하면서도 속으로 엉켜져 있다. 그렇기 때문에 뼈는 여간해서는 부서지지 않는다. 그러니까 우리의 뼈는 칼슘, 인산염, 그리고 바탕질이라는 단백질로 똘똘 뭉쳐 있는 튼튼한 조직이다.

뼈의 성장

뼈는 우리가 태어나기 전부터 자라기 시작해서 약 35년 간 계속해서 자라난다. 그렇기 때문에 우리가 적어도 서른다섯이 될 때까지는 뼈를 좀 더 튼튼하고 건강하게 만들 기회가 있는 것이다. 물론 몸의 다른 부분과 마찬가지로 뼈도 13세쯤부터 20여세까지 남녀가 소위 사춘기를 지내는 동안 각각 남녀 호르몬의 영향으로 성장호르몬의 왕성한 분비에 자극을 받아서 상당한 성장을 이룩한다. 특히 긴뼈의 성장 대부분은 바로 이 기간에 이루어진다. 성적(性的) 성숙이 완료되는 19, 20세경에는 긴뼈의 양 끝에 약간 떨어져 있어서 뼈의 성장이 가능하였던 종말판이 긴뼈와 합치면서 긴뼈의 성장과정에 종지부를 찍게 된다. 긴뼈의 성장이 끝나면서 키가 자라는 과정도 종식되는 것이다. 그렇기 때문에 태어나서 약 20년 동안 성장하는 뼈의 영양공급이 얼마나 좋았느냐에 따라서 팔 길이, 다리 길이, 그리고 신장이 결정되는 것이다

두 사람의 예를 들어서 설명해 본다.

A 군은 태어나서 20세까지 정규적으로 운동을 했고, 또 균형 잡힌 식사를 넉넉히 취하고, 충분한 칼슘과 비타민 D를 섭취했다. A 군의

긴뼈가 유전자가 준 뼈 길이의 잠재력을 유감없이 발휘하여 팔과 다리가 한도 내에서 최대한으로 굵고 길게 자랐다. 따라서 A 군은 눈에 띌 만큼 훤칠한 키에 부러운 체격을 갖게 되었다.

한편 B 군은 태어나서 20년 간 운동도 안 하고, 식사를 불규칙하게 했고, 영양소나 비타민의 섭취를 소홀히 하였다. 긴뼈의 성장이 종지부를 찍은 이 시점에 B 군의 신장은 자기 잠재력에 못 미치고 체격도 별로 내놓을 만하지 못하다.

영양소를 충분히 공급하는 균형 잡힌 식생활이 뼈에게 그렇게 중요한 것이다.

뼈가 필요로 하는 영양소

그러면 여기서 유년기부터 노년기까지 뼈의 건강을 위하여 우리가 꼭 섭취해야 되는 필요한 영양소를 알아본다.

뼈는 광물질로 구성되었지만 바탕질을 이루는 것은 단백질이란 말을 앞에서 했다. 그렇기 때문에 아무리 칼슘을 충분히 섭취하더라도 단백질이 모자라면 튼튼한 뼈를 만들 수 없기 때문에 균형 잡힌 식사가 기본이라는 사실을 인식해야 된다.

유년기(3세부터 8세): 칼슘 800mg을 매일 섭취해야 된다. 하루에 세 번 규형 잡힌 식사를 하고 우유를 두 컵씩 마시면 필요한 칼슘과 비타민 D의 섭취는 여러 음식물에 들어있는 영양소로 충분해 별도로 보충할 필요는 없다. 단, 보호자들이 특별히 관심을 가지고 아이들의 식사와 간식을 감독할 필요가 있다. 아이들이 우유를 멀리하는 이유는 바로 여러 가지 콜라 종류의 음료수라는 것에 늘 유의해야한다. 여러 연구결과는 아이들의 콜라 종류 음료수의 섭취량과 뼈의 성장과 건강상태는 반비례의 관계를 가졌고, 콜라 섭취량과 비만상태는 정비례한다고 입증한다.

9세부터 18세: 칼슘 1,300mg과 비타민 D 400 iu, 역시 우유, 시리얼 등을 충분히 섭취하면 문제가 없겠지만, 콜라, 햄버거, 그리고 여러 가지 과자나 캔디를 주로 찾는 이 세대의 약 75%가 필요한 양의 칼슘과 비타민 D를 섭취 못 하는 것으로 미국 보건당국이 측정하고 있다. 한국의 형편도 그것보다 낫지 않다. 이들 역시 보호자들이 아침과 저녁때만이라도 직접 참견하여 우유를 마시게 하는 것이 뼈를 위해 가장 확실하고 좋은 방법이다. 그리고 "뼈의 건강을 위하여 이것을 마시고 저것을 먹어라." 라고 말하는 것보다, "이것을 마시고 저것을 많이 먹어야 키가 커지고 체격이 좋아진다." 라고 말하는 것이 더 설득력이 있다. 앞에 나온 예의 B 군 같이 되지 말라는 이야기다.

19세부터 35세까지: 칼슘과 비타민 D의 필요량은 더 늘지 않았지만, 앞에서 이야기한 대로 뼈의 장래 건강을 위해서 가장 중요한 15년 정도가 바로 이 기간이라는 것을 다시 한 번 강조한다. 키가 거의 다 자란 20세부터 15년 동안 뼈가 내실을 성취해서 든든한 밑천을 저축해 둘 수 있는 마지막 기회인 것이다. 아직은 뼈를 잃지 않기 때문에 그때 집어넣은 뼈는 장래를 위하여 저축이 된다. 1일 필요량은 칼슘이 1,200mg, 비타민 D가 200 iu이다. 음식물에서 이 두 가지를 넉넉히 섭취할 자신이 없으면 확실히 해 주기 위하여 추가로 칼슘과 비타민 D를 복용하는 것을 추천한다. 필요량 이하의 섭취가 가져올 손해가 그만큼 크기 때문이다.

성년기: 36세부터 50세, 또는 여성 폐경기까지. 35세가 되면 뼈의

지출이 집어넣는 것보다 조금 많아져서 조금씩이나마 매일 뼈를 잃게 된다. 칼슘과 비타민 D의 하루 필요량은 젊은 성년기와 같으나, 아무리 많이 칼슘을 섭취해도 저축은 안 된다. 그래서 상실되는 뼈를 되도록 많이 보충하기 위해서는 필요량의 섭취가 절대로 필요한 것이다.

노년기 초반: 51세부터 70세. 여성은 폐경과 더불어 5, 6년 동안에 전체 칼슘의 15%를 추가로 상실하는 어려움을 겪는다. 하루 필요량은 칼슘이 1,200mg, 비타민 D가 400 iu로 올라간다. 뼈의 건강을 위하여, 또 넘어지는 것을 방지하기 위하여 지속적인 운동이 절실히 요구되는 기간이기도 하다. 그리고 갱년기에 여성 호르몬을 복용 안 하기로 결정한 여성들은 뼈를 위하여 다른 약을 복용하는 것을 고려해야 되는 기간이기도하다.

노년기 후반: 71세부터. 비타민 D의 1일 필요량이 600 iu로 올라가지만 칼슘은 1,200mg으로 충분하다. 골다공증 궁극의 피해를 당하는 어려운 시기가 시작되는 나이이다. 즉 골다공증 때문에 생기는 골절사고가 가장 많이 일어나는 시기로 많은 사람들의 황혼기를 유린하는 때이다. 칼슘과 비타민 D의 복용은 필수이다. 그러나 그것보다 더 중요한 것이 적절하고 지속적인 운동과 안전대책을 세우고 실천하여 넘어지는 것을 방지하는 것이다. 대부분의 골절사고가 일어선 자세에서 균형을 잃고 주저앉거나 넘어짐으로 발생하기 때문이다.

운동의 중요성

튼튼한 뼈를 길러서 유지하는 데에 칼슘과 비타민 D 외에 또 하나 중요한 것이 있다. 그것은 바로 적절하고 지속적인 운동이다. 키의 성장이 끝나고 약 15년 동안에 자기가 태어났을 때에 부여된 뼈의 크기와 무게의 잠재력을 얼마나 충실하게 발휘할 것인가를 결정하게 된다. 운동은 어느 것이든 근육을 박력 있게 움직이는 것이면 도움이 된다. 걷기, 조깅, 기계체조, 수영, 역기, 라켓, 정구 등이 좋은 예다. 사실은 몇 가지를 정기적으로 하면 더 좋다.

그리고 오른팔을 집중적으로 써야하는 운동만 하면 오른쪽 팔뼈가 왼쪽에 비하여 현저히 크게 발육을 하여 평생 좌우의 대칭을 잃게 될 수 있기 때문에 특별한 주의를 필요로 한다. 이런 현상만 보더라도 이 기간 동안의 운동이 뼈를 확실히 착실하게 만들어 놓는다는 것은 틀림없는 사실이다.

앞에서 예를 들었던 A군과 B군의 경우를 약간 수정하여 운동의 중요성을 강조해 본다.

● A군은 태어나서 약 20년간 균형 잡힌 음식을 먹었고, 그 외에도 초등학교 다닐 때부터 꾸준히 팔과 다리를 많이 활용하는 운동을 했다. 나이가 스물이 된 A군은 훤칠한 키에 쫙 벌어진 어깨의 주인공으로 어느 '몸짱' 의 추종도 불허할 만큼 보기 좋다. 그야말로 좋은 체격을 가진 젊은이가 되었다.

● B군은 태어나서 20년이 된 오늘까지 영양분으로 꽉 찬 규형 잡힌 식사를 취하였다. 그러나 B군은 운동을 싫어해서 밖에 나가 노는 일이 별로 없었다. 대부분의 여가는 텔레비전을 보거나 컴퓨터 앞에서 지냈다. 스무 살인 B군의 신장은 적어도 평균은 되어서 손색은 없다. 그러나 B군의 팔이나 다리는 비교적 가느다랗고 연약해 보인다. 어깨도 좁은 편이어서 얼핏 보기에도 기운을 쓸 젊은이 같이 보이지 않는다.

뼈를 잃게 하는 약과 습관을 피하자

장시간 복용하면 뼈를 잃게 하는 약들이 있다. 담당의사와 의논하여 다른 약으로 바꿀 수 있는가를 고려 해 보는 것이 좋다. 성장기에 이런 약을 장기복용하면 뼈의 성장을 해칠 수 있기 때문에 특별한 주의가 필요하다. 그리고 토픽 2-7 단백질, 토픽 2-26 나트륨에서 각각 설명하듯이 단백질과 나트륨을 오랜 동안 과다섭취하면 상당량의 칼슘을 뼈에서 잃을 수가 있으니 각별한 주의를 요한다.

- 코르티손 계통 약 전체
- 다이랜틴 등 발작을 막기 위한 약
- 갑상선 약을 필요 이상의 양으로 복용할 때
- 흡연
- 운동을 안 하는 습관
- 술을 하루에 두 잔 이상 마실 때
- 고기나 다른 단백질의 과다섭취
- 과다한 나트륨(소금)의 섭취

성장기간 동안에 담배를 피우거나 술을 마셔도 뼈의 성장을 방해한다. 따라서 십대의 흡연과 음주는 뼈의 성장을 방해하여 키가 자라지 않을 가능성이 높다는 사실을 청소년에게 늘 상기시킬 필요가 있다.

뼈의 리모델링

뼈도 살아있는 조직체이기 때문에 항상 대사과정을 진행시킨다. 뼈의 대사과정을 우리는 리모델링이라고 부른다. 아파트를 뜯어고칠 때 우리가 쓰는 바로 그 단어다. 아파트의 경우 못 쓰게 되고 곧 망가지게 된 부분을 뜯어내서 버리고 새로 튼튼하게 만들어진 부품을 구하여 아파트에 설치한다. 뼈가 노후한 부분을 뜯어내서 몸 밖으로 내보내고 그 대신 튼튼히 새로 만들어진 부품을 들여와서 뼈 속에 설치하는 것 하고 크게 다르지 않다. 그런 단어를 아파트에다 처음으로 적용시킨 사람이 누구인지는 몰라도 참 신통하게도 적절한 단어를 잘도 갖다 붙였다고 늘 감탄한다. 아마도 뼈에 대해서 뭔가 잘 아는 어느 건축가였을 것 같다. 뼈는 이 리모델링 과정을 매일 시행한다. 뼈의 리모델링의 목적은 아파트와 같이 가치를 올리려고가 아니라 되도록 현상유지를 하여 뼈의 기능에 차질이 없게 하기 위해서이다. 이 리모델링을 하는 데 필요한 자재가 바로 단백질, 칼슘, 그리고 인산, 비타민 D 등의 영양분인 것이다.

이 리모델링은 생전 계속되기 때문에 우리는 일생동안 뼈의 리모델링을 위하여 뼈의 영양분을 끊임없이 공급해 주어야 하는 것이다.

칼슘

칼슘은 광물질 원소로 뼈를 형성할 뿐만 아니라 세포 기능에도 매우 중요한 요소다. 우리 몸 칼슘의 99%는 뼈나 치아에 존재하고 있고, 나머지 1%가 혈액에 섞여있거나 세포 속에서 여러 가지 중요한 기능을 맡고 있다. 뼈 속에 있는 칼슘은 우리 몸의 칼슘 창고의 노릇도 겸하고 있어서 몸에 칼슘이 모자라면 호르몬의 작용으로 뼈에서 칼슘을 동원하므로 이런 일이 자주 있거나 고질적으로 계속되면 뼈가 너무 많은 칼슘을 빼앗겨 구조상의 결함이 생길 수도 있다.

단백질과 나트륨 토픽에서 언급되었듯이 고기 등 단백질 또는 염분을 너무 많이 섭취해도 뼈에서 칼슘을 빼앗기게 되기 때문에 주의해야 된다. 칼슘은 보충제로 제조된 여러 가지 제품이 판매되고 있다.

그러나 칼슘을 섭취하는 가장 좋은 방법은 칼슘이 풍부한 우유나 음식을 통하여 취득하는 것이다. 그런 원천식품에서 오는 것보다 더 좋은 칼슘은 없다. 우유가 단연 가장 적절한 칼슘의 원천이다. 우유를 못 마시는 사람은 대신 두유를 고려해 볼만하다. 칼슘을 첨가한 두유는 우유와 비슷한 양의 칼슘을 함유하고 있다. 우유나 두유 외에는 진한 녹색 채소가 대개 많은 칼슘을 함유하고 있다. 시금치, 브로콜리, 시래기 등이 그 예다. 메주콩도 칼슘이 풍부하다. 따라서 된장국, 된장찌개 등도 칼슘 보충에 좋다. 우리나라 사람들이 많이 먹는 멸치도 칼슘이 매우 풍부하다. 아래 표가 보여주듯이 멸치는 크면 클수록 그 램당 더 많은 칼슘을 함유한다. 추어탕은 좀 독특한 음식이지만 생선 뼈 가루가 풍부히 섞여있기 때문에 칼슘국이라고 생각해도 좋을 만큼 많은 양의 칼슘을 담고 있다.

〈음식물과 칼슘 함유량〉

구분 / 음식물	양	칼슘 함유량
탈지 안 된 우유	한 컵(240cc)	300mg
저지방 우유	한 컵	300mg
탈지 우유	한 컵	300mg
두유(칼슘 첨가)	한 컵	300~400 mg
두유(일반)	한 컵	150mg
요구르트	한 컵	452mg
시금치	반 컵	140mg
브로콜리(요리된)	한 컵	94mg
치즈 피자	한 조각	240mg
마카로니와 치즈	한 조각	100mg
시래기 된장국	한 그릇	300mg

두부	100그램	150mg
멸치(대)	10그램	200mg
멸치(중)	10그램	130mg
멸치(소)	10그램	90mg
추어탕	한 그릇	700mg

비타민 D

비타민 D는 칼슘의 섭취를 돕는 중요한 비타민이다. 비타민 D가 결핍하면 아무리 많은 칼슘을 복용해도 소용이 없다. 마치 바람 한 점 없는 호수에서 돛을 올리는 격이다. 그러나 대부분의 사람은 비타민 D를 보충제로 먹을 필요가 없다. 왜냐하면 우리 몸에는 비타민 D의 원료가 풍부히 존재하고 있기 때문이다. 단 그 원료는 햇빛(자외선)을 피부가 받아들여야만 비타민 D로 변하게 되므로 하루에 적어도 20여 분은 우리 몸이 햇빛에 노출되어야 한다. 그렇기 때문에 그것이 불가능한 사람은 반드시 비타민 D를 보충제로 복용해야 된다.

지금 바로 행동으로 옮기자

이 책을 돌연사의 토픽으로 시작했다. 그리고 그 토픽에서 왜 돌연사가 일어나며 우리는 어떻게 하면 그 끔직한 돌연사를 피할 수 있나 등을 정리했다. 또 미국의 추세를 감안할 때 우리나라에서도 훨씬 더 많은 사람이 돌연사를 당할 가능성이 있다는 말을 기억할 것이다. 그 뿐만이 아니다. 우리나라 청소년의 과체중과 비만상태가 계속하여 만연된다면 그들에게 제2형 당뇨병과 고혈압이 폭발적으로 발생할 것이고, 과체중, 당뇨병, 그리고 고혈압은 거의 자동적으로 젊은 세대의 심장질환으로 이어질 것이라는 학계의 우려도 이 책의 여러 부분에서 여러 번 전달했다. 우리는 보갈루사 심장연구결과에 대해서 토픽 1-4에서 비교적 자세히 알게 되었다. 어린나이에 사고로 사망한 소아들의 검시 이야기도 기억날 것이다. 심장질환의 위험인자를 가진 아이들이 그렇게 어린나이에 벌써 대동맥과 관상동맥 속에 심상치 않은 변화를 일으키고 있다는 부분 말이다.

추가정보 EXTRA INFORMATION

많은 연구는 과체중의 어린 환자한테서 낮은 동맥팽창률, 양성 C-반응성단백질, 높은 호모시스틴, 높은 섬유소원, 낮은 섬유소용해 등 여러 가지의 심장질환 표지자(병원에서 쓰는 특정질환의 간접적인 단서, 또는 전초단서로 인정하는 검사결과)를 발견했다는 보고를 여러 나라에서 하고 있다.

또 하나의 매우 걱정되는 연구결과는 최근 미 심장병학회 저널에 실린 논문으로 15년 간 40대와 그 이하의 젊은 관상동맥환자를 추적한 결과 그들의 15년간의 사망률이 30%나 된다는 보고다. 그 중에도 당뇨병을 가진 사람의 사망률은 65%나 된다는 믿을 수 없을 만큼 어마어마한 결론이다. 다시 말하여 당뇨병과 심장질환을 함께 가진 35세의 젊은 환자 100명 중에 나이 50까지 살 사람은 고작 35명이라는 말이다. 이것은 사실 암이나 에이즈보다도 더 절망적인 통계다.

최근 한국의 건강보험공단이 발표한 바에 의하면 지난 3년 동안에 고혈압과 심장질환으로 치료를 받은 청소년이 20%, 그러니까 1/5이 늘었다는 이야기다. 이런 보고를 보더라도 벌써 심장질환이 우리 젊은 세대를 괴롭히기 시작한 것이 분명하다. 우리는 설마 우리들의 어리고 젊은 세대가 심장질환으로 고생하지는 않겠지 하는 안이한 생각을 결코 계속 고집해서는 안 된다.

실제행동으로 옮긴다

우리의 젊은 가족이 심장질환에 걸리지 않게 하기 위하여 제거할 수 있는 심장질환의 위험인자는 과감히 축출해야 할 때가 되었다. 말로만 그래야 된다고 하고 있을 시기는 이미 지났다. 그리고 시간이 늦기 전에 실제로 행동을 취할 때가 된 것이다. 심장질환의 위험인자를 다시 정리해 본다.

- 과체중상태 와 비만상태.
- 당뇨병.
- 고혈압.
- 채소를 멀리한다.

- 육식을 선호한다.
- 포화지방과 트랜스지방의 섭취가 높다.
- 운동하기를 싫어한다.
- 나쁜 콜레스테롤이 높다.
- 전체 콜레스테롤이 높다.
- 좋은 콜레스테롤이 낮다.
- 중성지방이 높다.
- 인슐린이 높다.
- 가족 중 심장질환을 앓은 병력(특히 부친, 조부, 숙부, 백부 등 직계나 근친 남자).
- 복부비만이 있다.
- 흡연을 계속한다.
- 스트레스의 축적.
- 느긋하지 못한 성격, 소위 A형 성격을 소유했다.

과체중상태인 자녀는 무슨 일이 있더라도 그것을 우선 시정해야 된다. 유쾌한 일이 아니겠지만 보갈루사 연구의 검시결과를 연상해 보면서라도 자녀의 체중을 반드시 정상으로 내려야 된다. 다행히 우리 자녀가 과체중이 아니라면 축복받은 일이다. 그러나 그렇다고 안심하면 안 된다. 운동을 하게끔 해야 되고 심장질환을 촉진하는 모든 식품은 과감히 제거되어야 한다. 콜레스테롤을 올릴 수 있는 음식은 단호히 밥상에서 제거해야 된다. 포화지방, 트랜스지방은 철저히 배척하는 습관을 어려서부터 길러야 된다. 심장에 좋다는 오메가-3유가 풍부한 생선과 견과, 그리고 칼륨이 듬뿍 들어있는 과일과 채소는 의식적으로 더 먹이면서 나트륨을 철저히 제한해야 된다. 나트륨의 섭취가 높으면 혈액용량이 증가하여 혈압이 높아져 심장질환을 일으킬 수 있다는 것을 잊으면 안 된다. 라면, 즉석국, 즉석우동 등 나트륨을 한 봉지에 2,000밀리그램이나 퍼부어서 만든 음식은 우리 자녀와는 거리가 멀어져야 된다. 패스트푸드 식당도 마찬가지로 우리 자녀와는 상관없는 장소가 되어야 한다.

"이래야 된다.", "이러면 안 된다." 하며 읽는 사람을 몹시도 들볶는 책이라고 생각했을지도 모른다. 나름대로 꼭 필요한 최신 정보를 전달하며 딱딱할 수도 있는 토픽을 조금이라도 쉽고 재미있게 해보려고 노력은 했으나 얼마나 성공했는지는 모르겠다.

이 책을 읽고 나서 전에 했던 대로 계속한다면 우리 가족의 장래에 다가오고 있는 질병의 어려움을 면하지 못할 것 같다고 생각하는 사람이 있다면 이 책의 목적을 어느 정도 달성한 것이다. 더 나아가서 그런 재앙을 피하기 위하여 무엇인가를 꼭 실천해야 되겠다고 설득이 된 독자가 있다면 이 책을 엮은 보람이 충분히 있는 것이라고 저자는 생각한다.

아이들이 잘 자라서 훌륭하게 성공하는 사람이 되기를 간절히 희망하지 않는 부모는 없다. 그러나 그 간절한 희망사항도 자녀가 건강을 잃게 되면 그 의미가 없어진다는 사실을 우리 부모들이 잘 안다고 믿고 있기 때문에 우리 자녀의 장래 건강을 낙관하며 이 책을 끝낸다.